世图医学

局部和区域皮瓣
在头颈修复重建中的应用

［美］瑞·费尔南德斯　著　　季彤　主译

Rui Fernandes

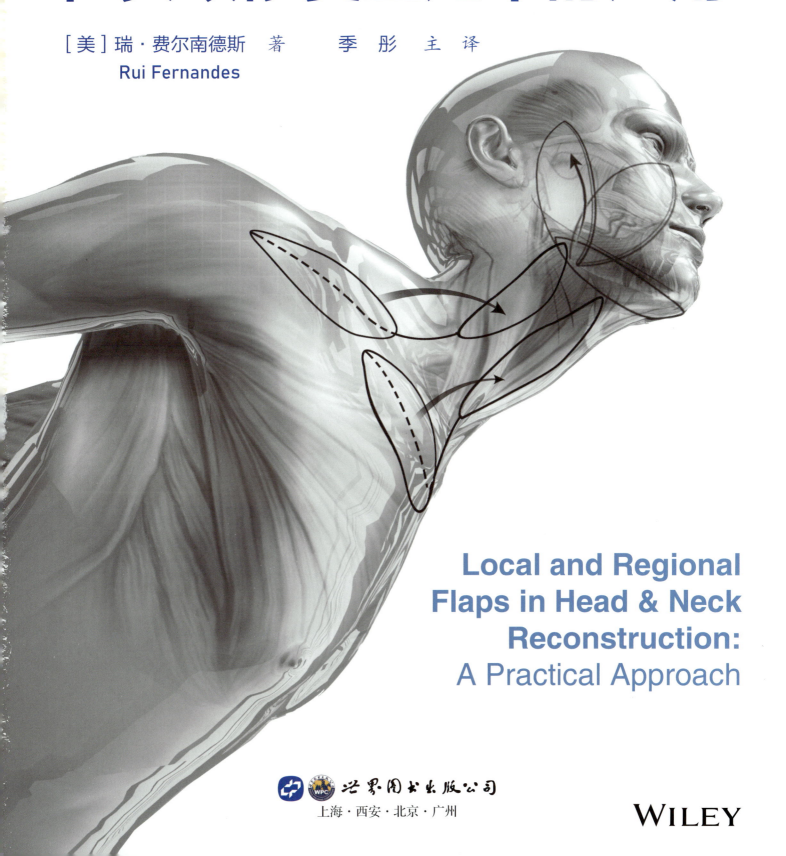

Local and Regional
Flaps in Head & Neck
Reconstruction:
A Practical Approach

世界图书出版公司

上海·西安·北京·广州

WILEY

图书在版编目（CIP）数据

局部和区域皮瓣在头颈修复重建中的应用 /（美）瑞·
费尔南德斯著；季彤译. — 上海：上海世界图书出版公司，
2022.3

　　ISBN 978-7-5192-9132-7

　　Ⅰ.①局… Ⅱ.①瑞… ②季… Ⅲ.①头部—整形外
科学 ②颈—整形外科学 Ⅳ.①R651 ②R653

中国版本图书馆CIP数据核字（2021）第232420号

书　　名	局部和区域皮瓣在头颈修复重建中的应用	
	Jubu he Quyu Piban zai Toujin Xiufu Chongjian zhong de Yingyong	
著　　者	［美］瑞·费尔南德斯	
主　　译	季　彤	
责任编辑	陈寅莹	
装帧设计	上海三联读者服务合作公司	
出版发行	上海世界图书出版公司	
地　　址	上海市广中路88号9-10楼	
邮　　编	200083	
网　　址	http://www.wpcsh.com	
经　　销	新华书店	
印　　刷	杭州锦鸿数码印刷有限公司	
开　　本	889 mm×1194 mm　1/16	
印　　张	16	
字　　数	400千字	
印　　数	1-2200	
版　　次	2022年3月第1版　2022年3月第1次印刷	
版权登记	图字09-2018-414号	
书　　号	ISBN 978-7-5192-9132-7/R·608	
定　　价	220.00元	

译者名单

主　译

季　彤

副主译

曹　巍　曲行舟　李思毅

审　订

张陈平

主译助理

杨　嵘

译　者

（按姓氏拼音为序）

陈一铭　戴振霖　何优雅　李　欣

林承重　刘喆麒　马春越　秦兴军

任振虎　阮　敏　杨　嵘　杨　溪

杨雯君　张　煦　张　誉　章　臻

中文版前言

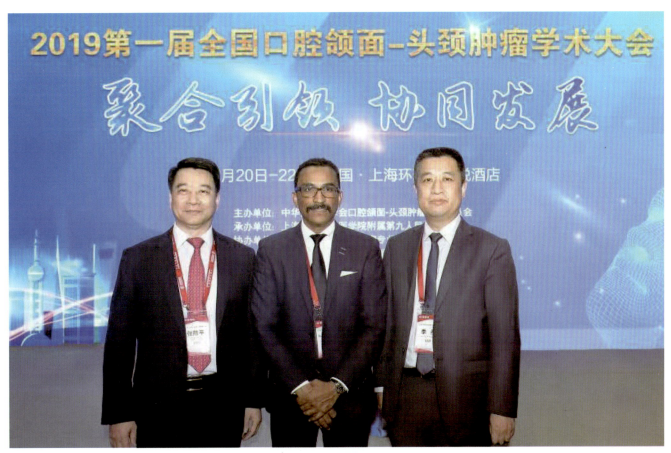

张陈平、瑞·费尔南德斯、季彤

　　我最初确定要写这本书的主要目的是和大家分享我这些年的体会。希望本书对青年医生和医学生的外科实践能够有所帮助，并惠及患者。

　　开始着手写这本书的时候，我心中略有忐忑，不知大家能否如我所愿，接受这本新书。当书稿最终完成的时候，感觉就像看待我的第一个孩子一样，有些骄傲，也有些担心他如何长大。出乎我的意料，本书很受同行们的认可，并被翻译成不同的语言，被更多的外科医生读到。

　　我很荣幸本书能够被翻译成中文，翻译团队的工作很出色。长久以来我很尊敬和佩服上海九院的同行们，也特别感谢季彤教授主持翻译本书。期待本书的正式印刷，希望中国同行能够从中获益。

瑞·费尔南德斯

佛罗里达大学医学院教授

原版前言

作为一位医学书籍收藏者，我发现目前大多数头颈部重建手术文献都侧重微血管手术。游离皮瓣的应用，对于复杂缺损的修复具有革命性的意义。因此大家将主要关注使用显微外科技术进行头颈部重建是很正常的，然而，我自身的实践和经验，使我对局部带蒂皮瓣的相关特点有了更深刻的认识，我相信它们在头颈部重建的应用中可以发挥的作用，比大多数外科医生认为的要大得多。

在计划这一项目时，我专门对研究局部皮瓣教科书的优缺点进行了评估。在手术计划与实施得当的前提下，通过用颜色、质地和厚度相匹配类似的相邻组织修复缺损，往往能较显微外科手术获得更好的效果。就设备和临床资源而言，应用局部皮瓣可显著节约医疗保健系统资源，并且降低患者的治疗成本。这些皮瓣的使用也为那些不太适合显微外科手术的患者提供了更多的重建方法选择。

在这本书中，我将为经过头颈部重建专业培训的外科医生提供一种"如何修复"的方法，并附上自己的临床照片，以展示局部皮瓣在临床实践中的实用性。我尽可能提供视频来演示所描述的技术。希望读者，特别是我们从事显微外科的年轻同行们，能认识到局部和区域皮瓣在头颈部修复和重建中的作用。

致 谢

我深深地感谢我的家人们，特别是妻子坎达丝（Candace）和我们的孩子加布丽拉（Gabriela）和亚历山德罗（Alessandro），感谢他们的支持和鼓励。在这本书上，我花了很多个晚上和周末的时间。非常感谢罗伯特·奥德（Robert Ord）教授在马里兰大学两年的专科培训（Fellow）学习期间，为我提供了很多头颈手术的机会，并一如既往地在我的学术生涯给予支持。此外，我还要对纳尔逊·戈德曼（Nelson Goldman）博士表示感谢。当我加入在杰克逊维尔的佛罗里达大学医学院时，他热情指导和帮助我成为一名优秀的外科医生。

我相信，学术实践的成功因为个人的努力，同时也归功于同事之间的合作。我很幸运能在佛罗里达大学遇到非常优秀的合作伙伴，非常感谢他们出色的患者护理和推进我们专业的发展。一个部门的成功始于领导人的远见，非常感谢系主任特伯德·法特（Tirbod Fattah）博士对我个人成长和学术的指导和支持。最后，非常感谢我的同事和住院医师们，他们每天都激励着我，让我做得更好。

关于合作网站

本书附有一个配套网站：

www.wiley.com/go/fernandes/flapsreconstruction

该网站包括：

- 提供下载本书中所有图片
- 网络演示本书中的外科手术视频

目 录

第一章

引　言

哈罗德吉尔斯（Harold Gilles）爵士提出了"吉尔斯概念（Gilles concept）"，即"供区部位越邻近受区，供区皮肤与受区部位越匹配[1]。"

所有从事头颈部缺损重建的外科医生，首要目标不仅是重建患者面部形态和功能，而且还要尽可能恢复到损伤前的容貌。

当今，随着日趋完善的培训和社会需要，显微重建外科技术已逐渐成熟。头颈重建中有一个无可争议的概念，即尽可能选用与缺损皮肤组织色泽、厚度和质地上相近的组织进行重建。

重建方案的选择上，医生的因素、患者的需求，以及患者能否耐受使用游离组织瓣重建，都是需要考虑的。有些情况下，带蒂局部或区域皮瓣也可以替代游离皮瓣，特别是游离皮瓣失败的时候，局部皮瓣是另一种选择。

本书目的是为读者提供实用的头颈缺损修复重建指南，如何制备和使用各种带蒂局部和区域皮瓣。作者使用实际临床病例描述了皮瓣制备的每一个步骤。讨论了外科医生可能遇到的困难点，并分享了避免问题发生的方法。

本书有四个部分：第一部分是皮瓣重建的基本概念，第二部分是局部皮瓣，第三部分是区域皮瓣，最后一部分分别阐述了头颈修复重建最困难的几个部位。

本书每一章都对皮瓣进行了实用的文字描述，包括皮瓣的制备、解剖和应用，并配合使用了高质量的临床图片。有些章节还包括一些特殊情况处理。在每一章末尾都给出了推荐阅读的书籍和重要的文献。

作者和出版商都非常荣幸地推荐这本书，本书适用于住院医生、青年医生等阅读，口腔颌面外科、耳鼻喉科、整形外科和皮肤科医生尤其值得一读。

（季　彤　译）

参考文献

[1] Gilles HD. The tubed pedicle in plastic surgery. *NY Med J* 1920; 111:1.

第二章
皮瓣分类

介绍

以往文献中曾经报道了很多对皮瓣的分类方式，繁杂的分类方式让人感觉混乱。本章的目的是：对常见的皮肤和肌肉皮瓣系统提供一个简洁的分类方式，但并非对皮瓣生理学或分类进行详细论述，而是定义一些皮瓣相关的术语，这些术语将在本书的其他章节中会涉及。

更好地理解皮肤血液灌注的生理学特点，有助于提高人们对局部和区域皮瓣的认识与应用。

对动脉血供的理解是一个循序渐进的过程，从曼肖特（Manchot）[1]、科马克（Cormack）[2]和萨蒙（Salmon）[3]到泰勒（Taylor）[4]等，以及最近的圣西尔（Saint-Cyr）[5]等学者所做出的开创性的工作，使整个修复重建领域取得了不断的进步。

一般而言，我们可以根据皮瓣的血管分布、组成或转移方法对其进行分类。

局部皮瓣

临近于缺损部位的皮瓣称为局部皮瓣。它们可与缺损直接相邻，或者与缺损间隔少量组织。用临近组织转移修复缺损，其颜色和质地都和缺损区相似，并且厚度通常可以根据缺陷损的需要进行调整。

局部皮瓣

局部皮瓣可以根据转移方法进行分类。从广义上讲，可被分为轴型、推进或者易位皮瓣。轴型皮瓣进一步可细分为：旋转、转位、插入和岛状皮瓣。

旋转皮瓣是通过围绕蒂部旋转到受区的一种皮瓣。皮瓣蒂部和缺损区相连续。另一种是转位皮瓣。这种皮瓣术前需要进行几何设计，术中对皮瓣及周围组织广泛游离以便于皮瓣移动覆盖缺损。有时，可以设计成双叶瓣，较大叶的皮瓣被转移到缺损部位，双叶皮瓣的较小部分修复较大叶皮瓣缺损，最后遗留的缺损通过周围组织广泛游离后关闭。

插入皮瓣（interpolatedflap）是蒂部未与缺陷处紧密连接的一种皮瓣。在转移时候，皮瓣需要越过完整的皮肤以到达缺损区域。皮瓣转移有两种选择，一种是在皮瓣和缺损之间形成隧道，然后将皮瓣从皮肤桥下穿过转移至受区，隧道部分皮瓣需去除上皮组织；第二种也是最常用的方法是阶段性重建：将皮瓣从间隔组织上方转移至缺损区，当皮瓣与缺损区建立血供后，再进行Ⅱ期断蒂修整。

在岛状皮瓣设计中，皮肤四周均被离断，皮瓣的血液供应来自皮下组织或通过肌肉或肌间隔。该种皮瓣常见的设计是带有主要供血系统的带蒂岛状皮瓣。

区域皮瓣

区域皮瓣往往位于供区较远的地方，因此皮瓣通常有知名血管供血。区域皮瓣有几个潜在的缺点：首先也是最重要的是皮瓣的旋转弧度。能否使用某个区域皮瓣主要取决于该皮瓣的旋转弧度能否使之到达缺损区域。区域皮瓣若能无张力到达并修复缺损区域，则其可靠性很高；区域皮瓣的另一缺点是：供区皮肤的色泽和质地可能与受区有所不同。

1965—1975年间开始使用的轴型皮瓣，如胸三角皮瓣，因其皮瓣设计没有严格的长宽比限制，成为修复重建历史上的重要里程碑[6]。"轴型皮瓣"一词由麦格雷戈（McGregor）与摩根（Morgan）在1973年所命名[7]。他们是这样定义的：

> **轴型皮瓣**：有知名动静脉贯穿其长轴的单个皮瓣。这类皮瓣，由于其轴型供血系统的特点，可不受皮瓣长宽比的限制。
>
> **随意皮瓣**：没有知名血管供血的皮瓣。由于缺乏轴型动静脉系统，这类皮瓣的制备及应用受到一些限制。

史密斯（Smith）于1973年发表了对兔子的研究报道，阐明了轴型皮瓣存活的生理基础[8]。在这项研究中，史密斯使用了不同长宽比的皮瓣，并证明轴型皮瓣只要长宽比不大于8∶1就能够存活。该比例限于兔子的侧腹长度。相比之下，随意皮瓣长宽比超过1∶1就存在末端缺血坏死的风险。

随意皮瓣的分类可根据其几何形状分为（菱形、双叶、V-Y、Z成形瓣和W成形瓣），或根据转移方式分为（旋转、推进、插入和岛状皮瓣）[9]。

远位（微血管重建/游离）皮瓣

远位皮瓣或者游离皮瓣将不在本章节中进行描述。各种类型的游离皮瓣将在本书最后的各种区域常见修复方式中进行讨论。与局部皮瓣和区域皮瓣不同，游离皮瓣需要进行供区、受区动静脉的吻合以获得血供。这类皮瓣的优势是：修复重建外科医生不需要担心缺损区周围的组织量或区域皮瓣的旋转弧度，可以满足各种不同情况的修复重建需要。而显而易见的缺点是：用于头颈部修复重建时，供受区组织的颜色与质地不匹配。

皮瓣分类（筋膜皮瓣和肌皮瓣）

1984年，科马克（Cormack）和朗贝蒂（Lamberty），从解剖学家和整形外科医生的视角根据皮瓣的血供方式描述了筋膜皮瓣的分类。他们描述了四种不同类型的皮瓣[10]。具体如下：

> **A型**：带蒂筋膜皮瓣，依赖于基底部的多个穿支供血，其深筋膜动脉丛的主要方向与皮瓣长轴一致。
>
> **B型**：带蒂或游离皮瓣，血供来源于深筋膜动脉的单个较大穿支动脉。
>
> **C型**：皮瓣血供来源于皮瓣长轴上众多小穿支，小穿支源于行走于肌间隔内的深部动脉。
>
> **D型**：骨-肌-筋膜皮肤游离组织转移。为C型改良而来，筋膜间隔与相邻的肌肉和骨骼连续，从相同的动脉中获得血液供应。

最常用的肌肉皮瓣分类系统是马西斯（Mathis）和纳罕（Nahai）的分类系统，发表于1984年[11]。该分类基于对肌肉的血管灌注，分有以下五种类型：

- Ⅰ型：一个主要血管蒂。
- Ⅱ型：主要血管蒂和次要小血管蒂。
- Ⅲ型：两个主要的血管蒂。
- Ⅳ型：节段性血管蒂。

- V型：一个主要血管蒂和二级节段血管蒂。

修复重建领域最新出现的皮瓣是穿支皮瓣。小岛（Koshima）在1989年首次阐述了穿支皮瓣的概念[12]。该技术的基本前提是：制取皮瓣时沿着肌肉解剖穿支，直到其上级来源的知名动脉。根特共识（Gent consensus）将穿支定义为：来源于躯体轴向血管束中的一条血管，其穿过躯体的某些结构，包括结缔组织和脂肪，随后到达皮下脂肪层[13]。在共识中，他们定义了五种类型的穿支：

- 直接穿支，仅穿过深筋膜。
- 间接肌肉穿支，主要供应皮下组织。
- 间接肌肉穿支，主要供应肌肉，但发出分支供应皮下组织。
- 间接肌束膜穿支，穿行于肌束中，然后穿入深筋膜。
- 间接肌间隔穿支，穿行于肌间隔中，然后穿入深筋膜。

本书中的章节将使用此处讨论的术语来描述头颈部重建中使用的各种局部和区域皮瓣。

（季　彤　译）

参考文献

[1] Manchot C. *The Cutaneous Arteries of the Human Body*. New York: Springer-Verlag; 1983.

[2] Cormack GC, Lamberty BG. Fasciocutaneous vessels: their distribution on the trunk and limbs, and their clinical application in tissue transfer. *Anat Clin* 1984; 6:121–131.

[3] Salmon M. *Arteries of the Skin*. London: Churchill Livingstone; 1988

[4] Taylor GI, Palmer JH. The vascular territories (angiosomes) of the body: experimental study and clinical applications. *Br J Plast Surg* 1987; 40:113–141.

[5] Saint-Cyr M, Wong C, Schaverien M, et al. The perforasome theory: vascular anatomy and clinical implications. *Plast Reconstr Surg* 2009; 124:1529–1544.

[6] Lamberty GH, Cormack GC. Progress in flap surgery: greater anatomical understanding and increased sophistication in application. *World J Surg* 1990; 14:776–785.

[7] McGregor IA, Morgan G. Axial and random pattern flaps. *Br J Plast Surg* 1973; 26:202.

[8] Smith PJ. The vascular basis of axial pattern flaps. *Br J Plast Surg* 1973; 26:150–157.

[9] Maciel-Miranda A, Morris SF, Hallock GG. Local flaps, including pedicled perforator flaps: anatomy, technique, and applications. *Plast Reconstr Surg* 2013; 131:896e–911e.

[10] Cormack GC, Lamberty BGH. A classification of fasciocutaneous flaps according to their patterns of vascularization. *Br J Plast Surg* 1984; 37:80–87.

[11] Mathes S, Nahai F. Classification of the vascular anatomy of muscles: experimental and clinical correlation. *Plast Reconstr Surg* 1981; 67:177–187.

[12] Koshima I, Fukuda H, Utunomiya R, et al. The anterolateral thigh flap; variations in its vascular pedicle. *Br J Plast Surg* 1989 May; 42(3):260–262.

[13] Blondeel PN, Van Landuyt KHI, Monstrey SJM, et al. The "Gent" consensus on perforator flap terminology: preliminary definitions. *Plast Reconstr Surg* 2003; 112:1378–1383.

第三章
双叶皮瓣

介绍

双叶皮瓣可以视为是另一种形式的转位皮瓣。它可以用作双转位皮瓣，也可以用作三重转位皮瓣。双叶皮瓣的历史可以追溯到1918年，艾瑟（Esser）[1]描述了此类皮瓣在鼻缺损修复中的应用：他使用两个相同尺寸的皮瓣，分别与缺损长轴成90°和180°角。双叶皮瓣在修复面部缺损方面用途广泛，成为重要修复方式之一。

艾瑟在设计皮瓣时所使用的皮瓣设计，容易在皮瓣底部形成"猫耳"（Dog ear）。斯特立（Zitelli）[2]改进了上述皮瓣设计，将第一个瓣与缺损长轴的角度减小到约45°，第二瓣的角度从90°改变为110°，同时将第二个瓣延长，这种方式显著改善了皮瓣的美观效果。双叶瓣在各种头颈部缺损重建中意义重大，外科医生通常将其用于鼻区、前额或脸颊区域小型缺陷的修复。双叶皮瓣的概念也允许其使用更大范围的缺陷，并且皮瓣设计思路是相同的。双叶皮瓣的理念在于：通过短距离的旋转将少量组织从供区连续转移到缺损部位。

双叶皮瓣的优点在于它利用紧邻缺损部位的组织重建头颈部缺损，所利用的组织与缺失部位颜色、纹理和厚度相似。皮瓣的转位可获得供区隐蔽和受区的良好修复效果。因此，双叶皮瓣可以在最短的时间内以最小的组织消耗完成修复。

解剖

双叶皮瓣是一种设计灵活的随意皮瓣，底部缺少知名血管供血。双叶瓣运用围绕中轴点旋转的两个相邻的瓣：与缺陷大小相同的主瓣用于恢复缺陷，次要瓣用于修复主瓣供区缺损，次要瓣的缺损直接缝合。双叶瓣不是轴向皮瓣而是随意皮瓣，皮瓣的设计和放置显得尤为重要[3]：在尽量减少对周围区域影响的同时，要提供足够修复缺损的组织量。双叶瓣的主要缺点是：需要在头颈部设计额外切口。

皮瓣制备

- 首先评估缺损部位：确定大小、深度与轮廓。
- 如果缺损范围无法很好地评估，或者形状非常不规则，就应该尽可能将缺损外形制成轮廓良好的圆形。
- 评估缺损部位周围的组织质量、质地和柔韧性，以便在最理想的位置设计皮瓣。
- 眉毛、发际线等可能影响美观区域不应作为供区。
- 测量缺损的半径。
- 来自缺损部位的外侧与内侧的线，应该对应先前标记的点。
- 得到的V形图案是需要切取，并旋转的皮瓣区域。

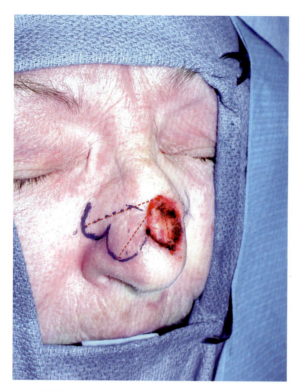

图3-1 切除鼻背部皮肤病变后的双叶瓣设计

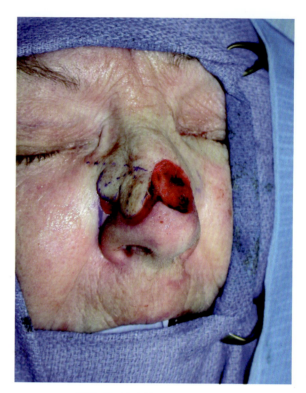

图3-2 转移前双叶皮瓣的切口

- 在缺损区域的基础上绘制两个弧形，一个对应缺损区域的中心，另一个对应缺损区域的顶部。
- 较小的弧形对应于要转移的两个瓣叶的基部。
- 接下来，应该从缺陷的中心到底部的旋转点绘制一条线；然后再绘制另一条与此垂直的线。
- 垂直线表示第二瓣叶的中心，90°角的平分线（即45°）将是第一瓣叶的中心（图3-1）。
- 第一个凸起的高度对应第二个拱形。
- 第二个凸起的高度应该是第一个凸起的两倍。
- 第一凸角的宽度应对应于缺陷的宽度，而第二凸角的宽度应略小于第一凸角的宽度。
- 设计完成后，应切除并修整缺损区域组织。
- 切开第一、第二瓣叶的切口，并抬起皮瓣。
- 置入皮瓣前，松解缺损区域周围的组织。
- 切除多余的组织，以获得最佳的外形。
- 掀起皮瓣，然后旋转放置到缺损区域（图3-2至图3-7）。

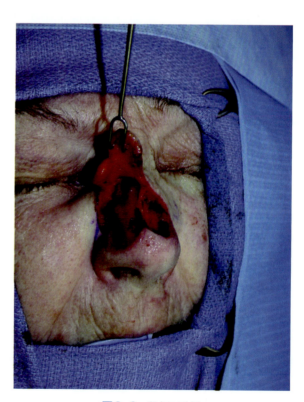

图3-3 翻起双叶瓣

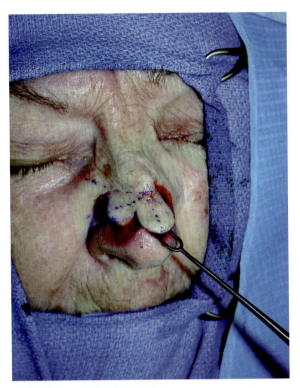

图3-4　在置入皮瓣前将瓣叶旋转到缺损区域

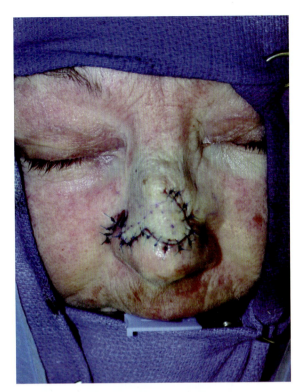

图3-6　皮瓣置入鼻部缺损

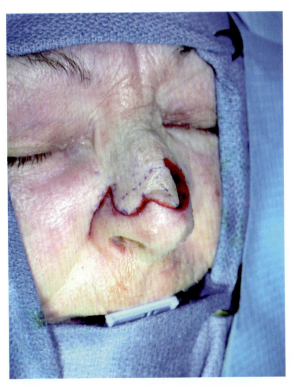

图3-5　切除鼻侧壁组织后皮瓣应适应缺损区域

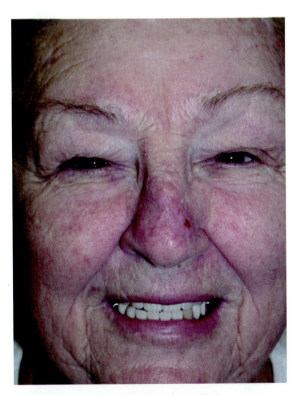

图3-7　鼻缺损重建后的外观

病例1

这是一名74岁的白人女性，经活检证实为复发的基底细胞癌。在与患者讨论并回顾病史后，决定切除病灶，并即刻使用双叶皮瓣重建缺损区域（图3-8）。标记切除和重建的切口设计，沿鼻颊沟切除少量组织，以尽量减少重建后的变形（图3-9）。切除病灶（图3-10）。皮瓣掀起，切除鼻旁多余的三角形组织（图3-11）。检查皮瓣的活动（图3-12），将皮瓣置入缺损区域（图3-13）。

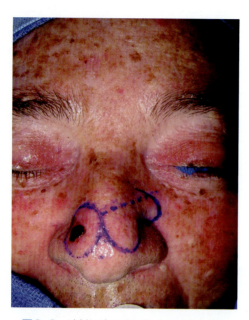

图3-8 计划切除区域以及双叶皮瓣的设计

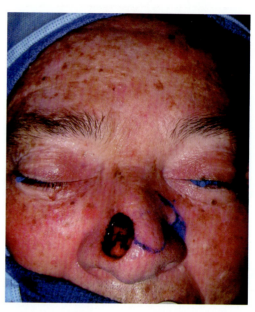

图3-10 切除皮肤癌

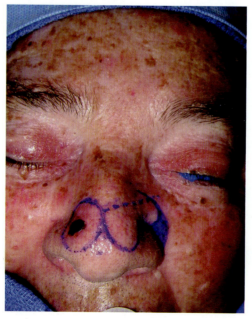

图3-9 鼻外侧三角形组织的切除，以便获得更好外形

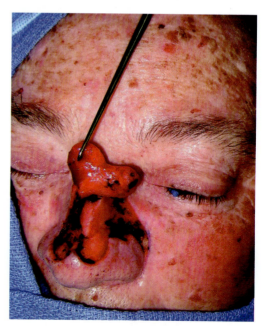

图3-11 掀起双叶瓣

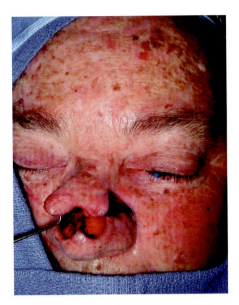

图3-12 掀起皮瓣并旋转到缺损区域

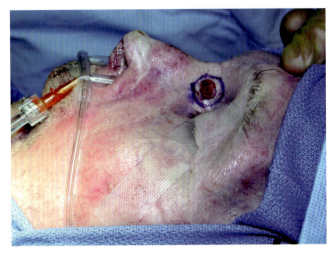

图3-14 左眼内眦区皮肤癌

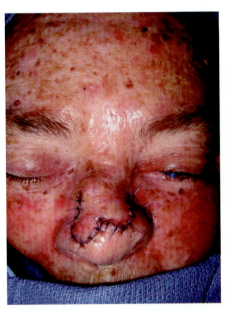

图3-13 皮瓣转移和置入鼻部缺损区域

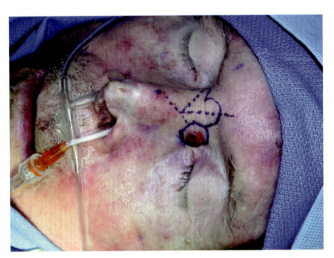

图3-15 切除病灶并设计双叶瓣

病例2

　　这是一名58岁的白人男性，经活检证实为左眼内眦区基底细胞癌（图3-14）。计划通过转移鼻背和对侧鼻侧的双叶皮瓣重建缺损（图3-15和图3-16）。切除病灶（图3-17）并制备皮瓣（图3-18），周围组

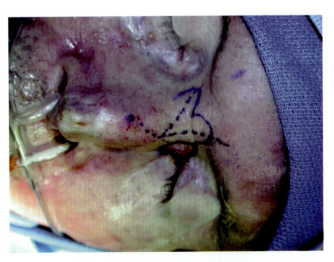

图3-16 从鼻背上方显示皮瓣的设计

织进行广泛的松解（图 3-19）。将皮瓣旋转到缺损区域，在没有张力的情况下（图 3-20 和图 3-21）缝合，尽可能减小局部变形（图 3-22 和图 3-23）。

（陈一铭　译）

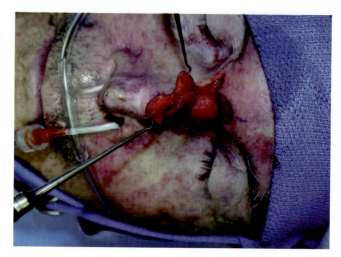

图 3-19　翻起皮瓣

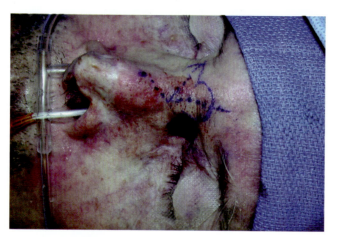

图 3-17　计划转移双叶瓣的侧面观

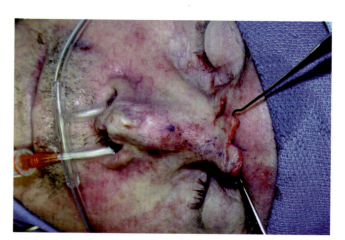

图 3-20　周围组织松解后，皮瓣向前移动度

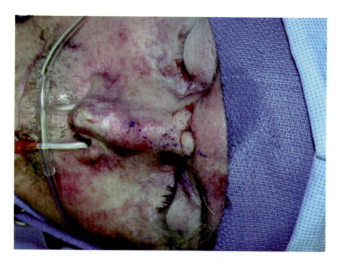

图 3-18　转移前双叶瓣切口

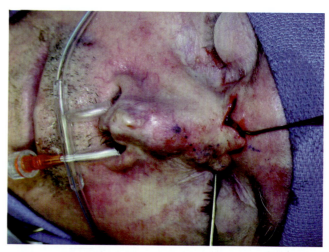

图 3-21　皮瓣旋转到缺损区

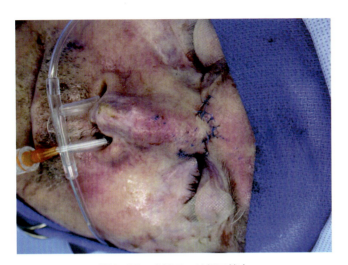

图3-22　皮瓣置入缺损区缝合

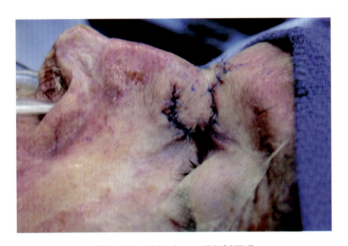

图3-23　皮瓣叶置入后的侧面观

参考文献

[1] Esser JFS. Gestielte loakle Nasenplastik mit zweizipfligen Lappen, Deckung des sekundaren Defektes vom ersten Zipfel durch den Zweiten. *Dtsch Zschr Chir* 1918; 143:385– 390.

[2] Zitelli JA. The bilobed flap for nasal reconstruction. *Arch Dermatol* 1989; 125(7):957–959.

[3] Zoumalan RA, Hazan C, Levine V, et al. Analysis of vector alignment with the Zitelli bilobed flap for nasal defect repair. *Arch Facial Plast Surg* 2008; 10(3):181– 185.

第四章
菱形皮瓣

介绍

菱形皮瓣由林伯格（Limberg）于20世纪40年代首先描述并提出，因此也常常被称为"林伯格瓣"[1]。后来李斯特（Lister）和吉博森（Gibson）后续对菱形皮瓣的特征进行了归纳，包括四边长度相等、60°/120°的经典角度[2]。菱形等皮瓣自提出后，虽然有多次改进，但设计原理相同[3, 4]。直到1987年，库巴（Quaba）对菱形皮瓣的临床应用做了改进，将菱形皮瓣设计为缺损区域的圆形形状，这种改进使得菱形皮瓣的临床应用范围进一步增加，而不仅仅是传统的四边形皮瓣[5]。

长期以来，菱形皮瓣一直是头颈部中小型缺损的主要修复手段之一。该皮瓣优点多、缺点少。菱形皮瓣的使用主要基于皮肤组织延展可塑性及其移动到相邻位置的能力，同时不会损害皮瓣本身的血液供应或改变周围区域的外观。菱形皮瓣不仅可以用于修复较小的缺损，而且通过改良还可以设计"连续多个菱形瓣"修复相对较大的缺损区域。因此，菱形皮瓣的熟练掌握应用，对于头颈外科医生来说是不可或缺的。

解剖

菱形皮瓣的临床设计取决于缺损区域大小及形态。外科医生需要熟悉面部区域的局部解剖，以便能够在取得美观修复效果的同时，不损害或改变供区区域结构与功能。

类似其他皮瓣，菱形皮瓣也依赖于局部皮肤血流灌注。皮瓣设计基于皮肤的血管解剖分布，代表的是一个区域性的整体，包括真皮下血管网，以及组织深面的肌皮血管穿支和肌间隔血管穿支[6]。

皮瓣制备

单菱形皮瓣

- 对切除区域的边界标记，遵循无瘤原则。
- 切除区域标记完成后，绘制将切除区域包含在内的菱形，菱形边的内角应为60°和120°（图4-1）。
- 接下来确定最佳组织供区，使其可移动到缺损区域而不引起周围变形。
- 头颈部特别需要注意包括眉周、前额发际、眼睑、上下唇与鼻子的保护（图4-2）。
- 通过直线从菱形的120°角直接延伸到约等于缺损宽度的长度，完成第一条线的标记。
- 从先前绘制的线的末端平行于菱形的一侧，绘制另一条线，长度等于菱形的侧边长度。该区域内的组织将被移动到缺损部位进行修补。
- 切开标记区域皮肤至结缔组织深度（图4-3）。
- 垂直向地松解皮下组织并翻瓣，以便于皮瓣转移到缺损中去（图4-4）。
- 旋转至缺损区域的皮瓣（图4-5），最大张力区

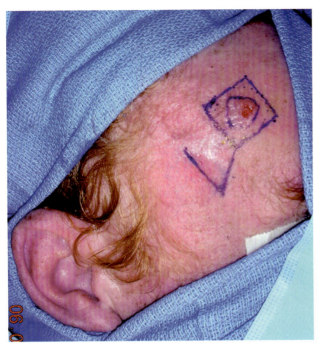

图4-1　设计菱形皮瓣修复前额病变切除术后的缺损

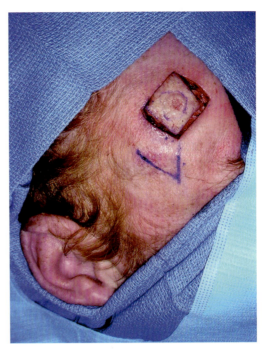

图4-3　完成病灶切除

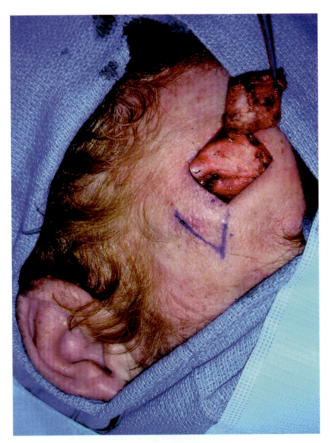

图4-2　皮瓣松解前病变的切除

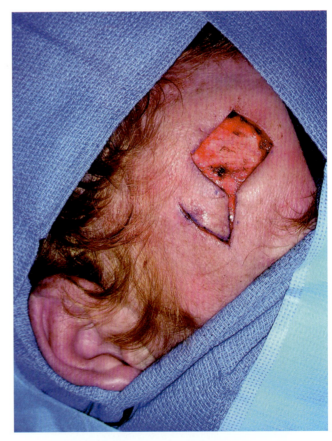

图4-4　切开设计的菱形皮瓣，注意尽量避免对眉毛和前额区域造成继发畸形

首先缝合定位。

- 根据外科医生的个人习惯，精细对位缝合皮肤，关闭皮肤缺损（图4-6）。

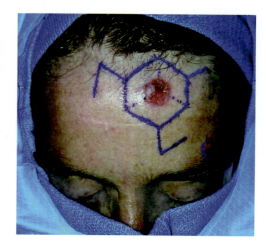

图4-7 设计多个菱形皮瓣修复前额病变术后的较大区域的缺损

多个菱形皮瓣

- 对于较大缺损，单个菱形瓣可能覆盖不全，可以考虑设计多个菱形瓣来修复缺损区域。
- 单个或多个菱形瓣的选择关键在于缺损区域的设计。
- 需要切除的区域可以视为由数个菱形缺损组成（图4-7）。
- 一旦考虑需要使用多个菱形瓣，所需使用的菱形皮瓣的数目需要术前设计确认好。
- 进行肿瘤切除，然后制备皮瓣，对皮瓣进行松解和移位（图4-8）。

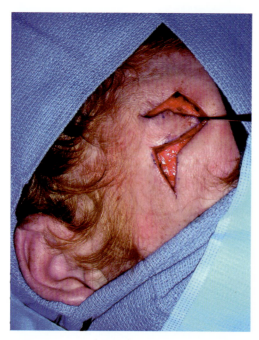

图4-5 适当松解游离后将皮瓣旋转到缺损区域

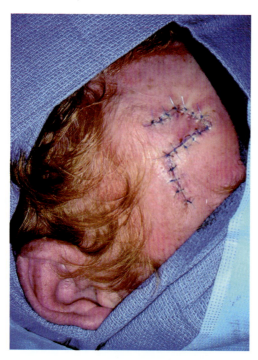

图4-6 将菱形皮瓣插入缺损区域

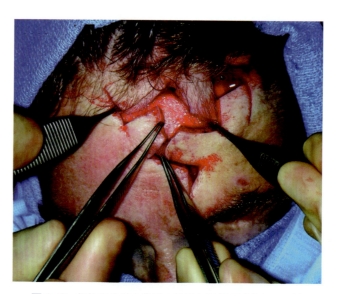

图4-8 将松解的多个菱形皮瓣插入缺损区域进行预评估

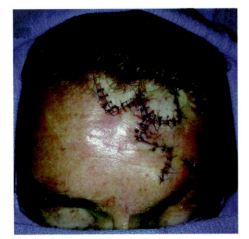

图4-9 皮瓣插入缺损区域后，发际线形态未受影响

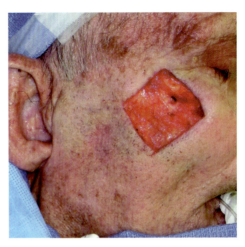

图4-11 菱形皮瓣设计前的病变区域缺损范围

- 然后按照常规进行创面关闭，注意：最大张力区域应当首先缝合（图4-9）。

病例1

患者，男性，77岁，病理证实为右颊皮肤鳞状细胞癌。病变邻近眶周区域（图4-10）。该病变以菱形方式切除，在设计菱形瓣的时候远离眼眶区域，防止眉毛、眼睑继发畸形，以及发际线的位移（图4-11）。充分松解游离菱形瓣，转移到缺损部位，缝合后避免了眼睑或周围组织的变形（图4-12）。术后照片显示该区域变形极小，具有良好的美学效果（图4-13）。

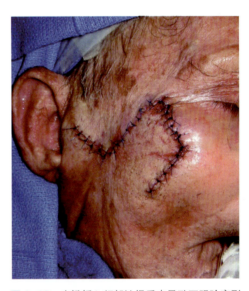

图4-12 皮瓣插入颊部缺损后未导致下眼睑变形

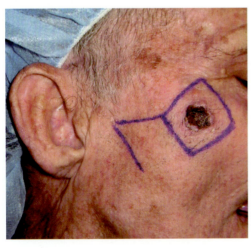

图4-10 标记颊部病变切除范围

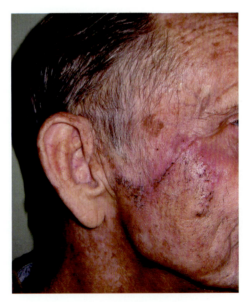

图4-13 缺损修复的早期愈合

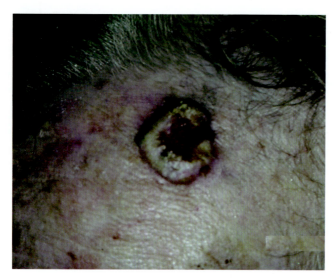

图4-14   前额皮肤来源恶性肿瘤

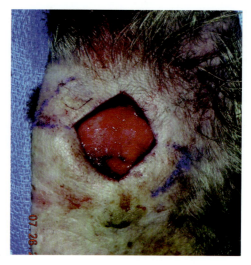

图4-16   皮瓣设计前的缺损范围

病例2

患者，白人女性，84岁，左前额区皮肤恶性肿瘤，肿瘤靠近发际线（图4-14）。治疗方案确定为：进行局部扩大切除，并用菱形皮瓣修复缺损区域。皮瓣的设计包括两个可能的菱形瓣换位，避免术后发际线变形（图4-15）。切除病灶（图4-16）。评估后选择并制备了右侧菱形瓣（图4-17），将皮瓣松解游离后插入缺损区域，发际线变形最小（图4-18）。

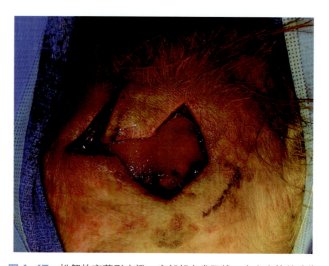

图4-17   松解抬高菱形皮瓣，底部朝向发际线，向上方旋转移位

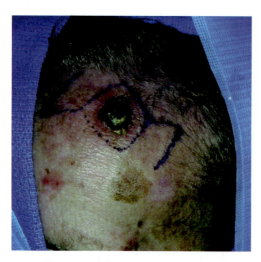

图4-15   病变切除前菱形皮瓣的设计

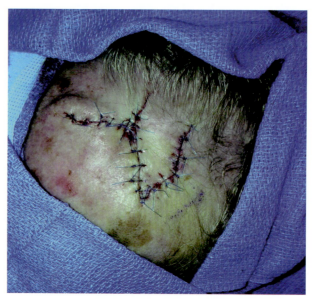

图4-18   皮瓣插入缺损区域

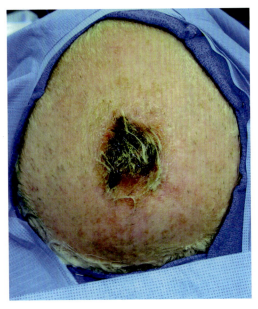

图4-19　头皮正中病变的外观

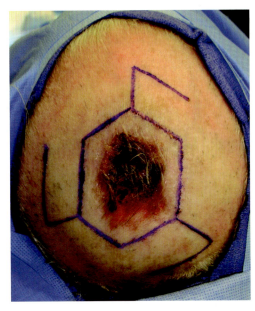

图4-21　基于缺损范围设计3个独立菱形皮瓣进行修复

病例 3

　　患者白人女性，86岁，近期确诊为头皮鳞状细胞癌（图4-19）。术前检查评估显示肿瘤未侵犯颅骨，切除范围可以相对保守些（图4-20）。由于患者全身合并多种慢性病，医生决定使用多个菱形皮瓣（图4-21）进行创面的即刻修复。手术扩大切除肿瘤，术中再次确认颅骨完整未受累及，可用菱形瓣进行缺损重建（图4-22），术后患者恢复良好（图4-23）。

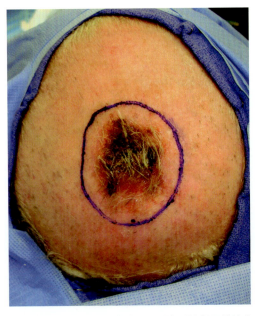

图4-20　计划切除的病灶，预判术后缺损区域较大

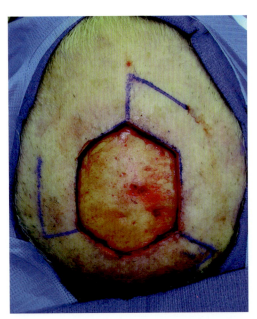

图4-22　菱形皮瓣松解游离前缺损范围的显露

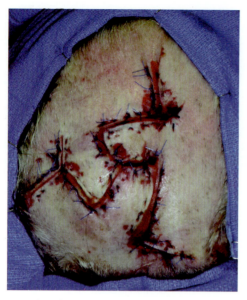

图4-23　将皮瓣松解游离抬起并插入到缺损区域

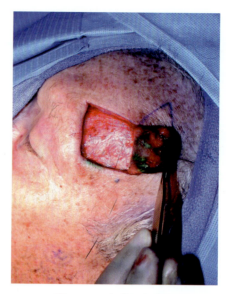

图4-25　切除黑色素瘤

病例4

　　患者，白人男性，63岁，左侧颞区皮肤肿物活检证实为恶性黑色素瘤。手术计划确定为：切除病变同时进行前哨淋巴结活检，并用菱形皮瓣修复缺损区域（图4-24）。前哨淋巴结活检后扩大切除病变区域（图4-25和图4-26）。由于病变区域紧邻左眉，重建需要从上方移位皮瓣，以避免眉弓区域受影响（图4-27）。

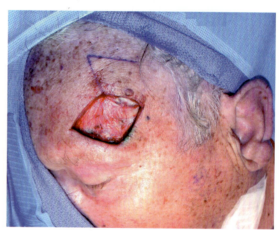

图4-26　黑色素瘤切除后的缺陷，设计菱形皮瓣，注意：不要影响发际线和眉毛

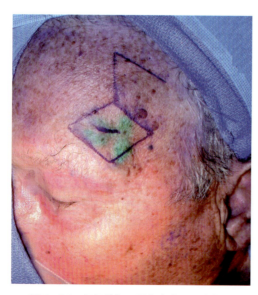

图4-24　标记前额区黑色素瘤的切除范围

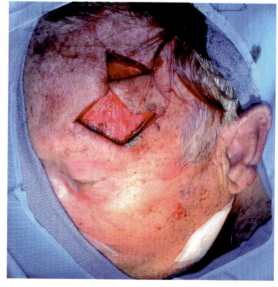

图4-27　转移前充分松解游离并抬高皮瓣

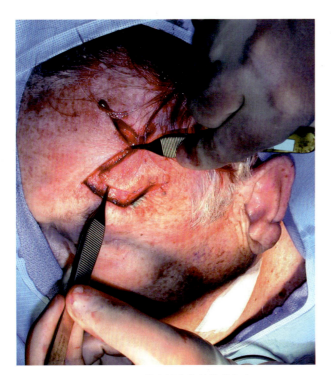

图4-28　评估皮瓣的旋转推进程度

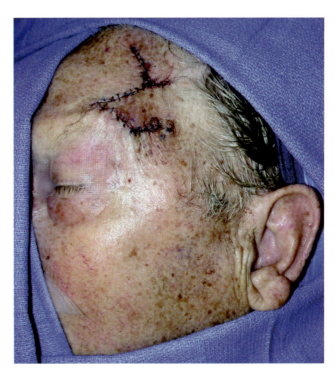

图4-29　菱形皮瓣插入缺损部位

修复过程中，检查皮瓣旋转效果，确保修复后不会导致眉毛移位（图4-28）。术后显示皮瓣插入区域无局部变形（图4-29）。

（陈一铭　译）

参考文献

[1] Limberg A. *Mathematical Principles of Local Plastic Surgery Procedure on the Surface of the Human Body*. Leningrad: Medgis, 1946.

[2] Lister G, Gibson T. Closure of rhomboid skin defects: the flaps of Limberg and Dufourmentel. *Br J Plast Surg* 1972; 25:300–314

[3] Becker F. Rhomboid flap in facial reconstruction. *Arch Otolaryngol* 1979; 105:569–573.

[4] Dufourmentel C. An L-shaped flap for lozenge-shaped defects. Transactions of the Third International Congress of Plastic Surgery, p722, Amsterdam: Excerpta Medica Foundation, 1963.

[5] Quaba A, Sommerlad B. A square peg into a round hole: a modified rhomboid flap and its clinical application. *Br J Plast Surg* 1987; 40:163–170.

[6] Maciel-Miranda A, Morris S, Hallock G. Local flaps, including pedicled perforator flaps: anatomy, technique, and applications. *Plast Reconstr Surg* 2013; 131:896e–911e.

第五章
新月形皮瓣

介绍

韦伯斯特（Webster）于1955年最先提出新月形皮瓣修复，各种形式的新月形皮瓣修复技术在此之后被多次报道[1]。该皮瓣的基本原理为：去除颜面部一块新月形组织，使得周围组织可以通过滑行瓣的方式修复缺损。该技术在上下唇缺损修复中被广泛应用[2-4]。新月形皮瓣可以较好地修复唇组织缺损，避免使用唇交叉组织瓣或者类似修复方案，减少对于美学的影响。

新月形皮瓣最主要的优点是：能够以较少的组织形变来修复缺损。切口设计可使瘢痕较为隐蔽[5]。新月形皮瓣修复唇部缺损，还能够恢复口轮匝肌连续性。

第二十二章将详细叙述唇部缺损修复。

解剖

新月形皮瓣解剖结构取决于缺损部位。

新月形皮瓣最常用于修复唇部缺损。唇部缺损修复病例所涉及的解剖区域即缺损所在区域。上唇鼻旁区域解剖结构复杂，鼻基底与上唇美学修复选择上的微小误差，会导致修复效果不够理想。鼻翼区域（新月形皮瓣）的血供来源于上唇动脉、面动脉，静脉为伴行静脉。由上唇动脉及其伴行静脉支配的皮瓣，通过滑行修复上唇、颊部组织缺损；由面动脉及其伴行静脉支配的组织瓣，可滑行修复面部组织缺损。

在下唇缺损修复病例中，比较重要的解剖结构是：颏唇沟外侧区域。由下唇动脉及伴行静脉支配的组织瓣修复下唇缺损；由面动脉分支及其伴行静脉，或颏动脉、颏下动脉与静脉支配区域修复面部缺损。

皮瓣制备

鼻翼旁新月形皮瓣

- 测量上唇缺损面积，以确认切除范围的宽度（图5-1）。
- 根据确定的宽度由鼻底沿鼻翼外侧绘制新月形切口线（图5-2）。
- 新月形切口线最宽处等于缺损宽度。如缺损过宽，可将宽度等分，并制备双侧新月形皮瓣。
- 新月形皮瓣的设计使得颊部滑行瓣可插入上唇缺损处，而不会引起鼻部变形。
- 若新月形切除范围延伸到鼻底，会破坏鼻底支撑。在切除时应当注意到这一点，此处只切开皮肤，鼻底的支撑应当予以保留。
- 当新月形皮瓣设计完成后，应当进行全层组织切除（仅保留鼻底支撑）（图5-3至图5-6）。
- 沿前庭沟和滑行瓣方向切开口内黏膜。
- 残余唇组织和颊瓣滑行推进至缺损处。
- 分层缝合关闭创面时，应先对位缝合口轮匝肌

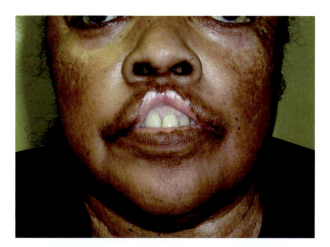

图5-1 上唇中部/人中缺失的外观

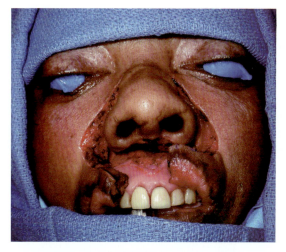

图5-4 近距离观察制备完成的组织瓣

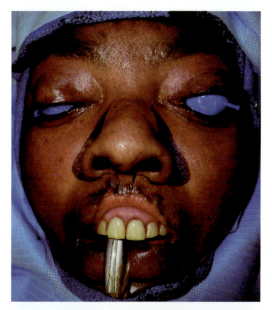

图5-2 双侧新月形皮瓣设计

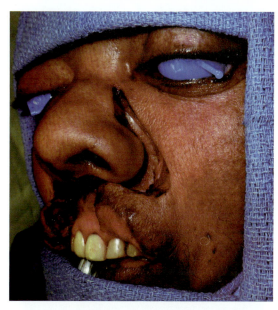

图5-5 皮瓣侧面观，注意：切口直达上颌骨前壁

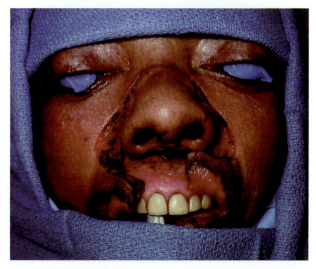

图5-3 切除双侧鼻翼旁新月形组织使双侧残余唇组织瓣滑行就位

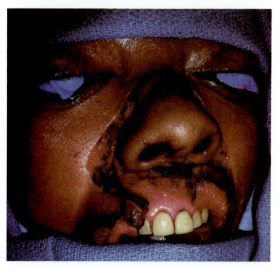

图5-6 皮瓣对侧面形态

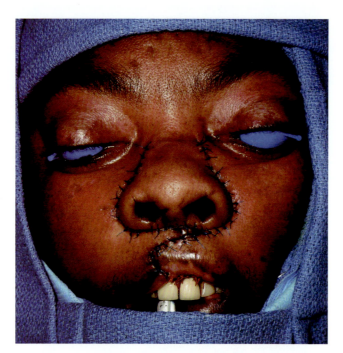

图5-7　双侧组织瓣滑行就位后

（图5-7）。

- 沿前庭沟和唇红缘缝合黏膜。
- 鼻翼和鼻侧切口皮下组织也需要缝合。
- 最后缝合皮肤。

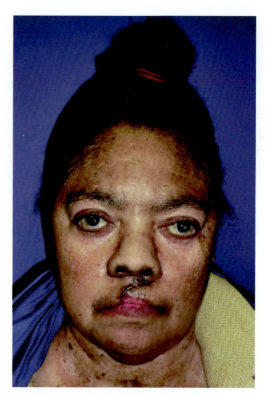

图5-9　双侧新月形皮瓣修复上唇组织愈合后

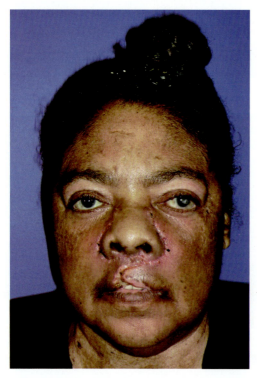

图5-8　术后早期观，注意：唇中部缺损已经修复

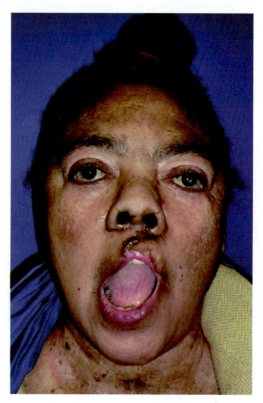

图5-10　注意：张口度无明显受限

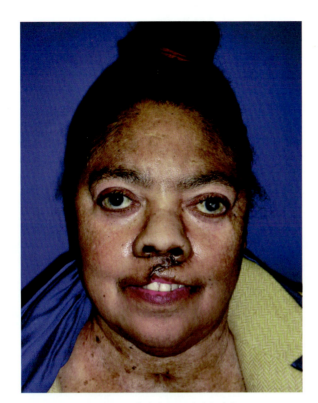

图5-11　患者上唇运动功能良好

- 由于供区损伤小，能较好地维持了口轮匝肌的完整性，远期效果通常令人满意（图5-8至图5-11）。

下唇新月形皮瓣

- 标记并测量下唇缺损面积，确定新月形皮瓣宽度。
- 应在肿瘤/肿块切除前，进行测量以获得精确数据。
- 如在切除后测量，记录的宽度往往会因肌肉收缩而过大。
- 新月形切口沿着颏唇沟设计。由中线向两侧画线，沿唇部与颏部交界处（即：颏唇沟）作标记，直至颏下区。
- 由颏唇沟中点向外侧画线，延伸切口至少为缺损宽度的一半后，根据颏唇沟形态转向下方，与之前标记的颏唇沟线一起组成新月形皮瓣。
- 将标记的新月形组织全层切除。
- 黏膜可在前庭沟处沿唇沟切开。
- 唇颊组织瓣可滑行至中线修复缺损。

- 首先缝合肌肉，然后是黏膜，最后缝合皮肤。

病例1

　　一位30岁白人男性，经活检证实为左上唇鳞状细胞癌（图5-12）。根据病变与预期缺损大小（图5-13），决定使用新月形皮瓣修复（图5-14）。在切除肿物时，一并切除鼻翼旁新月形组织瓣（图5-14），以确保外侧组织瓣可以在没有张力的情况下滑行至对侧（图5-15）。皮瓣滑行就位以修复缺损，并维持口轮匝肌完整性（图5-16）。术后早期已表现出较好的美观度和张口度（图5-17、图5-18）。

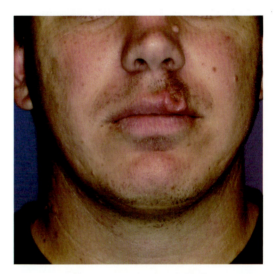

图5-12　左上唇鳞状细胞癌

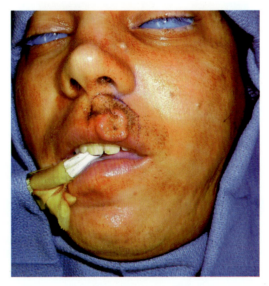

图5-13　标记病灶切除范围

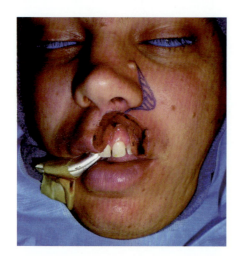

图5-14 病变切除后标记需切除的新月形组织范围

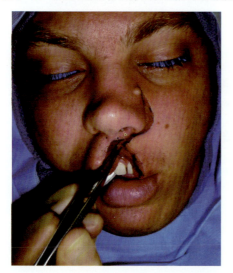

图5-15 检查皮瓣是否可无张力滑行至缺损处

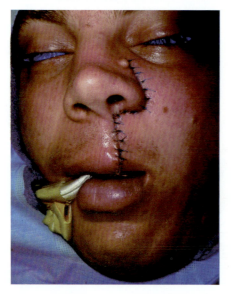

图5-16 皮瓣就位，注意：唇红连续性已重建

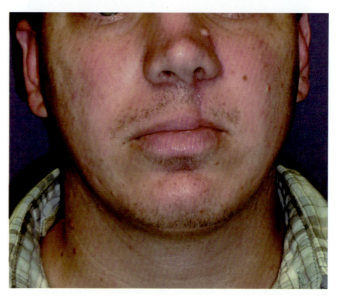

图5-17 创面预后早期外观，注意：良好的唇部外形

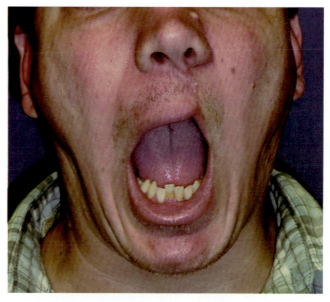

图5-18 张口度无明显受限

病例2

　　一位61岁白人女性，因活检证实左上唇鳞状细胞癌而被转诊（图5-19）。预计肿瘤切除后的缺损为一侧全部上唇（图5-20、图5-21）。计划使用双侧新月形滑行组织瓣修复（图5-22）。将缺损宽度平均分配至鼻翼两侧新月形组织瓣（图5-23），并确定组织瓣行动度。切除新月形组织后转移组织瓣分层缝合，修复缺损（图5-24、图5-25）。术后早期即可较好地恢复唇红长度，美观和功能恢复均令人满意。（图5-26、图5-27）。长期随访显示外形恢复、

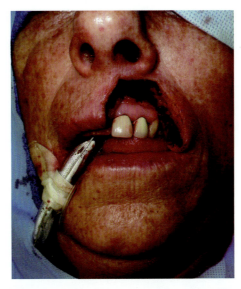

图5-21　病灶切除后的缺损，注意：缺损的范围

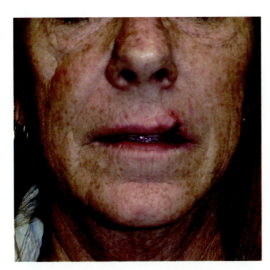

图5-19　基底有浸润的上唇病灶

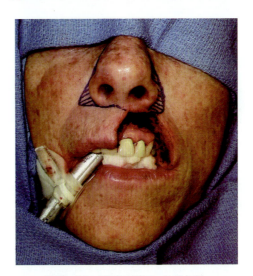

图5-22　设计双侧切口和滑行瓣

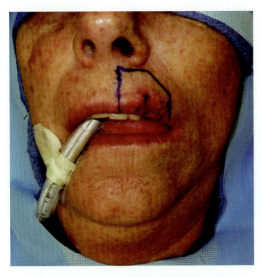

图5-20　标记切除范围以获得阴性切缘

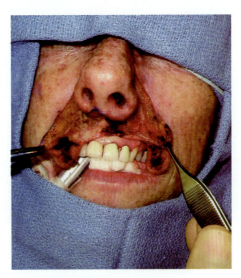

图5-23　充分游离滑行瓣

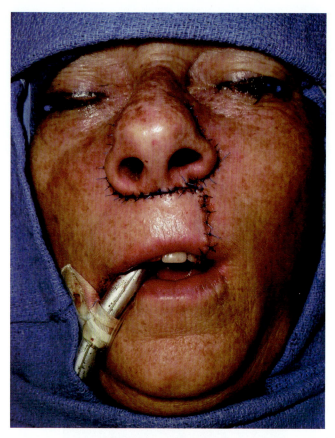

图5-24　双侧滑行瓣就位

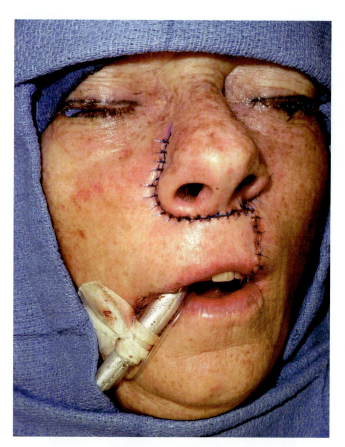

图5-25　就位后侧面观

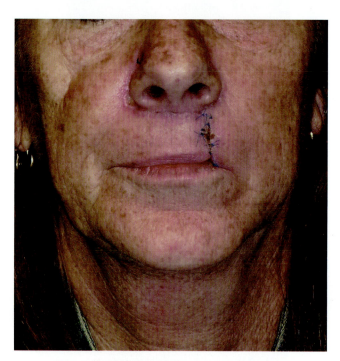

图5-26　修复术后早期外观，注意：唇部柔软度

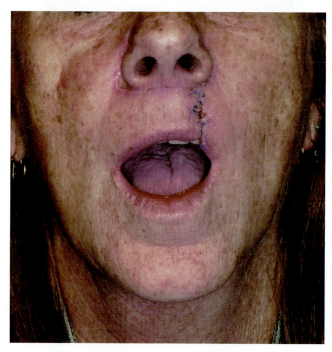

图5-27　术后早期张口度

口轮匝肌功能和张口度恢复都令人满意（图 5-28 至图 5-30）。

病例 3

一位 65 岁的非裔美国男性，因患局部晚期下唇鳞状细胞癌而转诊（图 5-31 至图 5-33）。经过肿瘤多学科协作组讨论和与患者的沟通，决定进行全下唇切除与双侧颈淋巴清扫术（图 5-34）。切除范围相当广泛（图 5-35），缺损的修复重建计划：使用新月形皮瓣（图 5-36）。新月形组织连同肌肉被一起切除（图 5-37）。将外侧组织瓣滑行至缺损处，检查是否张力过大（图 5-38）。分层缝合创面（图 5-39）。长期随访发现：该病例瘢痕较为隐蔽，且口周功能恢复良好，修复重建的最终效果是令人满意的（图 5-40、图 5-41）。

（杨　嵘　译）

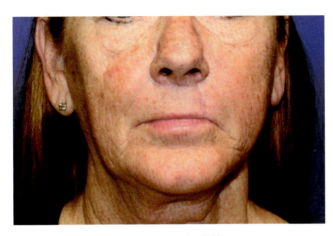

图 5-28　闭口时远期效果

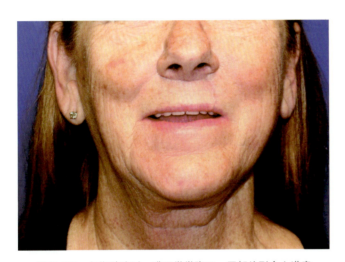

图 5-29　长期随访时，嘴唇微微张开，唇部外形令人满意

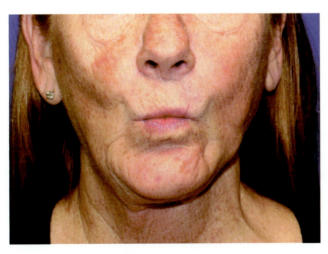

图 5-30　长期随访显示，较好的口轮匝肌功能

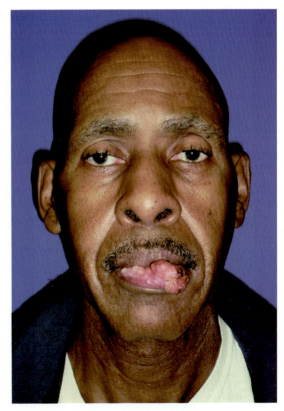

图 5-31　局部晚期下唇恶性肿瘤外观

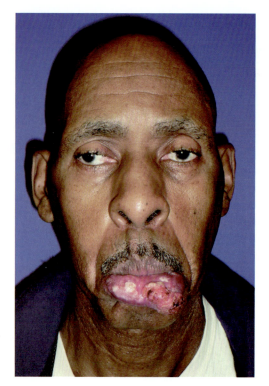

图5-32　唇部病变显示：肿瘤呈多灶性生长

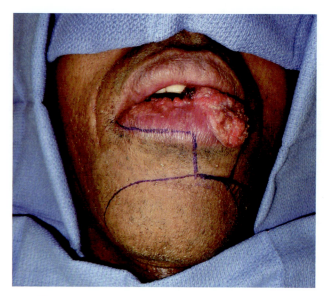

图5-34　肿物切除，同期新月形皮瓣修复的手术方案

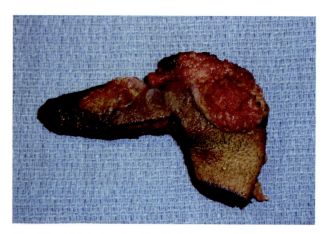

图5-35　肿瘤标本。由于淋巴结肿大，患者进行了双侧颈淋巴清扫

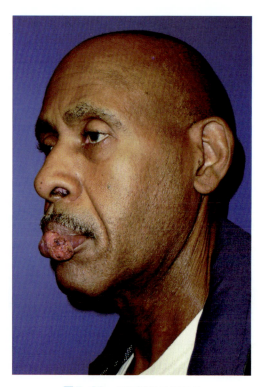

图5-33　唇和颏部的侧面观

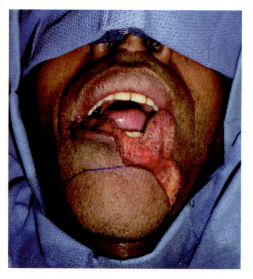

图5-36　肿物切除与滑行瓣制备完成后

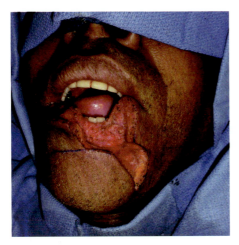

图5-37　肿物切除与滑行瓣制备完成后侧面观，注意：去除的组织量需充分，使得外侧组织瓣可沿颊唇沟滑行就位

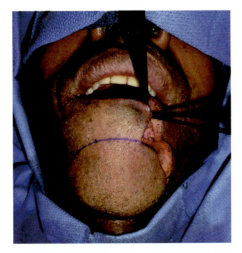

图5-38　确认皮瓣活动度，检查缺损修复效果

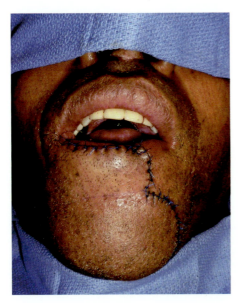

图5-39　新月形皮瓣修复下唇缺损，黏膜滑行瓣修复唇红缺损

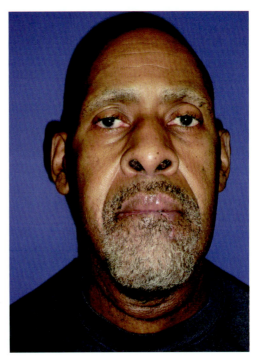

图5-40　修复后外观，注意良好的唇部外形和隐蔽的瘢痕

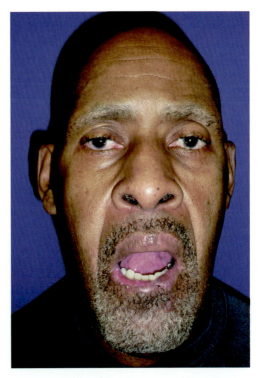

图5-41　唇部运动时外观，注意：良好的唇部形态

参考文献

[1] Webester JP. Crescentic peri-alar cheek excision for upper lip flap advancement with a short history of upper lip repair. *Plast Reconstr Surg.*1955;16:434-464.

[2] Nakajima T, Tokiwa N, Obata K. Primary reconstruction of defects in the upper and lower lips following tumor excision. *Int J Oral Surg.* 1979;8:186-193.

[3] Wang SQ, Behroozan DS, Goldberg LH. Perialar crescentic flap for lip defects. *Dermatol Surg.* 2005;31(11 Pt 1): 1445-1447.

[4] Tirone L, Moscatiello F, Molea G. Reconstruction of the upper lip and philtrum. *J Plast Reconstr Aesthet Surg.* 2006;59:865-866.

[5] Pirgousis P, Fernandes R. Reconstruction of subtotal defects of the lower lip: a review of current techniques and a proposed modification. *J Oral Maxillofac Surg.* 2011;69:295-299.

第六章
鼻中隔瓣

介绍

鼻中隔瓣由于其旋转后可修复鼻腔内侧面缺损，且组织类型相近，是鼻缺损修复重建常用组织瓣。对于鼻全层缺损的患者，修复重建时应尽量同时恢复皮肤面与黏膜面，并以相似的组织进行修复。在这种情况下，鼻中隔黏膜/黏骨膜瓣可提供良好的鼻尖形态支撑和黏膜血供，特别适用于鼻尖切除后鼻全层缺损修复重建[1]。

鼻中隔瓣修复通常分期进行。将黏膜瓣旋转修复鼻腔内侧面缺损，此时鼻腔通气道被阻塞。几周后可进行二期手术，通过切开黏膜瓣与鼻中隔连接处的蒂部，来恢复鼻腔通气。

在缺损局限于鼻腔内侧面时，由于操作空间限制，皮瓣制备对技术要求更高。操作难点在于：尽可能避免制备过程中黏膜/黏骨膜瓣穿孔的情况发生。此时建议：最好是在内镜下制备组织瓣。

鼻中隔瓣已成为前颅底缺损修复重建最常用的组织瓣之一。内镜下制备此瓣的技术最早由哈达迪（Hadad）和巴萨加斯盖伊（Bassagasteguy）于2006年报道，并以他们名字命名[2]。但本章节不讨论这项技术。

鼻中隔黏骨膜瓣是该皮瓣的另一种形式，除黏膜外还携带部分鼻中隔软骨一起转移。此瓣可用于修复鼻尖-鼻小柱复合缺损。这种缺损主要由外伤（枪弹伤）或肿瘤切除导致。怎样对这些后天获得性缺损患者进行鼻复合体重建，是外科医生面临的巨大挑战。

鼻中隔黏骨膜瓣可恢复鼻部轮廓，并提供足够的组织支撑。当鼻中隔黏骨膜瓣组织量充足且灌注良好时，可有效替代植入物，并避免植入物相关风险。

解剖

鼻中隔的解剖比较简单，在制备鼻中隔黏膜/黏骨膜瓣时，仅需注意一些要点即可。

鼻中隔前后部分别由软骨和骨组成。后方骨性部分由筛窦垂直板构成。前方由软骨分隔两侧鼻腔，软骨表面有软骨膜覆盖。鼻中隔支撑了鼻部外形，维持鼻尖形态和鼻部立体结构。

鼻中隔的血供来源于多个动脉。鼻中隔前部（即软骨）由上唇动脉的鼻中隔支供血。上唇动脉是面动脉的分支，在人中和鼻小柱外侧发出血管滋养鼻中隔。

鼻中隔后部主要由蝶腭动脉的分支，鼻后中隔动脉滋养。鼻中隔上部由筛前动脉和筛后动脉的分支滋养[3]。

鼻中隔软骨瓣的存活取决于黏骨膜的血供。只要维持一侧黏骨膜附着，就有足够的血供维持软骨存活。

制备鼻中隔瓣时，无论制备单侧或双侧黏膜/黏骨膜瓣，只需要保留上唇前缘至梨状孔下缘间约

1.3mm的黏膜/黏骨膜瓣蒂部即可，此处是上唇动脉的鼻中隔支走行区域[4]。

组织瓣制备

鼻中隔黏膜瓣

一期手术

- 在使用鼻中隔瓣修复鼻腔全层缺损的黏膜面时，一般能在直视下操作。
- 使用羟甲唑啉凝胶湿敷黏膜以减少出血。
- 根据缺损大小切取黏膜瓣。
- 上切口沿鼻软骨平面切开，平行于下切口。
- 下切口一般在鼻底上方5mm切开，尽可能向后延伸。
- 作垂直切口连接上下切口。
- 将黏膜瓣从软骨骨面小心剥离，注意：不要穿孔。
- 剥离足够范围后，避免损伤蒂部，将黏膜瓣转移至缺损。

二期手术

- 首次手术后3周，可进行二期手术，此时黏膜瓣与周围组织已建立侧支循环，可以断蒂而不影响移植瓣存活。
- 在鼻中隔处作横向切口以断蒂。
- 组织瓣末端使用加铬肠线（一种可吸收线），固定于鼻腔内。
- 鼻中隔处黏膜末端复位至鼻中隔处，穿鼻中隔缝合固定。
- 使用鼻撑或鼻腔填塞维持皮瓣位置，直到黏膜完成附着完成。

　　图 6-1 至图 6-11，描绘了鼻中隔黏膜瓣的制备步骤。

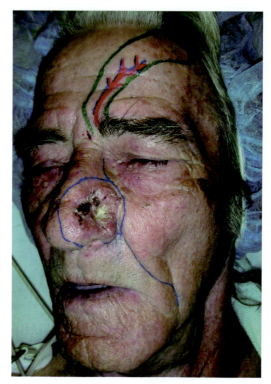

图 6-1 巨大鼻部皮肤癌切除伴即刻重建设计图

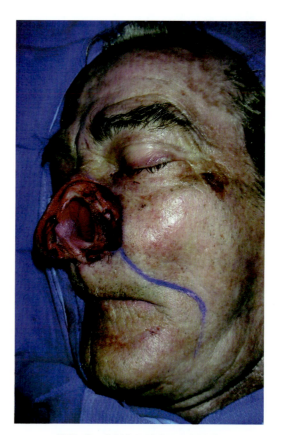

图 6-2 半侧鼻切除术后缺损状态

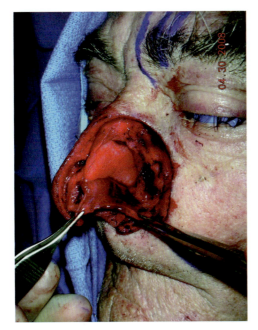

图6-3　制备左侧鼻中隔黏膜瓣

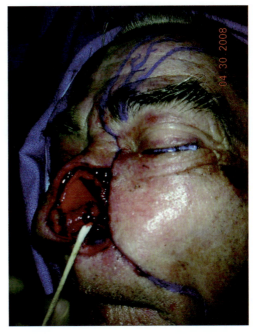

图6-5　鼻中隔黏膜瓣塑型修复鼻腔内侧面

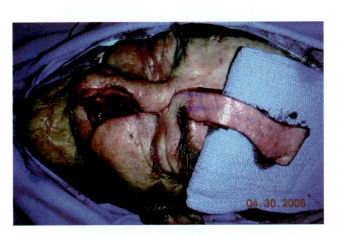

图6-6　鼻中隔黏膜瓣和颊推进瓣就位后制备前额皮瓣

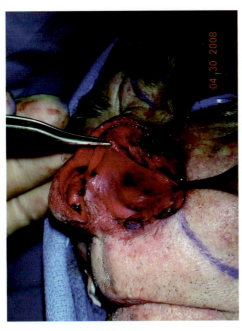

图6-4　鼻中隔黏膜瓣仰视图

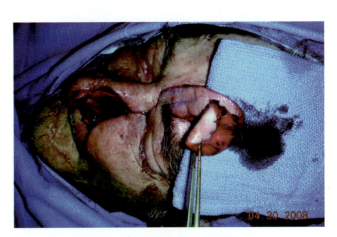

图6-7　先折叠前额皮瓣以便转移

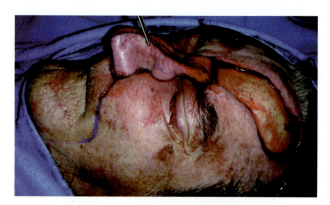

图6-8   前额皮瓣置入鼻缺损区

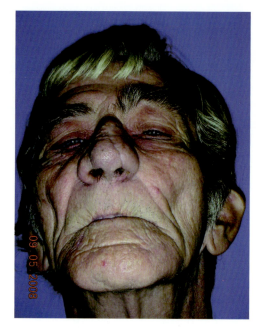

图6-11   鼻重建仰视图

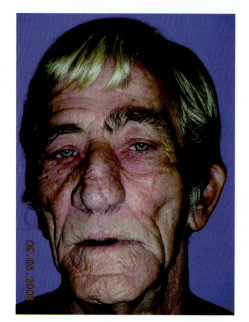

图6-9   使用鼻中隔黏膜瓣、面颊部滑行瓣、
前额皮瓣鼻重建正面观

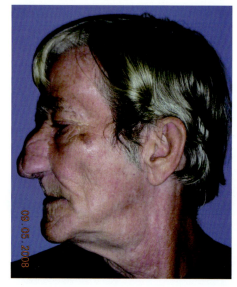

图6-10   鼻重建侧面观

鼻中隔瓣

- 鼻中隔瓣包括整个鼻中隔复合体，即鼻中隔软骨和双侧黏膜。

- 在设计切口前，应充分估计重建鼻尖形态和支撑所需的组织量。

- 同时评估需保留的鼻中隔组织，以确定转移的组织瓣是否能够修复缺损。

- 沿鼻前嵴至上唇的鼻中隔基底部必须保持完整，以保护上唇动脉鼻中隔支。

- 切口设计距离鼻背1cm处，以维持鼻背形态和支撑。

- 作贯穿切口，穿透黏膜和软骨直达对侧鼻腔。

- 相同方式作下切口，平行于上切口，在鼻中隔前方保留约8mm组织，以维持皮瓣血供。

- 自上而下作竖切口，连接两个切口。

- 将组织瓣以前下方为蒂旋转，可将皮瓣移出鼻腔，此时组织瓣高出鼻尖表面。

- 剥离软骨两侧部分黏膜、修整软骨，以匹配鼻尖外形，重建鼻小柱。

- 若黏膜组织充足，可翻折修复鼻腔内侧面。

病例1

　　一位68岁男性，因患鼻翼部皮肤鳞状细胞癌就诊（图6-12、图6-13）。计划进行半侧鼻切除术并分期修复缺损。一期重建：包括使用鼻中隔黏膜瓣修复鼻腔内侧面，软骨移植重建鼻支撑，前额皮瓣修复皮肤缺损（图6-14、图6-15）。切除肿瘤后发现缺损超过一侧鼻腔，但是鼻中隔软骨和黏膜完好，可按计划进行缺损修复（图6-16、图6-17）。制备鼻中隔黏骨膜瓣修复部分鼻腔内侧面缺损（图6-17、图6-18）。其余部分按计划进行（图6-19至图6-21）。术后6个月时患者的外观，可见患侧鼻翼有部分挛缩（图6-22）。我们建议进行二期手术修整外形，但患者对现状比较满意，拒绝再次手术。

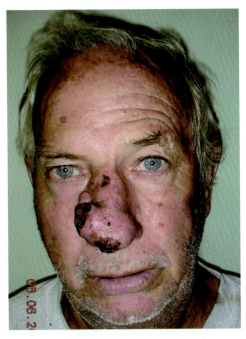

图6-12　局部晚期鼻旁皮肤癌患者

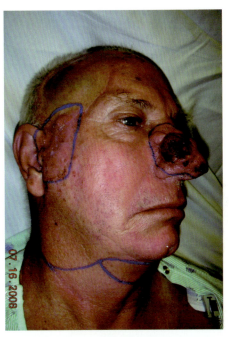

图6-14　切除范围标记

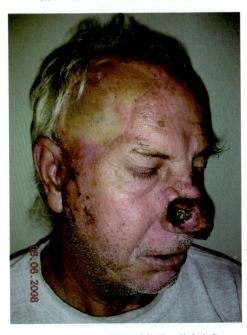

图6-13　侧面观显示肿物累及整个右鼻

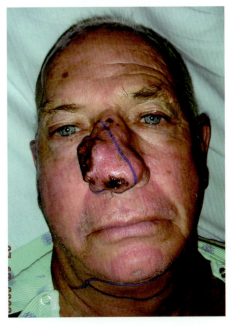

图6-15　鼻部病损需扩大切除

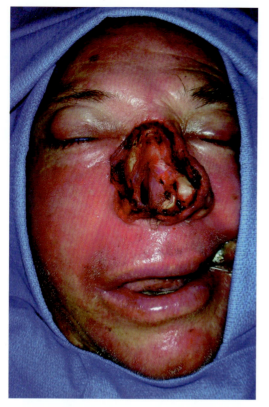

图6-16 肿瘤切除后缺损范围，注意：鼻部巨大复合缺损

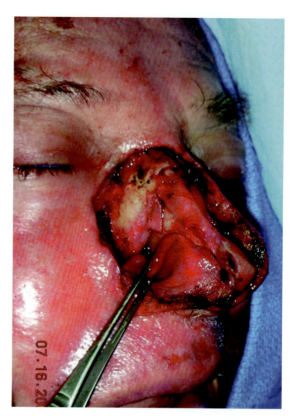

图6-18 剥离右侧鼻中隔黏膜修复鼻腔内侧面

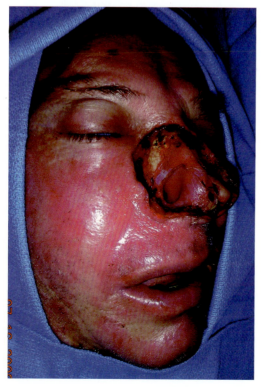

图6-17 鼻部缺损侧面观

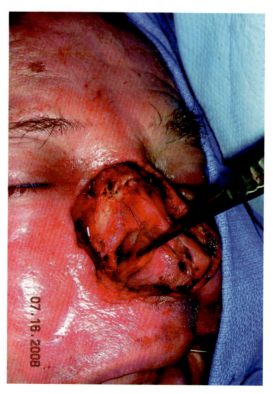

图6-19 制备好的鼻中隔瓣

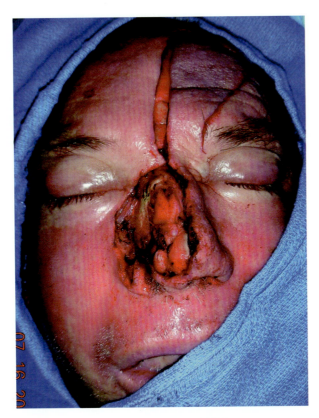

图6-20 鼻中隔黏膜瓣就位

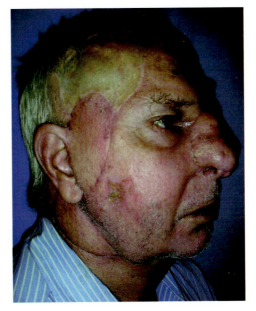

图6-22 未二期修整的鼻部外形

病例2

这位27岁男性，5月前受到枪弹伤，之前已进行多次血管化组织瓣转移手术，修复上下颌骨缺损。这些手术重建了上下颌骨，并恢复了口鼻腔分隔。上下唇的缺损也通过多次手术进行了重建。目前，他的主要问题是鼻缺损。经过长时间讨论，我们制订了分期修复计划。计划通过鼻中隔瓣恢复鼻尖形态，重建鼻部支撑（图6-23、图6-24）。制备鼻中隔瓣，旋转后修整高度和外形，以匹配鼻尖部形

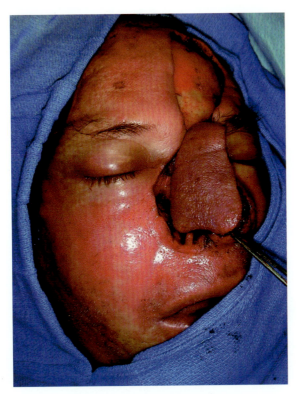

图6-21 评估前额皮瓣修复范围

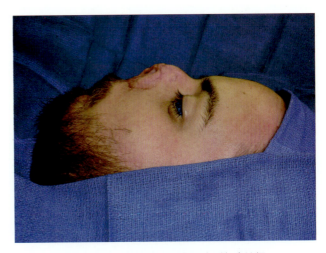

图6-23 复合枪弹伤引起的大型复合缺损

态（图6-25至图6-27）。当软骨和黏膜修复完成后，制备前额皮瓣修复皮肤缺损（图6-28、图6-29）。4周后进行二期手术，同时进行皮瓣修薄修整鼻部形态（图6-30至图6-32）。患者获得了正、侧面的良好外观和鼻尖形态（图6-33至图6-35）。

（杨　嵘译）

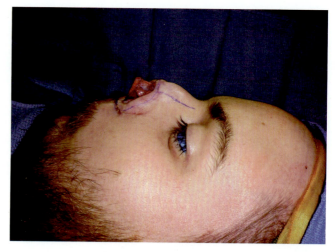

图6-26　修整后的鼻尖形态

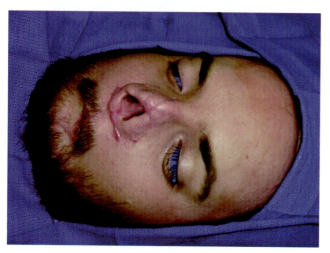

图6-24　鼻缺损正面观

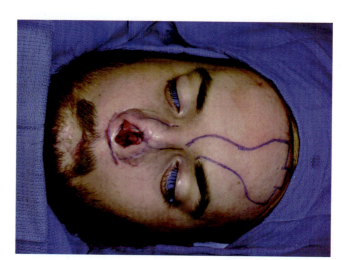

图6-27　设计前额皮瓣

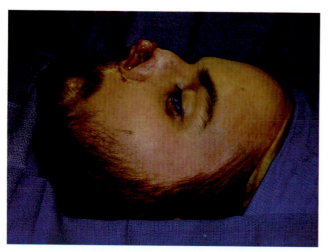

图6-25　鼻中隔瓣就位，恢复鼻尖形态的侧面观

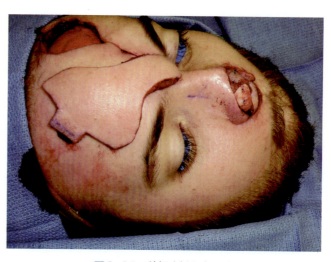

图6-28　前额皮瓣制备完成

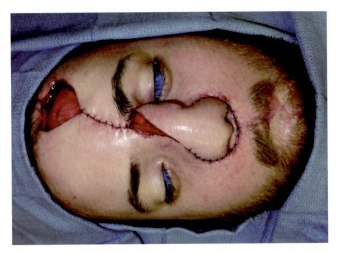

图6-29 鼻中隔黏骨膜瓣就位后，转移前额皮瓣至受区

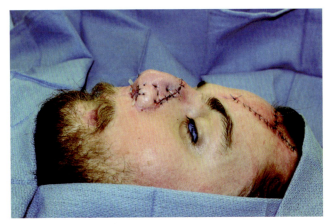

图6-32 前额皮瓣修薄后鼻部外形侧面观

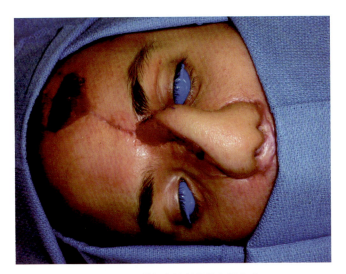

图6-30 前额皮瓣断蒂前鼻部外观

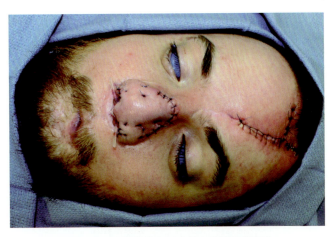

图6-31 皮瓣修薄和褥式缝合修整鼻部形态

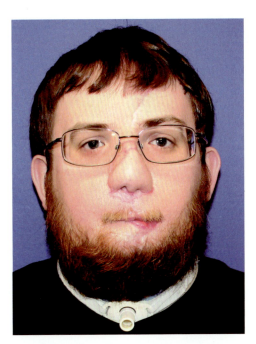

图6-33 二期手术前鼻部外形正面观

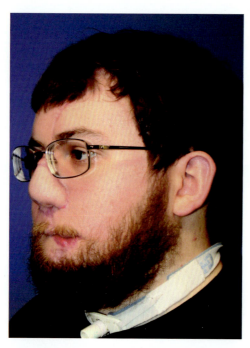

图6-34 鼻重建侧面观，注意：鼻中隔瓣恢复的鼻尖形态

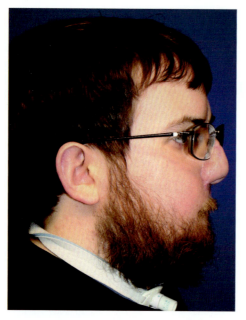

图6-35 鼻部外形对侧观

参考文献

[1] Aneeshkumar MK, Chueng K, Hart R, Trites J, Taylor M. Pivoted composite nasal septal flap for reconstruction of the nose. *Eur Arch Otorhinolaryngol*. 2013;270:244-245.

[2] Hadad G, Bassagasteguy L, Carrau RL, et al. A novel reconstructive technique after endoscopic expanded endonasal approaches: Vascular pedicle nasoseptal flap. *Laryngoscope*. 2006;116:1882-1886.

[3] Lessard ML, Daniel RK. Surgical anatomy of septorhinoplasty. *Arch Otolaryngol Head Neck Surg*. 1985;111:25-29.

[4] Burget GC, Menick FJ. Nasal support and lining: the marriage of beauty and blood supply. *Plast Reconstr Surg*. 1989;84(2):189-203.

第七章
鼻唇沟皮瓣

介绍

鼻唇沟皮瓣适用范围广泛，可用于头颈部多种缺损的常见修复重建。皮瓣可以设计成蒂部在上或在下，这取决于缺陷的位置与皮瓣在最小张力情况下需要旋转的角度。

鼻唇沟皮瓣的应用非常多样。总体上，蒂在上皮瓣常用于鼻部、上颌前庭沟或腭部的口腔缺损。当作为蒂在下的皮瓣时，常用于修复下唇或口内的缺损，像口底、下龈沟或颊黏膜[1]。鼻唇沟皮瓣是解决颊部术后疤痕挛缩、嚼槟榔引起的黏膜下纤维性变切除术后缺损的必要修复手段[2]。相对于头颈部缺损常用的血管化组织瓣，鼻唇沟瓣更常作为修复口底鳞癌术后局部缺损的首选方案。

使用鼻唇沟皮瓣修复外部皮肤缺损的优点是：它的颜色和质地与缺损部位匹配[3]。因为供瓣部位和缺损部位非常邻近，用鼻唇沟瓣修复以后的形态差异不易觉察。

鼻唇沟皮瓣的最主要缺点是：供瓣区瘢痕。由于瘢痕的位置，许多患者不愿接受该皮瓣。特别是对于仅在一侧使用的年轻患者，术后可能造成面部不对称，这种顾虑尤为突出。最后指出，如果以鼻唇沟瓣修复口底缺损，需要评估余留牙是否会对皮瓣造成创伤，必要时分期重建。

解剖

与鼻唇沟皮瓣相关的解剖区域，从内眦下方约5mm向下延伸至下颌骨下缘。

用于构成鼻唇沟皮瓣的软组织，沿着鼻唇沟分布，向上延续至鼻翼旁，向下达口角连合外区域。鼻唇沟皮瓣常见设计范围：包含鼻唇沟及其外侧面的组织，当其向下延伸时，内侧组织要减少，而外侧面的组织量要增加。

眶周和鼻旁组织的血供，主要来自面动脉，内眦动脉和鼻动脉。

面部动脉从下颌骨下缘绕出来后，斜向上行走。沿途发出许多分支，分别是下唇动脉、上唇动脉及鼻旁动脉，最后与内眦动脉融合[4]。

内眦动脉是眼动脉的一个分支，它自鼻上沿鼻翼下行时，与面动脉延续。

在鼻子的上部，眼动脉还发出鼻背动脉。

所有这些动脉沿途向皮肤发出穿支血管，保障鼻唇沟皮瓣的灌注。皮瓣的主要血供来源，就是起源于面动脉和内眦动脉的垂直血管。

皮瓣的静脉支配是基于伴随静脉。

鼻唇沟皮瓣可作为轴型瓣、随意瓣或者岛状瓣。有文献报道，即使术中结扎了同侧面动脉，或者之前手术已经结扎，设计蒂在下的鼻唇沟皮瓣也是可行的[5]。

皮瓣制备

蒂在上皮瓣

- 一旦决定采用蒂在上的设计方式，下一步，要确定的是皮瓣宽度和长度，以及它能够覆盖的范围。

- 皮瓣的设计应使瓣的下端逐渐缩小到一个点上，这样在供瓣区关创时可以避免过多的潜行分离周围组织，也不用修猫耳。同样，皮瓣设计应将最终瘢痕置于鼻唇沟位置，尽可能减少手术痕迹。

- 皮瓣由远处的尖端开始，切至真皮下，提起皮瓣，沿设计皮瓣的宽度，向基底方向制备。

- 皮瓣沿肌肉层面之上制备。

- 制备过程应注意识别，并避免面部动脉垂直分支受损，因为它们在向表面皮肤滋养途中穿过肌肉。

- 皮瓣蒂部周围软组织宜适当潜行分离，增加皮瓣旋转灵活性，同时需减少组织牵拉变形。

- 在用于修复鼻背时，要确保皮瓣旋转足够角度，而且要没有张力。

- 皮瓣的轮廓要与缺损保持一致，沿基底部深缝1~2针，形成新鼻唇沟，皮瓣再按术者的需要进行摆位。

蒂在下皮瓣

- 蒂在下的鼻唇沟瓣内侧切口，设计在鼻唇沟，外侧切口依据皮瓣宽度需要设计在颊部外侧。

- 在皮瓣的下部，内侧切口绕过上唇，延伸向口角，止于鼻唇沟皱褶以内约4mm地方。

- 瓣的下部宽度应为1.5cm左右，以便获得足够多穿支血管，确保皮瓣远端有足够的灌注。

- 先沿皮瓣切口设计线切开浅层，然后深入切到真皮层。

- 根据皮瓣厚度深浅不同，术中可能遇到面动脉

向内眦动脉移行的终末支。

- 如果遇到该血管，应将其结扎切断，然后在肌层浅面由上向下分离解剖至皮瓣基底部。

- 如果皮瓣用于修复口内缺损，可以在肌肉床上做个切口，穿过口腔黏膜形成隧道，以便皮瓣转移到口内。

口腔缺损

- 对于口内缺陷，必须做皮瓣转位通道。

- 皮瓣制备好以后，需旋转皮瓣以查看放置到口内的最佳通道，在保持皮瓣长度的同时，让皮瓣蒂部的扭转和压迫最小化。

- 在颊肌中做一个切口，皮瓣可以穿到颊黏膜进入口腔。

- 隧道应足够宽，以便皮瓣轻松地转移到口腔，应该预见到，隧道的宽度将随术后水肿变窄。

- 如果需要用皮瓣修复口底缺损，应检查皮瓣以确保不会与牙齿干扰，应注意：减少颌牙对皮瓣的创伤。

- 修复口底缺损的理想患者是老年人和无牙颌患者。这些患者皮肤松弛且冗余，皮瓣能取得更宽大，同时能减少咬合而引起的创伤。

- 在转入皮瓣之前，皮瓣基底部皮肤应该去掉，以便供区皮肤原位缝合。

- 如果皮瓣需要二期断蒂，二期手术应该在转移后约3周进行。

  见（图7-1至图7-8）。

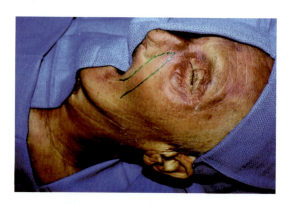

图7-1 蒂在下鼻唇沟皮瓣的设计

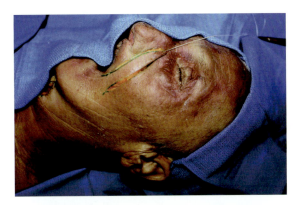

图7-2 皮瓣切开的视图，缝合线牵引瓣尖

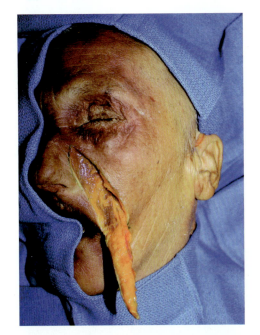

图7-3 皮瓣制备完成

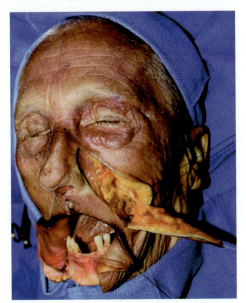

图7-4 保留血管蒂，皮瓣转位前尸解视图

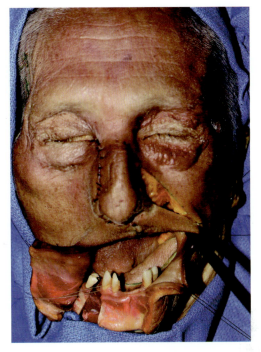

图7-5 皮瓣穿过隧道，转位至口腔

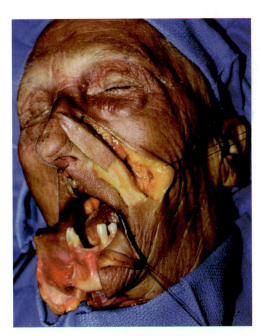

图7-6 皮瓣转位前，去上皮

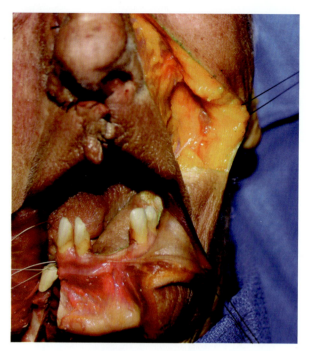

图7-7　皮瓣穿过隧道

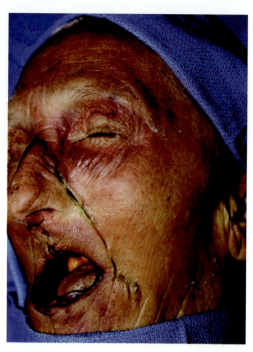

图7-8　供瓣区沿鼻唇沟位置原位缝合

病例1

　　73岁的男性患者，转诊手术治疗，之前已病理证实右鼻翼鳞状细胞癌（图7-9）。手术方案：包括切除病灶，并用蒂在上鼻唇沟皮瓣，同期修复缺损（图7-10）。切除病灶后，没有发现软骨或鼻腔黏膜缺损（图7-11）。原发灶切除后，设计鼻唇沟皮瓣的宽度，以匹配需修复创面的大小（图7-12）。制备窄长形蒂在上鼻唇沟瓣（图7-13、图7-14）。检查皮瓣的旋转角度，以确保皮瓣能够覆盖缺损，然后转位到缺损区（图7-15、图7-16）。术后数周形态，未做皮瓣修整（图7-17）。

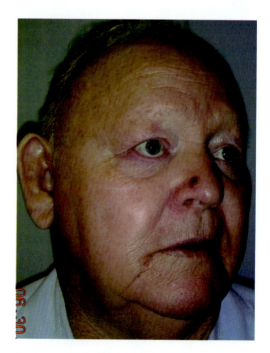

图7-9　鼻部皮肤癌侧面观

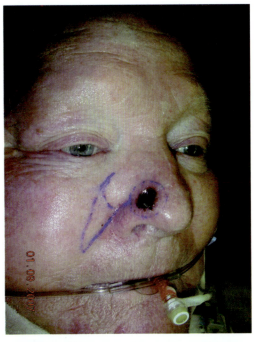

图7-10 设计蒂在上方的鼻唇沟皮瓣，修复鼻部缺损

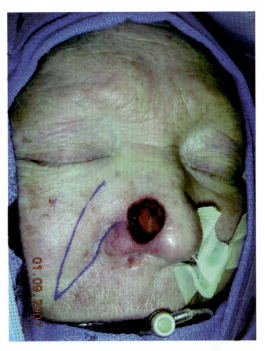

图7-12 蒂在上方的鼻唇沟皮瓣设计

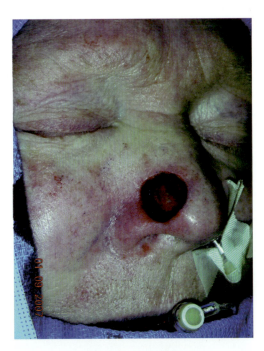

图7-11 肿物切除后缺损

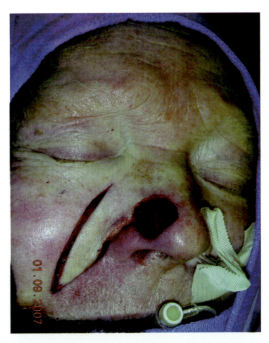

图7-13 转位前切开的皮瓣

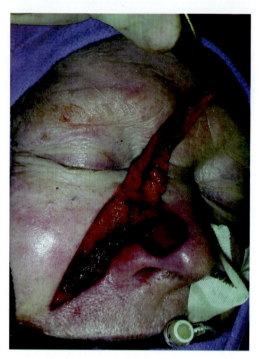

图7-14 制备好的蒂在上方的鼻唇沟皮瓣

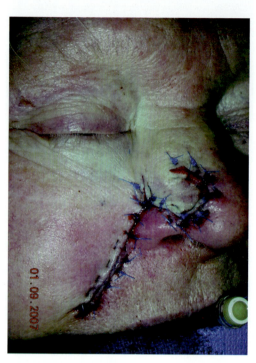

图7-16 插入皮瓣修复缺损，注意：供瓣部位沿鼻唇沟缝合，以隐藏瘢痕

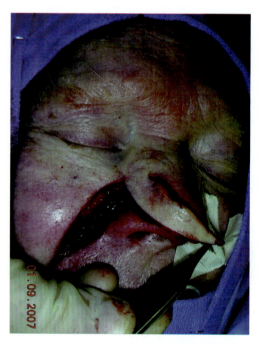

图7-15 评估皮瓣旋的转弧和覆盖鼻缺损的范围

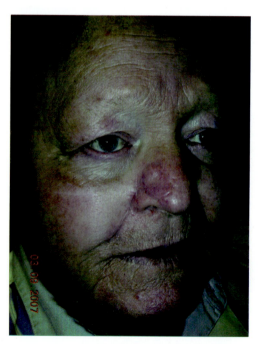

图7-17 重建术后早期愈合，注意：供瓣部位不是很明显

病例2

　　64岁男性，有面部和唇部多次皮肤癌切除术的病史，因上唇鳞状细胞癌放疗后造成的口鼻瘘而就诊。鉴于瘘管的位置，决定用蒂在下的鼻唇沟皮瓣修复缺损（图7-18、图7-19）。制备比较厚的皮瓣，下部充分剥离，以获得足够旋转角度（图7-20至图

7-22）。将皮瓣穿入口内，切除其中经过隧道的一小块皮肤（图7-23至图7-25）。然后将皮瓣插入缺损部位，并关闭供瓣区（图7-26、图7-27）。

（李思毅　何优雅　译）

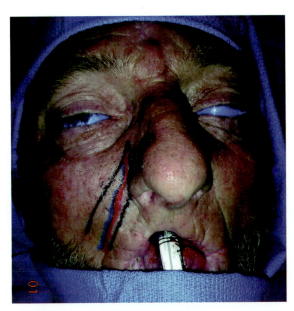

图7-18　蒂在下鼻唇沟皮瓣设计图

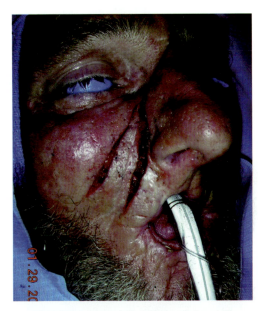

图7-20　已经制备好转位前，蒂在下皮瓣

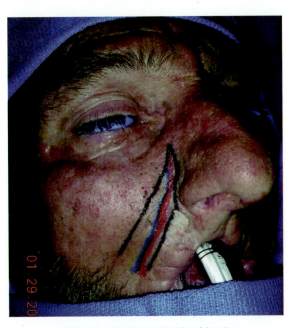

图7-19　鼻唇沟皮瓣设计图侧面观

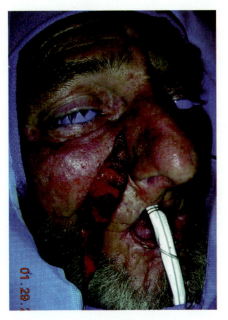

图7-21　皮瓣制备好转入口内前

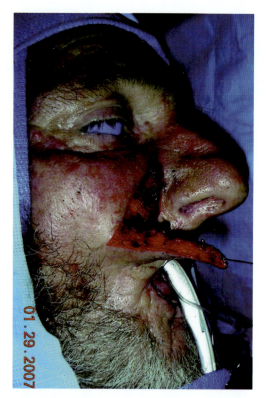

图7-22　皮瓣制备好的侧面图，注意：皮瓣的厚度

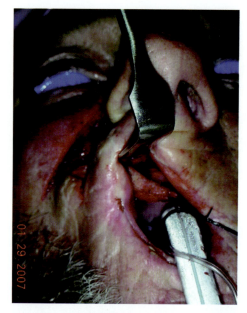

图7-24　皮瓣穿过隧道，到达缺损区

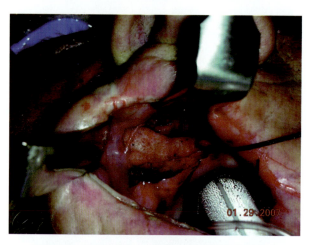

图7-25　皮瓣的视图，注意：保持皮瓣有良好血供

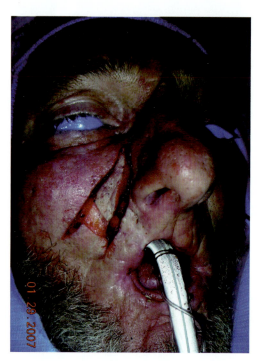

图7-23　皮瓣转位前，切除一段上皮

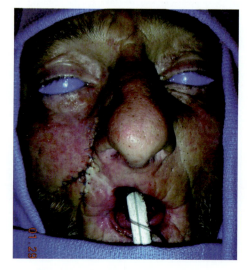

图7-26　皮瓣转位后供瓣区缝合关创

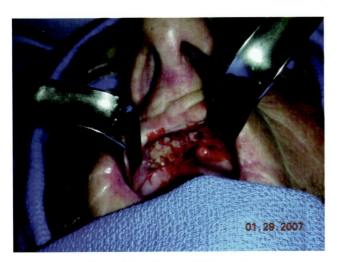

图7-27　皮瓣在口内修补口鼻瘘

参考文献

[1] Ducic Y, Burye M. Nasolabial flap reconstruction of oral cavity defects: a report of 18 cases. *J Oral Maxillofac Surg* 2000;58:1104–1108.

[2] Agarwal M, Gupta DK, Tiwari AD. Extended nasolabial flaps in the management of oral submucous fibrosis. *J Maxillofac Oral Surg* 2011; 10(3):216–219.

[3] Karsidag S, Ozcan A, Sumer O, et al. Single stage ala nasi reconstruction: lateral nasal artery perforator flap. *J Craniofac Surg* 2010; 21:1887–1889.

[4] Guero S, Bastian D, Lassau JP, et al. Anatomical basis of a new naso-labial island flap. *Surg Radiol Anat* 1991; 13:265–270.

[5] Lazaridis N, Tilaveridis I, Karakasis D. Superiorly or inferiorly based "islanded" nasolabial flap for buccal mucosa defects reconstruction. *J Oral Maxillofac Surg* 2008; 66:7–15.

第八章
V-Y 推进皮瓣

介绍

V-Y 推进皮瓣在各种头颈部位的皮肤缺损重建中有许多用途。这种推进皮瓣通常用于重建位于面颊或上唇的缺损[1, 2]。该皮瓣也可用于头颈部的其他部位重建，并且其应用似乎正在越来越多，特别是在头皮缺损重建上[3–5]。

V-Y 推进皮瓣中一个优点是：能够使用缺损部位附近的组织，因此具有相似的皮肤颜色和质地。使用这种皮瓣的另一个优点是：切口的设计有时可以掩盖最终的疤痕，因为它通常位于不太明显的区域[6]。

V-Y 推进皮瓣非常适合重建上唇区域皮肤缺损，这些缺损的位置使得重建具有挑战性，经验不足的外科医生通常会导致它们变成全层缺损，或影响唇部闭合功能，最终影响术后美学效果。

解剖

V-Y 推进皮瓣的应用取决于周围皮下组织对皮肤的血供。由于该皮瓣的设计通常用于重建小面积缺损，其应用不受限于是否有知名血管。皮瓣的主要血流灌注来自真皮丛和来自穿支动脉的皮下毛细血管网[7]。

皮瓣的静脉回流同样是随机的，并且取决于皮瓣的受植床及其下层组织的完整性。

皮瓣的存活通常取决于从深面组织的穿支血管获取血供。要从穿支血管获取可靠的灌注，需要在皮瓣的皮肤下方设置宽大的皮下移植床。

皮瓣制备

- 制备 V-Y 推进瓣最重要的一步是：皮瓣的位置和设计。
- 需要很好地掌握缺损的部位，因为它涉及 V-Y 推进中周围皮肤的潜在运动。
- 在皮瓣的设计中，掌握皮肤在其下面的移植床上的可移动性是必不可少的。
- 供体部位的位置应考虑最终瘢痕的形成位置，以及运动是否会引起周围组织或结构的变形。
- 一旦确定了位置，根据所标记术区部位，并考虑要重建的缺损的大小和形状来设计皮瓣。
- 设计与缺损部位形状和大小相似大 V 形的皮瓣。
- 制备皮瓣时，切口要切透皮肤；深达皮下脂肪层。
- 皮瓣 V 形切口两侧临近组织，潜行分离至 V 形切口尖端。注意：潜行分离的深度应在皮下脂肪组织层，与皮瓣深度一致。
- 沿着 V 切口两侧的区域（在开口处）轻微分离，通常只到肌肉的表面。
- V 形皮瓣正下方的皮瓣区域，不应该被分离破坏，因为这是皮瓣从下方的穿支血管获得其血供的地方。
- 检查皮瓣的活动性，看它是否能在无张力的情况下转移到缺损部位。

- 如果皮瓣没有到达缺损部位，需要进一步分离，并重新检查该过程，达到所需的活动性，并转移皮瓣以覆盖缺损部位。
- 然后将皮瓣的轮廓设计成适合缺损的形状，并实现无缝贴合。
- 关闭供体部位，并通过V形皮瓣的新位置处的区域，与切口的位置相比来判定所需推进量。
- 两点之间的差异是皮瓣推进所达到的推进量。
- 首先在真皮层深处固定几针缝线，然后用不可吸收的缝合线闭合皮肤伤口。
- 见（图8-1至图8-6）。

病例1

一位51岁的非洲裔美国女性，左上唇肿物活检证实为角化棘皮瘤。制订的手术计划：包括切

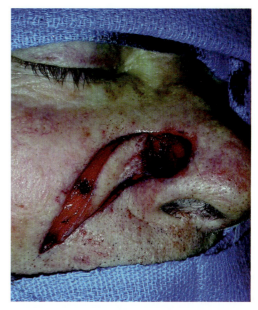

图8-2　V-Y皮瓣切口，在推进前进行两侧分离

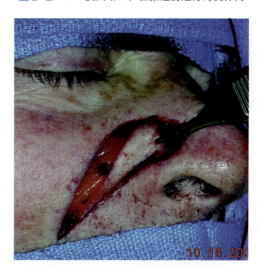

图8-3　确认皮瓣转移至缺损部位

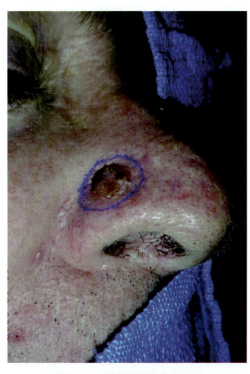

图8-1　切除前鼻侧病变的视图

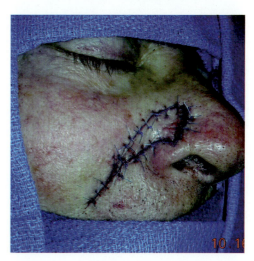

图8-4　沿着鼻唇沟的走向插入，并缝合皮瓣

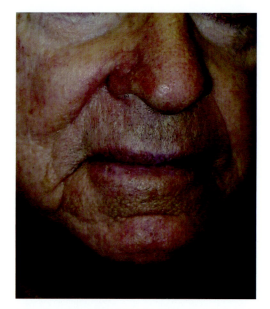

图8-5　重建的鼻缺损的早期视图，具有供体和受体部位的优异外观

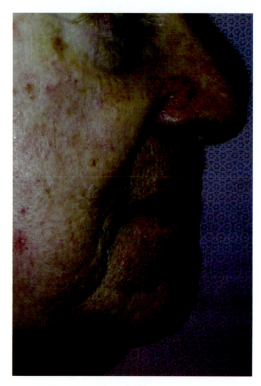

图8-6　V-Y瓣重建鼻缺损后的侧面图

除肿瘤，然后重建术区缺损。标记切除的范围以及V-Y推进的区域（图8-7）。将肿瘤切除，并用冷冻切片确定切除彻底。切口沿鼻唇沟延伸，向V-Y推进皮瓣相关的面颊前移（图8-8）。在周围区域进行切除，以防止在鼻子、脸颊和上唇的交界处形成猫耳。皮瓣制备时注意：保持一个较宽的皮肤床和游离空间，以便在没有太大张力的情况下轻松前推（图8-9）。推进插入皮瓣，在真皮层进行减张缝合，然后再进行皮下缝合（图8-10）。患者的最终外观令人满意，唇部和鼻翼根部的变形极小（图8-11）。

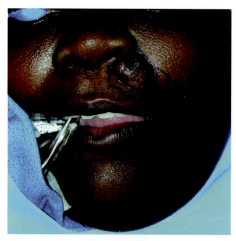

图8-7　切除前大面积上唇癌

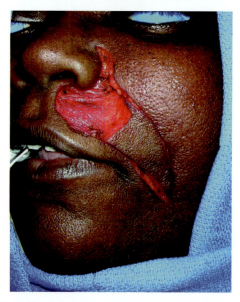

图8-8　切除的上唇癌和V-Y皮瓣切口。注意：沿着侧鼻壁的新月形小块组织切除，以适应脸颊前移和更好地整体最终外观

病例2

一位56岁的高加索女性，左侧脸颊活检证实为鳞状细胞癌，已进行手术切除病灶，但切缘阳性，逐转诊进一步治疗。

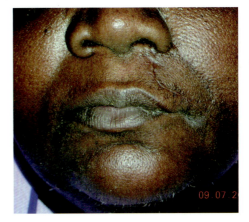

图8-11　V-Y重建后唇部的外观

手术计划重新切除病灶，并经术中冷冻切片明确病灶完整切除，然后即刻进行V-Y推进皮瓣重建术区缺损（图8-12）。切除并进行V-Y皮瓣切口设计（图8-13）。在切口之后，进行广泛的游离，以减少脸颊向下牵拉而可能导致的唇外翻（图8-14）。检查皮瓣的活动性，并注意确保在没有张力的情况下修复缺损；然后植入皮瓣（图8-15、图8-16）。

病例3

一位53岁的高加索女性，被确诊为右上唇基底

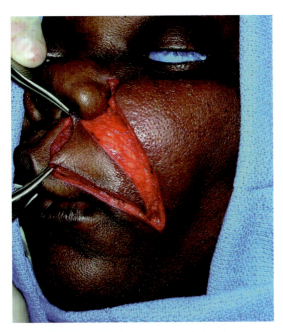

图8-9　皮瓣侧向游离后皮瓣前移的确认

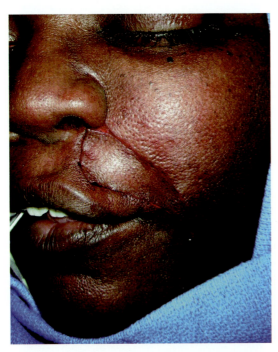

图8-10　插入皮瓣，唇部的重建显示出良好的唇部轮廓且唇部外形无改变

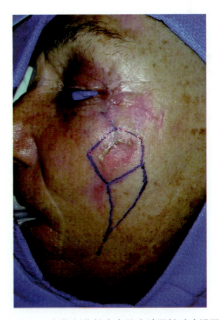

图8-12　长期创伤性病变的皮肤恶性肿瘤视图

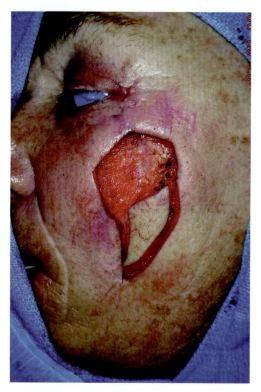

图 8-13　病变切除和推进皮瓣切开后的缺损外观

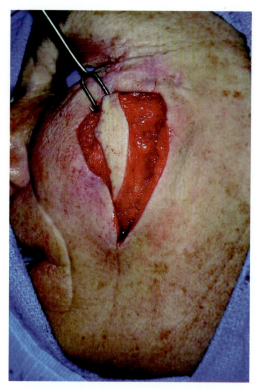

图 8-15　确保皮瓣可前移推进到缺损部位

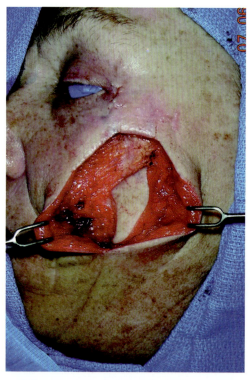

图 8-14　注意：在推进前对两侧的广泛分离

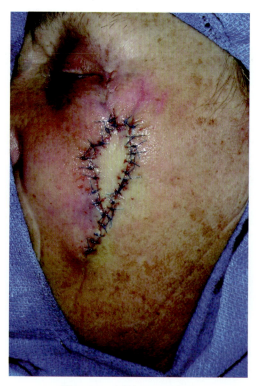

图 8-16　皮瓣插入缺损部位

细胞癌，进行手术切除并延伸至鼻翼（图8-17）。制订手术方案，切除病灶并确认冰冻切片切缘阴性，然后是V-Y推进皮瓣（图8-18）。切除完成后出现中等大小的缺损，包括上唇、右鼻根部和脸颊的一部分（图8-19）。V-Y推进皮瓣设计用于转移到缺损部位，唇部和鼻部的变形极小（图8-20、图8-21）。然后将皮瓣插入，首先进行皮下缝合，然后缝合表皮（图8-22、图8-23）。需要注意的是：即使对这种中等大小的缺损，正确设计和使用V-Y推进皮瓣，基于面部动脉穿支血管的丰富血供，唇部和鼻部的牵拉变形很小，术后的外观还是可以接受的。

（曲行舟　译）

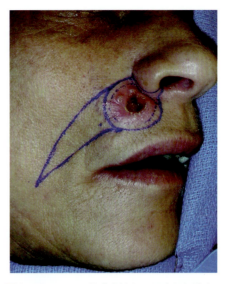

图8-18　用V-Y推进皮瓣立即重建所切除病灶缺损的设计，注意：沿鼻唇沟设计切口

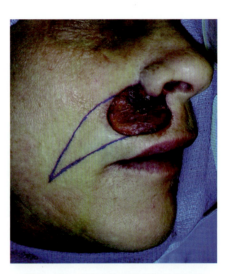

图8-19　切除后和重建前的缺损部位

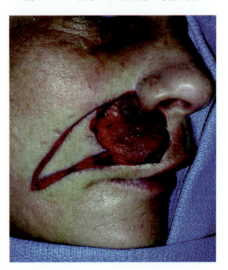

图8-20　V-Y推进皮瓣切口

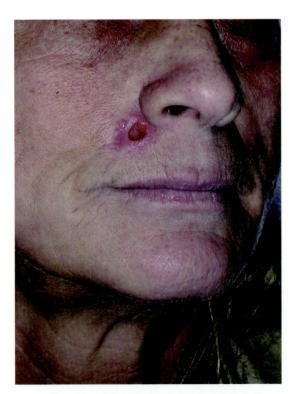

图8-17　大面积上唇区皮肤恶性肿瘤的外观

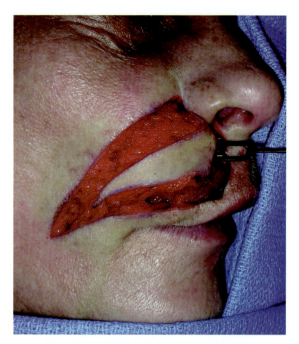

图 8-21　确认皮瓣可推进至缺损修复唇部缺损

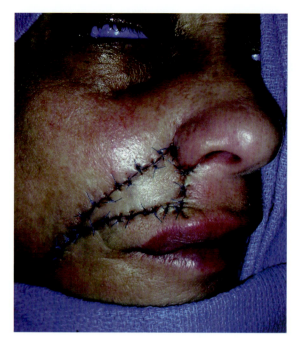

图 8-23　皮瓣进入缺损的最终外观

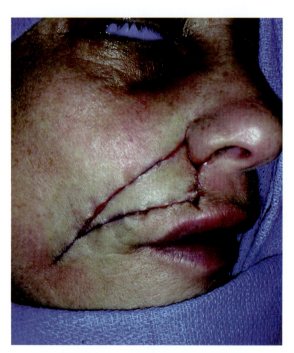

图 8-22　皮下组织缝合插入缺损皮瓣的；请注意唇部没有变形

参考文献

[1] Kim JY, Chung S, Chung YK. Croissant shaped V–Y advancement flap with 2 horns for repair of small and medium sized facial defects. *J Craniofac Surg* 2011; 22:1781–1784.

[2] Griffin GR, Weber S, Baker SR. Outcomes following V–Y advancement flap reconstruction of large upper lip defects. *Arch Facial Plast Surg* 2012; 14(3):193–197.

[3] Onishi K, Maruyama Y, Hayashi A, Inami K. Repair of scalp defect using a superficial temporal fascia pedicle VY advancement scalp flap. *Br J Plast Surg* 2005; 58:676–680.

[4] Sharma KR, Tuli P. Occipital artery island V–Y advancement flap for reconstruction of posterior scalp defects. *J Plastic Reconstr Aesthetic Surg* 2010; 63(3):410–415.

[5] Sharma R, Sirohi D, Sinha R, Menon PS. Reconstruction of a large posterior scalp defect using occipital artery based pedicled island V–Y advancement flap: a case report. *J Maxillofac Oral Surg* 2011; 10(3):262–265.

[6] Brunetti B, Tenna S, Aveta A, Segreto F, Persichetti P. Freestyle local perforator flaps: versatility of the V–Y design to reconstruct soft tissue defects in the skin cancer population. Plast Reconstr Surg 2013; 132:451–460.

[7] Kwon KH, Lee DG, Koo SH, Jo KM, Shin H, Seul JH. Usefulness of V–Y advancement flap for defects after skin tumor excision. *Arch Plast Surg* 2012; 39:619–625.

第九章
梯形皮瓣

介绍

费利克斯·贝汉（Felix Behan）医生于2003年，首次介绍了拱形瓣作为皮肤癌切除后，关闭皮肤缺损的一种新的修复方法[1]。皮瓣设计成一个曲线形拱形，本质上来说就是以终点到一端的形式，形成两个"V-Y推进"皮瓣。该皮瓣自第一次提出以来，已有其他文献证明：在身体某些部位采用这种重建方法[2, 3]。

尽管拱形瓣的使用尚未广泛普及，但它对于头颈部小面积和大面积的缺损，仍然具有实用价值。

拱形瓣在一开始提出时，就有着不同的分类。

Ⅰ型皮瓣是标准皮瓣设计，其中曲线皮瓣转移到缺损部位，供区主要直接拉拢关创。该修复方法能够修复宽达2cm的缺损。

ⅡA型皮瓣是一种改良型皮瓣，其修复是在肌间隔之上进行的，将肌间隔上的深筋膜分开，以方便移动。

ⅡB型皮瓣是转移皮瓣后，供区采用中厚皮片移植覆盖。

Ⅲ型皮瓣是使用双拱形瓣来修复较大的缺损。

Ⅳ型皮瓣在皮瓣设计中加入了旋转瓣设计。进行这项操作，最多时需要翻起50%的皮瓣，然后旋转以关闭缺损。

来自悉尼黑色素瘤治疗中心的外科医生提出了一种改良拱形瓣[4]。该改良方法使保留外侧弧线皮肤桥的中心部分成为可能。这种改良增加了皮瓣的血供。

这类皮瓣的主要优点是：它可以转移相邻组织以修复缺损，因此具有色泽、柔韧性和质地相近的优点。采用该皮瓣修复获得的最终美学效果也令人非常满意。该优点使这个皮瓣与V-Y推进瓣和本书中已经介绍的其他皮瓣属于同一类别。

使用拱形瓣进行修复的最终效果是：用局部皮瓣修复过的缺损区域，除了进行修复的外科医生之外，其他人很难看得出供区在哪儿。

拱形瓣的缺点也是拱形瓣的主要引人关注之处，也就是在供区制备没有可靠的血供时，拱形瓣也仅能修复较小的缺损。在需要修复大型缺损的情况下，标准Ⅰ型拱形瓣的应用变得更加局限，但也可以考虑采用Ⅲ型或Ⅳ型来代替。对于较大的缺陷，通常可以考虑其他的皮瓣选择。

解剖

拱形瓣的血管解剖结构随其位置而变化。皮瓣以任意皮瓣为基础，其从筋膜穿出的穿支血管获得血供，然后通过小毛细血管供应到皮肤和皮下层。皮瓣的静脉引流则类似那些具有深静脉作为皮瓣引流血管的系统。

皮瓣制备

- 切除后缺损的形状应该类似于椭圆形。测量切除的宽度，然后标记到邻近将要转移到缺损区域的组织上。

- 设计的曲线与椭圆的形状平行，同时保持相同的宽度。

- 在椭圆的每一端，椭圆边缘和标记线之间的连接点应形成90°角。

- 缺损区域宽度与皮瓣宽度之间的比例应为1:1。

- 沿标记线切开皮瓣周围，切至真皮和皮下脂肪。

- 必要时，可以切开沿皮瓣外侧的筋膜，以增加活动度。

- 沿皮瓣边缘切开，但最好不要在皮瓣下进行游离，因为皮肤血供是通过皮下筋膜的穿支血管而供应。

- 一旦检查并确认了皮瓣可移动到达缺损部位，就可以开始缺损的关创。

- 缝合方法是：第一针缝在皮瓣内侧的中心部位，并使其与相对缺损部位的外侧相吻合。

- 第二针和第三针，缝在皮瓣的外侧和供区的两个点处，从而同时开始供区的关创。

- 接下来的两针应缝在皮瓣的两侧末端，使边缘呈V-Y形向前移动。

- 这种缝合方法允许皮瓣向中央移动，因此在关创时能有更多的组织。

- 皮瓣的其余部分采用间断缝合方法，如果有多余的组织隆起，可以修剪皮瓣使创面平整。

病例1

一位82岁的高加索男性，耳前病灶活检，该病灶活检，并被证实是鳞状细胞癌（图9-1）。考虑到病变的位置和患者的全身基础状况，决定手术切

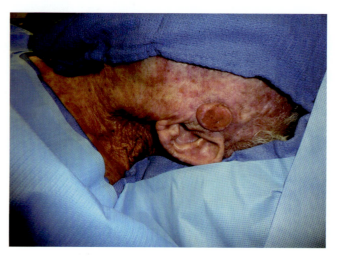

图9-1 耳前病灶切除前

除，并同期用拱形瓣修复缺损。采用拱形瓣修复的原因是病变在耳前区，在病变后方没有任何可供利用的组织。根据种冰冻病理结果，切缘均为阴性（图9-2）。

在缺损前方设计拱形瓣，并标记切口线（图9-3）。沿着标记线切开（图9-4）。固定第一针将拱形皮瓣推进至缺损区域（图9-5）。皮瓣剩余组织按之前所述移动固定到缺损区域（图9-6）。初次的随访可以看到皮瓣愈合良好，并且完美修复了一个较困难的重建部位（图9-7）。

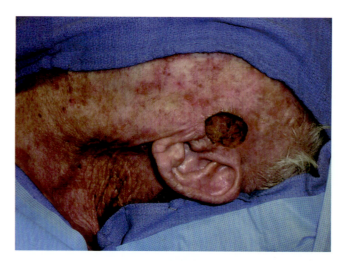

图9-2 皮瓣修复前的缺损

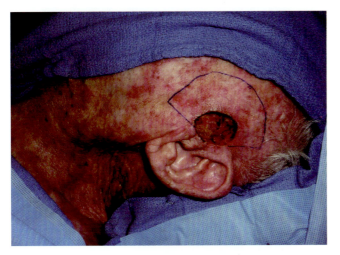

图9-3　用于修复缺陷的拱形瓣的设计

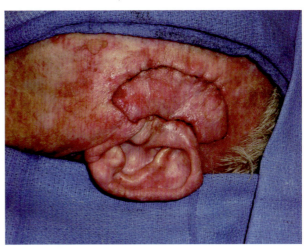

图9-6　皮瓣最终就位

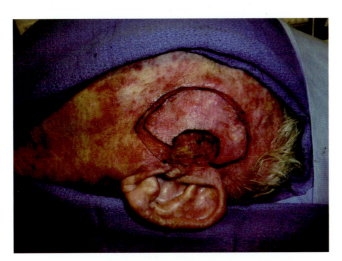

图9-4　转移缺损前切口

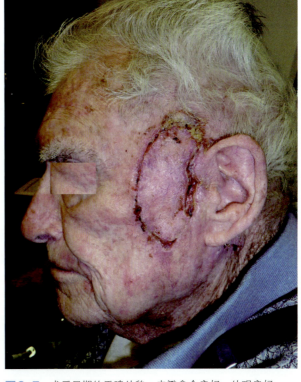

图9-7　术后早期的重建外貌，皮瓣愈合良好，外观良好

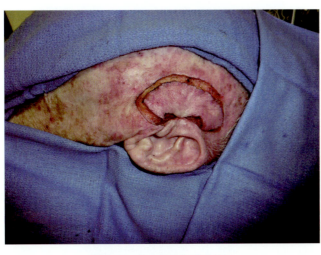

图9-5　将皮瓣转移至缺损区

病例2

一位84岁的白人男性，因右上颈部皮肤病变入院。该区域隆起抬高，伴溃疡，并且该皮肤病变所在位置之前多次进行了鳞状细胞癌的切除（图9-8）。即刻进行拱形瓣修复。切除该病变，冰冻病例提示切缘均非阴性。通过切开之前的标记线来制备拱形瓣（图9-9）。然后通过之前描述的嵌入皮瓣的方法，将拱形瓣固定至缺损处进行修复（图9-10）。结果患者恢复良好，术后早期随访可以看到一个似乎没有"供区"的皮瓣（图9-11）。

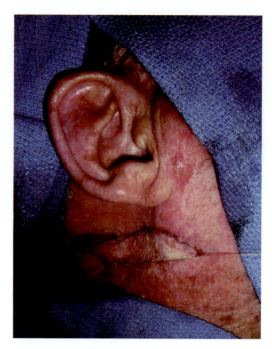

图9-10　皮瓣嵌入后形态。请注意：重建让人有了一种没有明显供区的错觉

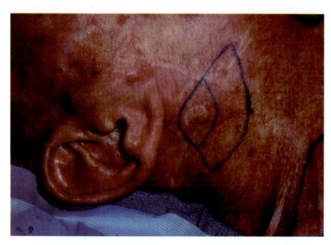

图9-8　颈部病变切除前，拱形瓣修复设计

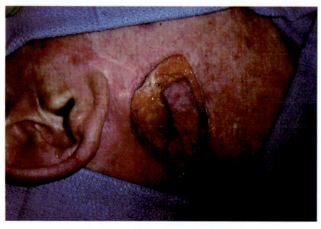

图9-9　切除病灶并进行皮瓣切口

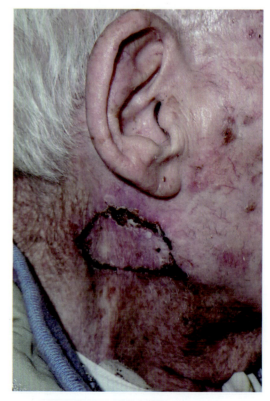

图9-11　重建术后早期皮瓣形态

建议阅读

Felix Behan, The keystone design perforator island flap in reconstructive surgery. Australian New Zealand Journal of Surgery, 2003; 73: 112–120.

这是最初应用拱形瓣的文献。作者详细地描述了这种重建方法、各种用途以及皮瓣的几种类型，他将其归类为Ⅰ型至Ⅳ型。在文章中，作者详细介绍了这些不同类型的关创方法。

Marc D. Moncrieff, et al., Keystone flap reconstruction of primary melanoma excision defects of the leg – The end of skin graft? Annals of Surgical Oncology 2008; 15(10):2867–2873.

该文献描述了悉尼黑色素瘤治疗中心对于拱形瓣的中心改良，其中皮瓣外切口的中心部分保持完整。这种修改允许保留皮瓣和供体部位之间的皮肤桥。使用剪刀沿着外弧线下切开整个弧形的筋膜，以增加移动性。皮瓣的其余部分如Behan所述。虽然这一改良文献中仅描述为重建下肢缺损，但它也可以用于头颈部。

Philipe Pelissier, Max Santoul, Vincent Pinsole, et al., The keystone design perforator island flap. Part I: Anatomic Study. Journal of Plastic, Reconstructive & Aesthetic Surgery, 2007; 60:883–887

Behan博士的研究小组分为两部分，本系列的第一部分：描述了皮瓣的血管结构，以及由于皮肤受到牵引力作用而导致皮岛的解剖学变化。

Pelissier P[1], Gardet H, Pinsolle V, Santoul M, Behan FC. The keystone design perforator island flap. Part II: Clinical Applications. J Plast Reconstr Aesthet Surg. 2007;60(8):888–891. Epub 2007 May 9.

（杨雯君　刘喆麒　译）

参考文献

[1] Behan FC, The keystone design perforator island flap in reconstructive surgery, *ANZ J Surg* 2003; 73:112–120.

[2] Martinez JC, Cook JL, Otley C. The keystone fasciocutaneous flap in the reconstruction of lower extremity wounds. *Dermatol Surg* 2012; 38:484–489.

[3] Behan F, Sizeland A, Porcedu S, et al. Keystone island flap: an alternative reconstructive option to free flaps in irradiated tissue. *ANZ J Surg* 2006; 76:407–413.

[4] Moncrieff MD, Bowen F, Thompson JF, et al. Keystone flap reconstruction of primary melanoma excision defects of the leg – the end of the skin graft ?. *Ann Surg Oncol* 2008; 15(10):2867–2873.

第十章

额部皮瓣

介绍

额瓣可能是用于面部缺损修复最历史悠久的皮瓣之一。它在鼻重建中的应用可以追溯到公元前1500年[1, 2]。1925年布莱尔（Blair）和1946年卡赞建（Kazanjian）提出额瓣修复鼻缺损后，经典的印度前额皮瓣在美国得到推广[3, 4]。几年后，Millard对皮瓣进行了改良，缩小了基底部，仅通过滑车上血管滋养皮瓣[5]。这次改良通过缩减基底部组织而增加了皮瓣制备长度。通过减少血管蒂扭转，从而改善灌注，减少血栓的发生率，提高了皮瓣的可靠性[6]。

额瓣的主要用途是重建部分至全鼻缺损，但其应用不限于鼻重建，还可用于重建其旋转半径内的任何缺损，比如前额和眶周区域的缺损。

这种皮瓣的主要优点在于其质地、厚度和颜色与周围皮肤相近，使其成为重建各种鼻缺损的首选。

额瓣的缺点是需要多阶段手术。传统方法需首先进行皮瓣转移，在几周后断蒂。为了在保留皮瓣优点的同时消除其主要缺点，一些学者推广了一步法额瓣的应用[7, 8]。

解剖

就组织结构而言，前额的解剖结构相对简单。前额的各层由皮肤、皮下脂肪，额肌、结缔组织和颅骨组成。前额区域皮肤的颜色、质地和厚度与周围额旁区域的皮肤相似。

前额的血管供应来自双侧眶上动脉，其分为浅表和深支，以及滑车上动脉。眶上动脉和滑车上动脉都是眼动脉的分支，而眼动脉来自颈内动脉。前额的眉间区域还接收来自角动脉的末端分支，角动脉是面动脉的分支，来自颈外动脉。实际上，前额区域由颈内动脉及颈外动脉系统共同供血。前额区域的静脉由眶上动脉和滑车上的伴行静脉回流。前额的感觉是由眶上神经和滑车上神经支配，而额肌的运动神经支配来自面神经的额支。

在前额区域，额瓣的主要血供是由滑车上动静脉和对侧内眦动脉的末端分支供血。动脉在眉中和鼻背外侧之间自眶上缘骨孔向头部方向走行。动脉和静脉的走行过程中有数支交通支，形成轴型皮瓣。

在动脉起始端，接近眉心处，血管位于颅骨骨膜上方，向皮下方向走行。在发际线附近，血管分支位于皮下水平。

额肌位于此皮瓣内，尤其是在皮瓣的上半部分。

皮瓣制备

一期手术

- 标记出滑车上动脉的走行，它在前额区向头部方向走行。

- 测量缺损的大小，并记录缺损的位置。
- 用记号笔描出缺损的外形，或使用外科手套包装纸，制作缺损形状模板。
- 修剪纸上的模板，并将模板转移至前额区域。
- 用一根缝线，沿着眉毛标记出旋转中心点，然后将缝线旋转至缺损区的最下端。
- 将缝线沿着中心点旋转到前额，标记出皮瓣的最远端。
- 将缺损形状转移到前额，注意使其以动脉为轴，并位于皮瓣中央。
- 自皮瓣最上端开始翻起皮瓣，深度到达额肌的浅层。
- 沿标记切开皮瓣，乘着动脉的主干走行，向鼻梁和内眦间进行解剖。
- 解剖的深度达到骨膜下层，距离眉弓约3cm的距离。该深度可以保护血管蒂。
- 当解剖接近眉弓区域，应注意不要损伤血管蒂。
- 血管蒂的中分应向内眦弯曲延伸，在血管蒂上至少留下1cm的皮肤桥，在眉弓区解剖时，不仅要注意保持血管蒂的完整，还要注意松解周围的骨膜，从而帮助皮瓣旋转，更易到达缺损部位。
- 一旦完成皮瓣解剖，确保皮瓣的旋转和就位无张力。如果缺损较厚，可以修薄皮瓣。
- 如果需要修薄皮瓣，可用电刀对嵌入缺损区的皮瓣部分修剪。
- 将皮瓣头部和尾部完全嵌入缺损区。由于血管蒂表面皮肤未切开，皮瓣的上半部不能与缺损缝合。保持区域与下方缺损区紧密接触。
- 向中线游离前额部分的缺损区。
- 缺损区的关创，从最下方开始逐步关闭至上方。一旦有部分不能在一期缝合关闭，则留到二期手术中进行处理。
- 见图10-1至图10-13。

二期手术

- 皮瓣愈合及建立侧支循环需要不少于3周的时间。
- 然后可以离断血管蒂，将供区嵌入眉弓关闭缺损上部。
- 若对侧支血供有疑问，可用橡皮筋将血管蒂勒住几分钟，评估皮瓣的颜色和灌注情况。
- 一旦血供满意，就可断蒂。
- 供区皮瓣就位，通过从受区上翻起一部分组织，

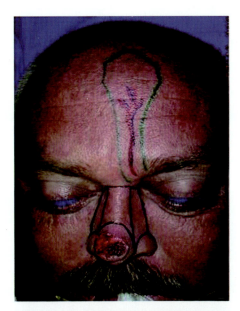

图10-1 鼻部病变和额瓣重建缺损的设计图

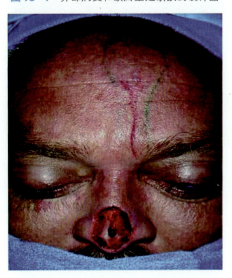

图10-2 切除鼻部病变后的缺损图

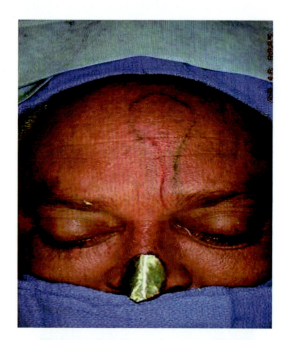

图10-3　供区缺损的评估，用作重建的模板

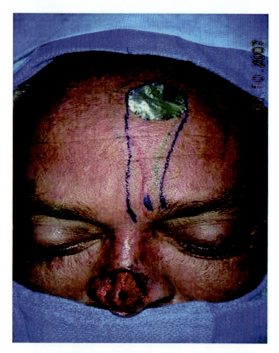

图10-4　将模板转移到前额

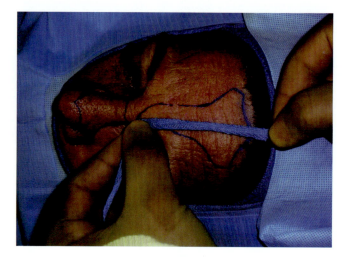

图10-5　测量皮瓣至缺损部位的距离

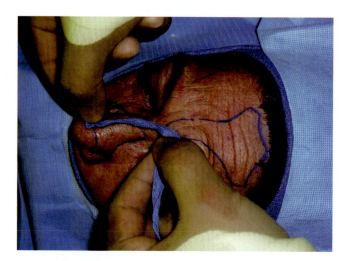

图10-6　从中心点将测量长度旋转到缺损区域

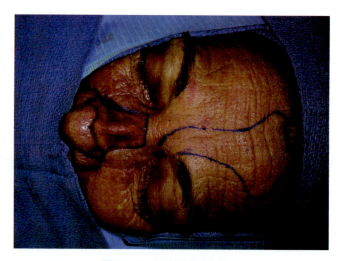

图10-7　重建前的鼻部缺损

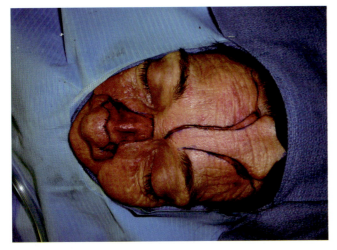

图10-8 转移到鼻部缺损前，翻起皮瓣

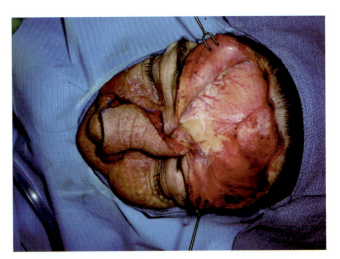

图10-11 游离前额以减小缺损面积；沿发际线设计切口

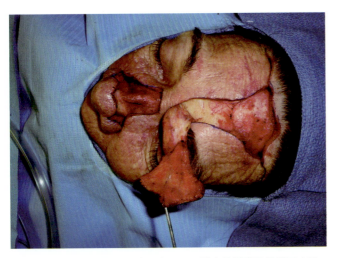

图10-9 翻起皮瓣，注意：在眉弓区域皮瓣深度至骨膜下水平

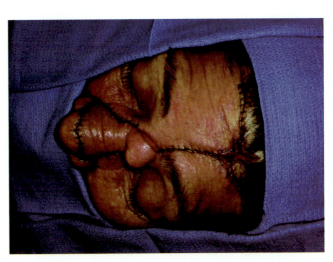

图10-12 前额供区的关创

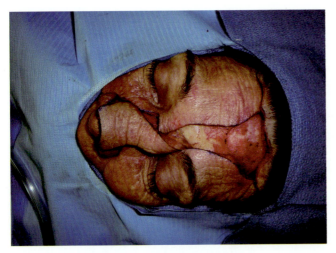

图10-10 评估皮瓣到缺损的距离

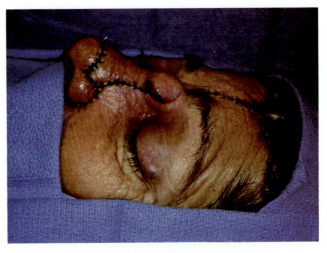

图10-13 鼻部重建的侧面观

皮下去除楔形组织，使皮瓣变薄。

- 楔的底部应该朝头顶方向使皮瓣与缺损部位上部周围的深厚相同，然后将皮瓣插入。
- 先游离血管蒂底部，并沿着此前前额切口向头部方向，将其嵌入以修整供区。然后将皮瓣切成三角形状以嵌入供区，并允许内侧眉毛返回其正常位置（在眉毛内侧移位的情况下）图10-14、图10-15）。

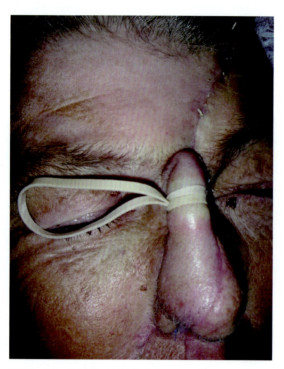

图10-14 移除前对皮瓣灌注的评估，勒住血管蒂评估血供

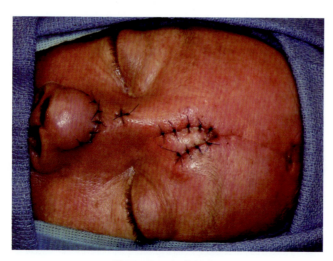

图10-15 完成皮瓣后

皮瓣的缝合与成形

- 在鼻再造术中，需要将皮瓣进一步塑形，如将皮瓣修薄，在需要的部位缝合固定，以塑造皮瓣的形状，形成鼻孔和鼻尖。
- 大约5天后取出皮瓣内塑形的缝线。

一期前额皮瓣

在某些情况下，额瓣也可用作单个皮瓣或岛状皮瓣[9, 10]。当皮瓣作为旋转皮瓣直接覆盖邻近缺损，或经过皮下隧道转移至远处，蒂部与皮瓣之间没有完整的皮肤桥接时，可将前额作为一期皮瓣使用。在这些罕见的病例中，皮瓣可通过皮下隧道转移到受区，而后去除位于隧道下皮瓣的表皮，注意：不要损伤皮下血管蒂。

该方法的主要缺点是：在皮瓣修复缺损部位时，皮下隧道的血管蒂隆起。这一隆起非常明显，影响美观，因此并未被广泛接受。

病例1

一位48岁的男性，被转诊到相关专科，评估和治疗左侧眶下区长期的局限性硬皮病样基底细胞癌。与患者讨论了手术切除与重建方案。考虑到病变的位置，顾及到睑外翻和明显的皮肤色泽差异，我们认为切除并即刻采用局部组织额旁皮瓣重建缺损是一个很好的选择（图10-16a、图10-16b）。在切除病变之前，制作了模板。

根据缺损大小在前额设计皮瓣，患者的滑车上血管非常明显，皮瓣就设计在该血管上（图10-17）。翻起皮瓣，确认旋转和伸展的范围，确保皮瓣就位时的张力最小（图10-18、图10-19a、图10-19b）。大约3周后，进行皮瓣断蒂，并将剩余的皮瓣植入缺损（图10-19c、图10-19d）。二期手术按照常规进行，患者认为重建的早期效果令他满意（图10-20a、

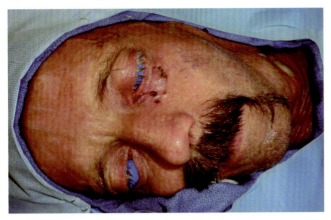

图10-16a 大型左侧眶下区病变

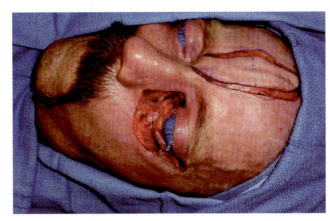

图10-18 转移至受区前翻起的额瓣

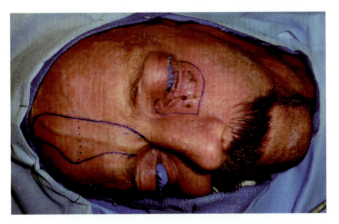

图10-16b 计划切除区域和额瓣的设计

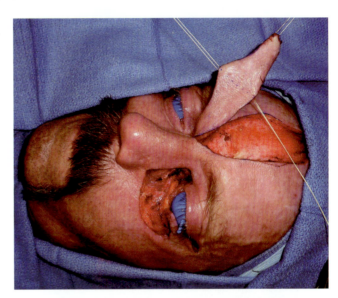

图10-19a 在转移到缺损部位之前掀起的皮瓣

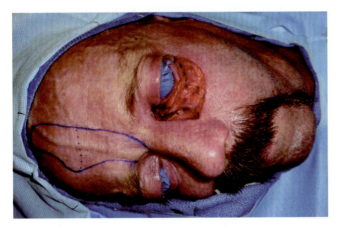

图10-17 切除病灶后的缺损大小

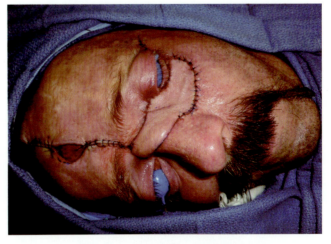

图10-19b 皮瓣就位于左侧眶下缺损

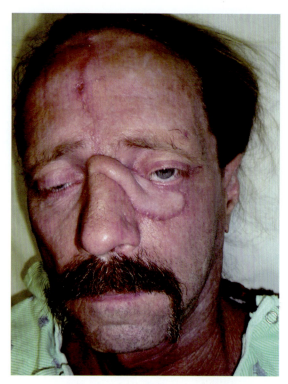

图10-19c 皮瓣断蒂术前的早期愈合

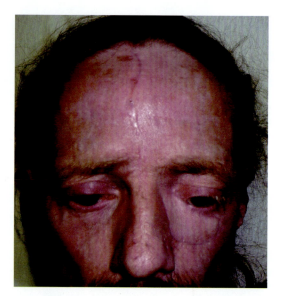

图10-20a 使用前额皮瓣修复眶下区缺损的远期效果

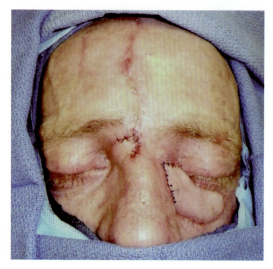

图10-19d 皮瓣断蒂后的外观

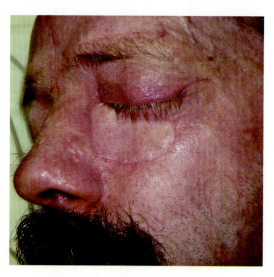

图10-20b 重建眶下缺损的侧面观

图10-20b）。

病例2

　　一位67岁女性，因切除皮肤鳞状细胞癌而导致鼻背与鼻尖缺损（图10-21）。手术中，根据缺损做

了一个模板，然后沿着滑车血管的轴线转移到前额区域（图10-22）。皮瓣上有一个狭窄的蒂部延伸到眉毛下方（图10-23）。翻起皮瓣并旋转到缺损部位（图10-24、图10-25）。然后将皮瓣植入，等待3周使其愈合（图10-26、图10-27）。患者对结果非常满意，进一步采用绗缝缝合以更好地勾勒出鼻形（图10-28

至图10-31）。最终的轮廓图显示了鼻背的自然形态，在重建区域没有异常凸起（图10-32）。

病例3

一位70岁的女性，经她的外科医生转介，接受因切除皮肤恶性肿瘤而导致鼻背及侧壁缺损的重建（图10-33至图10-35）。术中测量了缺损的大小，并使用模板将大小和形状设计前额皮瓣（图10-36）。翻起皮瓣并转移到缺损部位后将皮瓣嵌入（图10-37）。患者一期术后3周，进行皮瓣断蒂，修薄部分皮瓣，以便更好地嵌入完整的鼻翼（图10-38至图

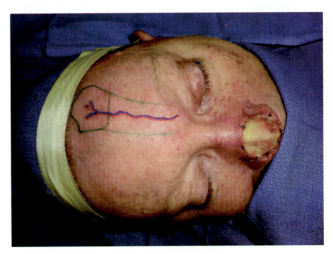

图10-23　皮瓣设计

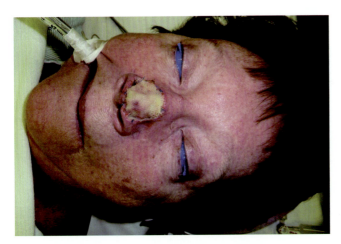

图10-21　Mohs切除术后鼻部缺损

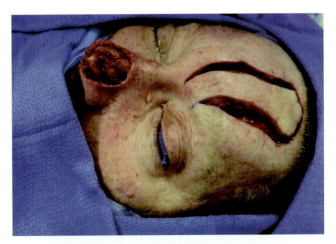

图10-24　转移前翻起的前额皮瓣

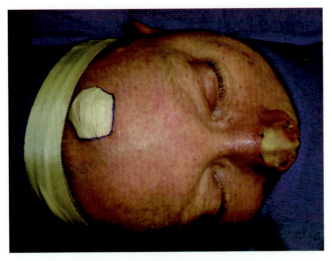

图10-22　将缺损模板转移到前额供区

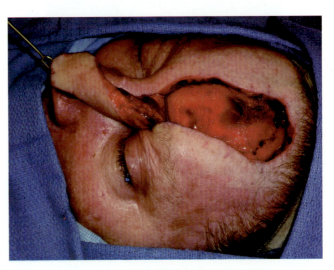

图10-25　评估皮瓣旋转到缺损部位的角度

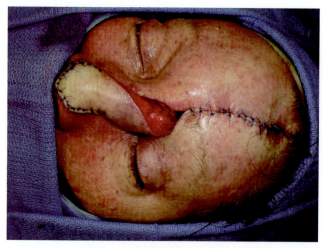

图10-26   皮瓣就位于缺损部位

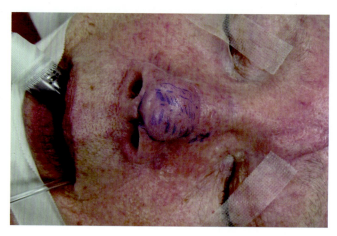

图10-29   外形修正前的形态

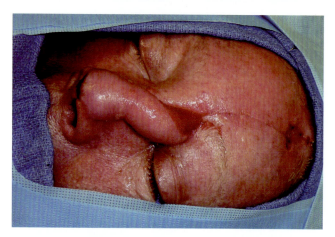

图10-27   二期手术前皮瓣的外观

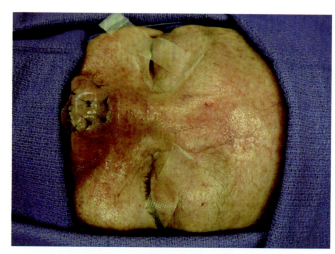

图10-30   带有绗缝缝线的褶皱皮瓣

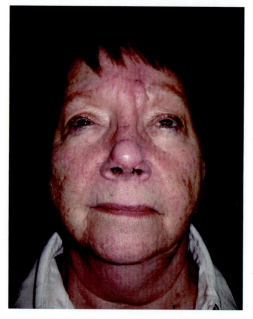

图10-28   在外形修整前鼻缺损重建后的形态

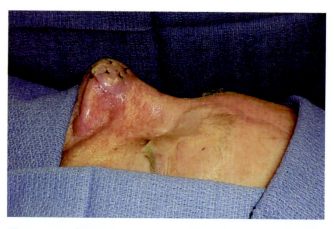

图10-31   重建缺陷的侧面观，注意：天然组织和重建部位之间的汇合

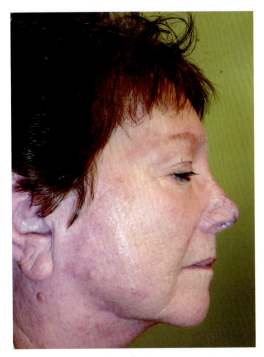

图10-32　鼻重建后的侧面观，注意：自然的鼻轮廓

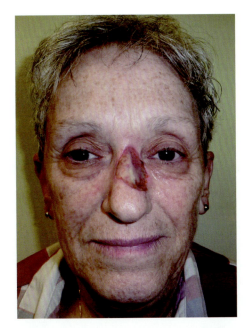

图10-33　莫氏切除术后大面积鼻背缺损

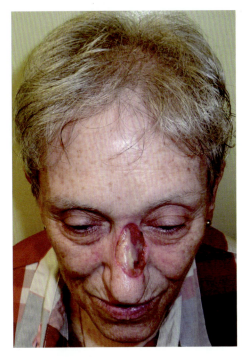

图10-34　缺损的俯视观

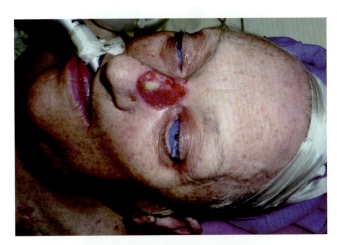

图10-35　重建前缺损形态

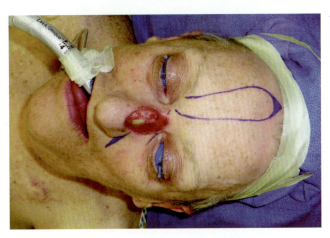

图10-36　计划使用额瓣重建缺损

10-42）。患者对外观非常满意，她拒绝后续的整形手术（图10-43至图10-45）。

（杨雯君　刘喆麒　译）

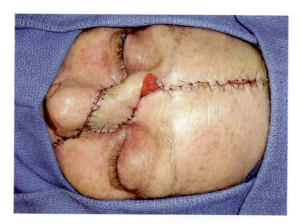

图10-37　皮瓣嵌入缺损部位

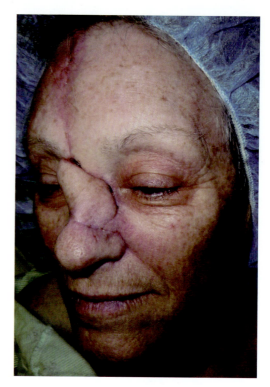

图10-40　断蒂前皮瓣的形态

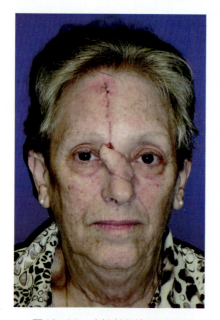

图10-38　皮瓣断蒂前的早期形态

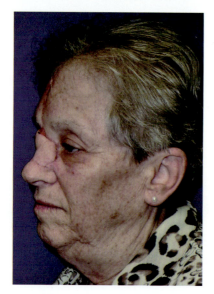

图10-39　皮瓣嵌入的侧面观

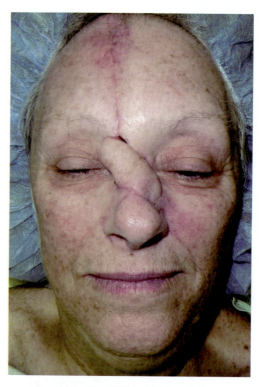

图10-41　断蒂前皮瓣的正面观

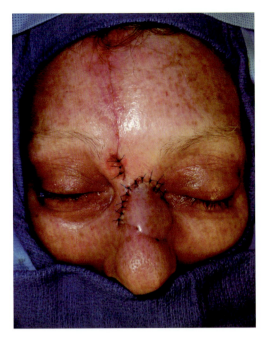

图10-42　断蒂后重建的形态

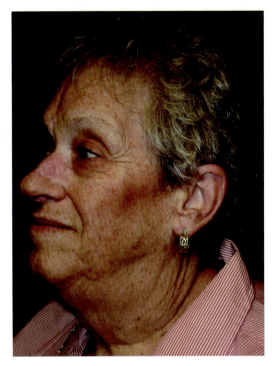

图10-44　最终重建效果侧面观

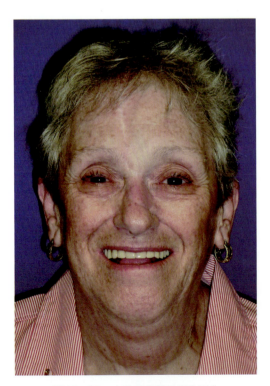

图10-43　皮瓣断蒂数周后的形态

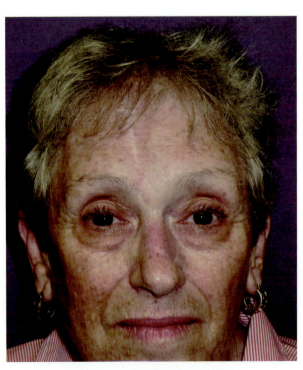

图10-45　近距离观察重建效果

参考文献

[1] Almast S. History and evolution of the Indian method of rhinoplasty, in *Transactions of the Fourth International Congress of Plastic and Reconstructive Surgery,* edited by G Sanvenero-Rosselli, 49. Rome, Amsterdam: ExcerptaMedica Foundation, 1969.

[2] Alford EL, Baker SR, Shumrick KA. Midforehead flap, in *Local Flaps in Facial Reconstruction,* edited by SR Baker and NA Swanson, 197–223. St. Louis, MO: Mosby, 1995.

[3] Blair VP. Total and subtotal restoration of the nose. *JAMA* 1925; 85:1931.

[4] Kazanjian VH. The repair of nasal defects with the median forehead flap: primary closure of the forehead wound. *Surg Gynecol Obstet* 1946; 83:37–40.

[5] Millard DR Jr. Total reconstructive rhinoplasty and a missing link. *Plast Reconstr Surg* 1966; 37:167–183.

[6] Millard DR Jr. Hemirhinoplasty. *Plast Reconstr Surg* 1967;40:440–445.

[7] Converse JM, Wood-Smith D. Experiences with the forehead island flap. *Clin Plast Surg* 1963; 31:521–537.

[8] Park SS. The single stage forehead flap in nasal reconstruction. *Arch Facial Plast Surg* 2002; 4:32–36.

[9] Argamaso RV. Island forehead skin flap, in *Grabb's Encyclopedia of Flaps,* Vol 1 (2nd edn), edited by B Strauch, LO Vasconez and EJ Hall-Findlay, 197–199. Philadelphia, PA:Lippincott-Raven, 1998.

[10] Har-El G. Single-stage paramedian forehead flap for nasal reconstruction. *Oper Techn Otolaryngol Head Neck Surg* 1999;10(2) (Jun):127–130.

第十一章
颞肌筋膜瓣

介绍

颞肌筋膜瓣是头颈部重建中最常用的筋膜瓣之一[1]。颞肌筋膜瓣在20世纪八九十年代之前很难获得普及。19世纪末，Monks描述了该皮瓣用于重建眼睑缺损以及重建耳郭缺损。从那时起，颞肌筋膜瓣在头颈重建外科医生的术区缺损修复选择中奠定了重要的地位。

颞肌筋膜瓣（TPF）的长期不被采用，可能是由于制备该瓣的本身较困难。制备TPF皮瓣的外科医生必须非常熟悉该区域的解剖结构；还必须能够进行所需的精细解剖，以确保头皮瓣的制备保持在正确的层面上。皮瓣制备中的任何一个失误会都可能会导致TPF受到破坏，并最终导致皮瓣失败。

TPF皮瓣的主要优点是：宽度、长度、厚度和柔韧性。所有这些特性使TPF成为修复各种缺损的良好选择。该皮瓣也是假体耳植入物表面覆盖的第一选择，能够再现耳郭的细节。这也是TPF广泛用于重建耳郭缺损的原因之一。

TPF可用于多种情况。在需要重建眉毛的情况下，TPF可以与前额皮肤或头皮的一部分一起制备。另外，筋膜皮肤TPF通常也可用于重建男性的上唇缺损。个别情况下，带骨血管化皮瓣也可以修复破碎的颅骨。

TPF的缺点是：皮瓣制备困难，头皮切口部位与附近发生术后脱发。

解剖

颞肌筋膜位于覆盖颞窝头皮的皮肤和皮下组织的深处，属浅表肌肉腱膜系统，位于颧弓以上和上颞线以下的无神经递质的腱鞘组织，它也是前眼轮匝肌和额肌以及枕后肌的向后延续[2]。颞肌筋膜在顶骨区域，厚2~3 mm[3]、宽约10 cm、长14 cm，皮瓣制备是安全的。它可以作为筋膜、筋膜皮瓣或骨筋膜皮瓣制备，并根据马西斯（Mathes）和纳罕（Nahai）分类系统，可以分类为A型筋膜皮瓣[4]。主要的血液供应是颈外动脉的末支颞浅动脉。动脉在下颌颈后方上升，逐步浅表走行，穿过耳屏前方5mm处的腮腺组织[5]。动脉弯曲走行，颧弓上方2~4 cm处分为额、顶两终支。颞浅动脉的平均直径为2 mm[6]。在分支之前，颞中动脉出现并进入颞肌。额支与前额上方的眶上和上耳蜗血管汇合，而顶支与后耳和枕骨动脉汇合。颞浅静脉位于皮下脂肪内动脉的前方和表面。它通常与动脉一起走行，但可以相距3cm。感觉神经支配起源于三叉神经第三支耳颞神经。众所周知，面神经的颞支位于眉毛外侧1.5 cm，眉毛上方不超过2 cm。因此，为了避免对面神经的伤害，限制了解剖前部的范围[7]。

皮瓣制备

- 患者仰卧位，头部稍微抬高，并旋转至供体侧；或将头部放置在Mayfield头枕中，然后旋转到供体侧。

- 沿着设定的切口路径，剃掉一小条头发（为了便于手术，头发可以全部剃掉。通常，切口始于耳屏前上方，并且向头部的顶点延伸。

- 切口仅切至真皮层，因此不会损伤颞浅动静脉，因为它们离耳前切口部位非常接近。

- 在头皮区域，毛囊下面制备一个非常薄的皮瓣。外科医生在看到头皮瓣下毛囊的情况下，以确保TPF不会随头皮掀起而被拉扯起来。

- 解剖应在有高度和张力下进行，以便于解剖平面的观察。

- 解剖的方向继续朝向头皮的顶点延伸。在某些情况下，特别是需要大宽度皮瓣时，扩大的切口被转换成V形，便于更容易地反射前头皮瓣，并因此可视化TPF。

- 一旦前头皮制备完成，后部制备以类似的方式进行。由于在制备头皮瓣时靠近毛囊，应谨慎使用电凝术。

- 应使用LAP海绵制备的缝合线或绳子，检查所需皮瓣的长度，其中耳屏前的固定点旋转至缺损的最远点。然后将长度向上转移到TPF皮瓣的远端，对应于头皮顶点的区域。

- 一旦测量好所需皮瓣的宽度和长度，可以通过首先切开筋膜，并在浅层制备颞肌筋膜瓣。

- 皮瓣以扇形方式制备，其中窄端是耳前区域，解剖通常在耳屏前停止。

- 此时，确认了皮瓣向缺损区的旋转和被动伸展。

- 制备皮下隧道，以便将皮瓣转移到缺损部位。

- 隧道应该足够宽，以允许皮瓣较容易穿过，到达缺损部位，以防路径压迫血管蒂部。

- 将皮瓣插入缺损区，并评估血管蒂的走行，确保血管不扭曲或打结。

- 放置引流后，分层封闭头皮。

筋膜皮瓣

- 在某些情况下，TPF皮瓣可以根据缺损的需要，与前额皮肤或头皮的一部分一起制备。

- 在这些情况下，通过设计导板来完成缺损的精确重建。

- 将皮瓣设计转移到头皮或前额，并根据旋转弧度和伸展范围进行检查，以确保皮瓣的方向符合预期。

- 多普勒超声可用于追踪颞浅动脉的前支，以帮助将导板放置在瓣的血管良好区域。

- 前头皮瓣制备好后，可用多普勒精确确认颞浅动脉前支的路径、皮肤或头皮处穿支。

- 此时，依照导板按常规设计周围的切口和制备皮瓣。

- 见图11-1至图11-5。

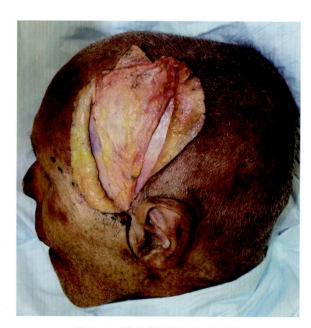

图11-1 旋转前制备的颞顶筋膜瓣

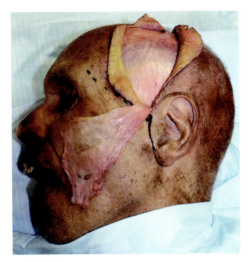

图11-2 皮瓣向口腔区域旋转的弧度

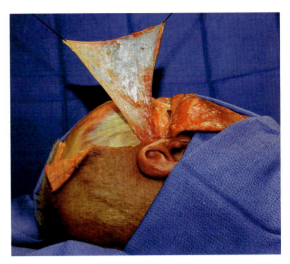

图11-5 从下方看提起的皮瓣

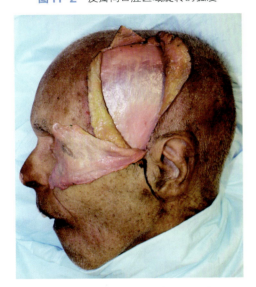

图11-3 皮瓣朝向眶区旋转的弧度

颞肌筋膜伴血管化颅骨瓣

- 当头皮翻瓣完成，皮瓣所需的宽度就已确定。

- 应注意：不要将皮瓣从骨面翻起太高，以免瓣与骨分离。

- 切开瓣的上方，并且要标记制备骨的长度。在TPF中制作前切口和后切口，并且在这3个区域（即上部、前部和后部）显露骨膜。

- 在这3个方向上开槽以便于凿开一定厚度的颅骨，完成皮瓣的制备。

- 沿骨骼制备多个钻孔，然后将筋膜缝合到骨头上，以防止两者分离。

- 此时，TPF从远离下方颞肌筋膜处开始掀起。

- 此时，切开下部骨膜，并且在制备皮瓣时形成的隧道中，进行骨切开。

- 完成所有截骨术后，使用刮刀骨凿塑形骨骼，同时保持手指压在上覆的皮瓣和骨骼上，以确保两者贴合不分离。

- 当骨块被分开，将皮瓣与骨块整体向耳前方向移开。

- 通过检查骨中的出血点来确认骨的血供。

- 将骨皮瓣转移到缺损部位处，并根据需要固定。

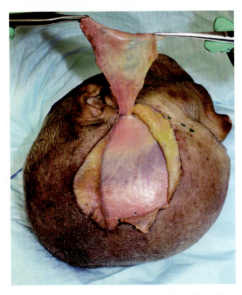

图11-4 皮瓣的俯视图显示皮瓣的透明度

病例1

一位67岁的男性，患有右侧脸颊基底细胞癌。在过去的几个月里，他开始出现视力问题，视力明显下降。由于持续的溢脓和不断加重的恶臭味，引起患者的担心（图11-6）。与患者进行了讨论，并在检查完善后，预先进行多学科会诊，建议他进行广泛的局部扩大切除术，包括上颌骨切除与眼眶切除（图11-7、图11-8）。鉴于缺损的复杂性，需使用多个皮瓣来重建恢复面部外形。用钛网和前臂游离皮瓣重建面颊，同时用骨移植、中隔黏膜瓣和前额瓣重建半侧上颌骨切除的缺损。眼眶用TPF皮瓣重新固定（图11-9至图11-11）。最后的手术重建效果令人满意（图11-12）。术后早期结果也很好（图11-13）。

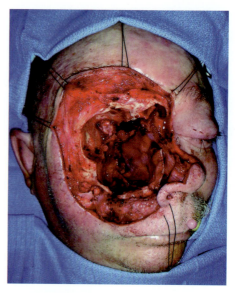

图11-7　完成切除后缺损

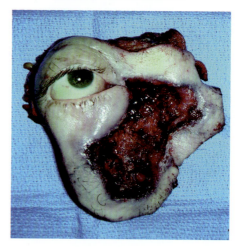

图11-8　切除标本

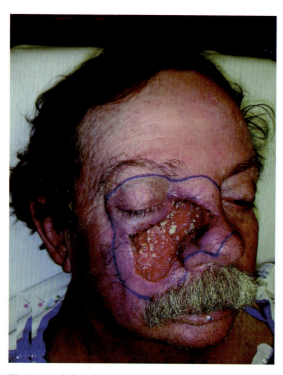

图11-6　患有巨大、未经治疗的基底细胞癌患者的视图，该基底细胞癌自皮肤向眼眶侵犯

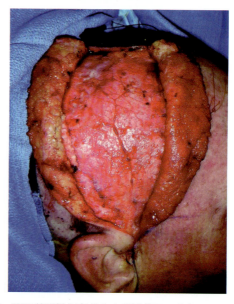

图11-9　颞肌筋膜瓣制备前头皮翻瓣范围，注意：颞浅动脉走行

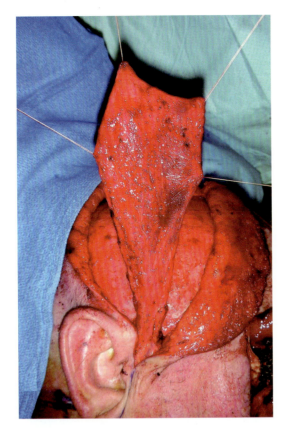

图11-10　转移到眼眶腔前制备的颞肌筋膜瓣

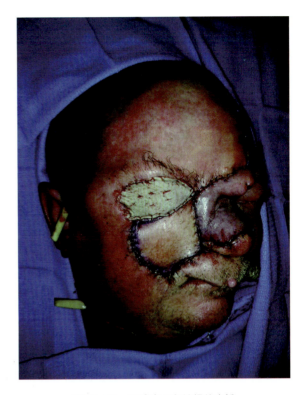

图11-12　重建大面积缺损的皮瓣

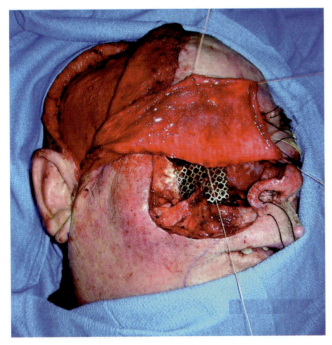

图11-11　评估皮瓣旋转到眶内的弧度

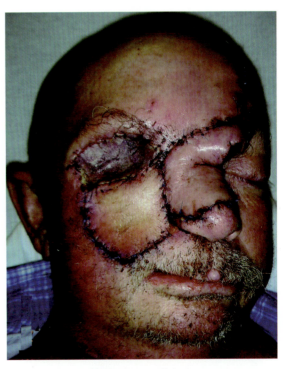

图11-13　重建术后

病例2

　　一位37岁的白人女性，被转诊进行右耳缺损重建评估。患者因机动车事故导致右耳局部缺损（图11-14）。她希望通过重建缺损使耳朵恢复到接近伤前状态。我们计划在Medpor耳植入物（Stryker，USA）和TPF皮瓣的帮助下，以分阶段的方式重建其缺陷，以TPF包裹植入物，然后进行皮肤移植缺损（图11-15至图11-19）。患者返回手术室进一步修复，并对结果感到满意，并且不希望进一步修整（图11-20）。

病例3

　　一名32岁的白人男性，在遭受自杀未遂枪伤后被带到医院。患者需要许多游离组织转移，包括游离腓骨重建下颌骨，前臂皮瓣重建上颌骨，以及上唇组织的推进以重建口腔。右中面邻近上唇和鼻

侧壁的软组织缺损。我们决定用带皮肤的TPF替换组织。做好皮瓣制备标记（图11-21）。头皮切开，TPF完好无损，可清楚地看到皮瓣的动脉供应情况（图11-22）。制备皮瓣并检查旋转弧，以确保它将到

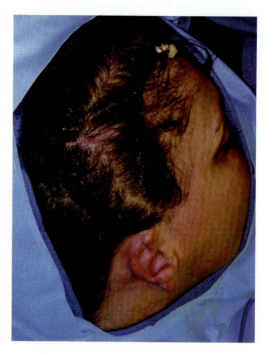

图11-15　皮瓣制备前头皮的上方视图

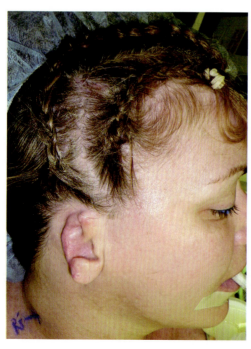

图11-14　制备前颞顶筋膜瓣的耳郭缺损和供体部位的视图

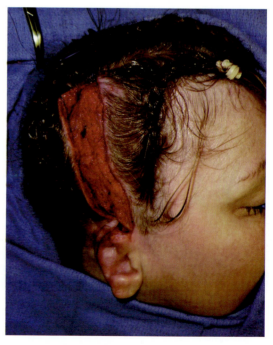

图11-16　制备颞顶筋膜瓣前头皮的初始高度

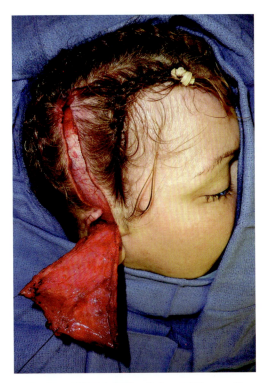

图11-17　皮瓣垂直向观，注意：下部仅1cm宽，血管蒂自该区域进入皮瓣

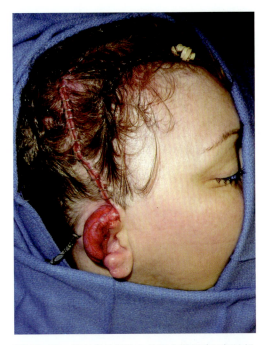

图11-18　关闭供体部位和使用皮瓣重建耳郭缺损

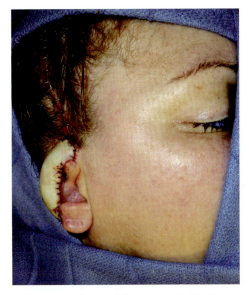

图11-19　将皮肤移植物置于颞肌筋膜瓣上

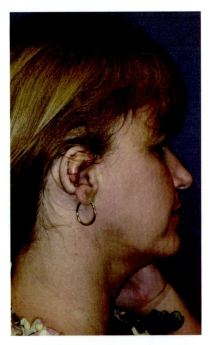

图11-20　减压后重建耳朵

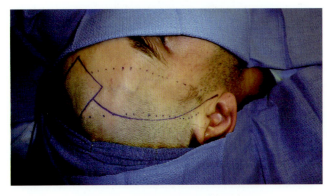

图11-21　带皮肤的颞肌筋膜瓣的标记

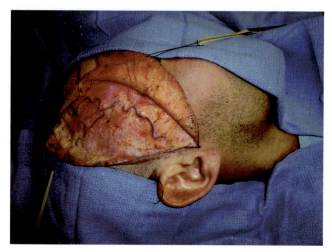

图11-22   皮瓣制备前头皮的初始制备，注意：颞浅动脉的路径

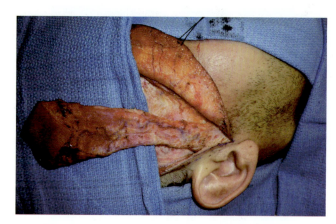

图11-25   带有皮肤的颞肌筋膜瓣，制备好并准备转移

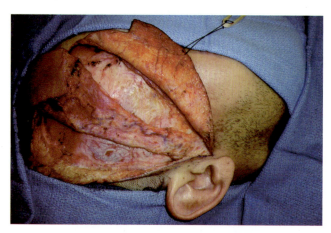

图11-23   制备带皮肤的颞肌皮瓣

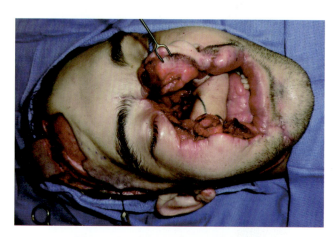

图11-26   转移皮瓣前受体部位的视图

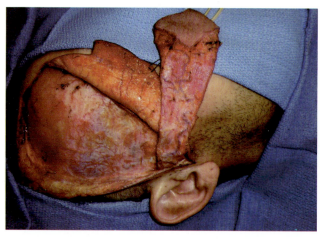

图11-24   评估皮瓣的旋转弧度，以确定皮瓣的转移范围

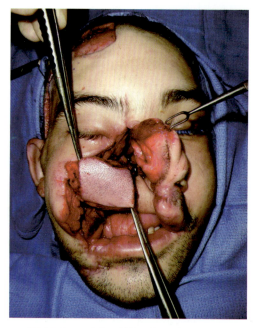

图11-27   在植入前将皮瓣转移到缺损中

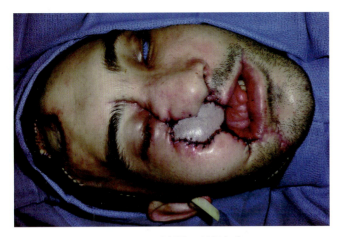

图11-28 皮瓣植入缺损部位

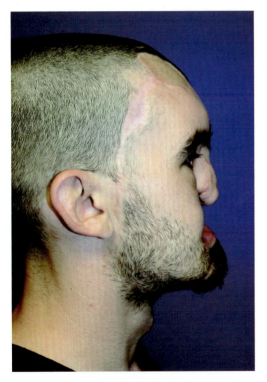

图11-29 带皮颞肌筋膜瓣修复后供体部位

参考文献

[1] Cesteleyn L. The temporoparietal galea flap. *Oral Maxillofacial Surg Clin N Am* 2003; 15(4):537–550.

[2] Tellioglu AT, Tekdemir I, Erdemli EA, Tuccar E, Ulusoy G. Temporoparietal fascia: an anatomic and histologic reinvestigation. with new potential clinical applications. *Plast Reconstr Surg* 2000; 105:40–45.

[3] Cheney ML, Varvares MA, Nadol JB. The temporoparietal flap in head and neck reconstruction. *Arch Otolaryngol Head Neck Surg* 1993; 119: 618–623.

[4] Mathes S, Nahai F. *Reconstructive Surgery: Principles, Anatomy and Technique*. London: Churchill Livingstone, 1997.

[5] Cesteleyn L. The temporoparietal galea flap. *Oral Maxillofacial Surg Clin N Am* 2003; 15:537–550.

[6] David SK, Cheney ML. An anatomic study of the temporoparietal fascial flap. *Arch Otolaryngol Head Neck Surg* 1995; 121:1153–1156.

[7] Zide BM, Jelks GW. Forehead, temporal region and cheek, in *Surgical Anatomy of the Orbit*, edited by BM Zide and GW Jelks, 13–19. New York, NY: Raven, 1988.

达所需位置（图11-23至图11-25）。旋转点确定并且制备好皮下隧道（图11-26）。将皮瓣转移到缺损部位并旋转，并以正确的方向植入缺损区（图11-27、图11-28）。供区愈合良好（图11-29）。

（曲行舟 译）

第十二章
颞肌瓣

介绍

颞肌瓣在头颈部缺损常规修复重建中的应用比较有限。这类皮瓣在过去主要用于上颌骨切除后缺损的修复。近20年，微血管游离皮瓣已成为上颌骨切除后缺损的主要修复重建手段，颞肌瓣在上颌骨缺损修复中的应用明显减少。但颞肌瓣仍然是面瘫患者功能重建的主要手段之一，颞肌瓣可用于恢复患者面部的动态表情。

颞肌瓣的优点是：皮瓣制备的手术入路较简单，可以获得中等大小的肌肉组织，并能将颞肌转移修复口腔缺损。由于受颞肌的肌纤维长度限制，颞肌瓣用于转移修复上颌骨缺损需要一定的旋转弧度，常规有两种途径将皮瓣转入口腔内：一种是在颧弓外行进；另一种是在颧弓下行隧道穿过。对于颧弓外侧途径，由于颞肌瓣到达缺损部位所需的路线较长，将导致颞肌瓣的修复范围缩小；而颧弓下隧道式途径，可增加肌肉的伸展覆盖范围，但需要术中打开颧弓，并在颞肌转移后重新固定颧弓。

颞肌瓣的主要缺点是：皮瓣制备与应用后颞部术区出现凹陷、空腔。在一些情况下，如果颞肌的大部分都用于缺损的修复，可以通过术中同期在颞部植入假体来避免术后的凹陷。常用的颞部植入物是曼特波（Medpor，美国史赛克公司）颞部植入物。术者可以在术中修改这类植入物的形状，以适应患者颞部术区的组织缺损，以最大限度减少手术所带来的颞部凹陷畸形。

解剖

颞肌起源于颅骨顶骨的颞骨线，位于颞窝内，呈扇形。颞肌位于颞窝内骨面和颞深筋膜的深面，肌束下行经颧弓深面止于喙突前内侧面及下颌升支前缘。颞肌肌肉厚度从位于颞线处的5 mm到颧弓水平15 mm不等[1]。可制备的肌肉面积可达10 cm×20 cm。颞肌瓣血管供血模式属于Ⅲ型，颌内动脉翼肌段分支颞前动脉和颞深动脉为其主要供血动脉，这两支动脉的平均血管外径约为1 mm[2]。另外一条动脉供应来自颞中动脉，后者可分出4支有静脉伴行的细小分支供应颞肌浅层，该处动脉平均血管外径为0.5 mm[3]。1996年，张（Cheung）证实了颞中动脉对颞肌血液供应也起重要作用，颞中动脉起源于颞浅动脉，并越过颧弓为颞肌筋膜提供独立的血供[4]。与其他咀嚼肌一样，颞肌的神经支配来自三叉神经的下颌神经前干，主要受颞深神经支配[5]。颞肌的纤维分为前、中、后三部分纤维，前分纤维垂直向下，中分纤维斜度逐渐增加，后分纤维几乎水平向前。颞肌的功能主要是上提下颌、闭口（前分垂直纤维）和后退下颌（后分水平纤维）。

皮瓣制备

- 患者体位准备，术区朝向手术医生。

- 通常根据患者的性别来决定，是沿着手术切口剃掉部分头发，或直接剃掉整个头部的头发。对于男性患者，一般建议剃掉整个头部的头发；而对于女性患者，往往是沿着手术切口剃掉部分头发。

- 颞肌瓣切口的设计，是沿耳屏前向上朝向头顶延伸（图12-1）。

- 沿着预先标记的设计线切开，在耳前区到达真皮层，并沿发际向上，到达颞顶部，深达颞肌筋膜浅层表面，翻起头皮。颞肌筋膜会呈现明显的白色外观，很容易识别。

- 一旦前后向翻开头皮，颞顶部肌肉就会显露，术中尽可能暴露颞顶前部肌肉附着处（图12-2）。

- 确定拟移植颞肌所需的宽度与方向后，掀起颞肌，首先要沿着颞上线在颞肌筋膜上做切口，用骨膜分离器从颞凹上掀起颞肌，沿着颞骨平面逐渐向下（图12-3）。

- 按解剖学方向，沿着耳前区和喙突及下颌支向下分离肌肉。到达颧弓时，小心分离颧弓上的肌肉附着，切勿损伤颞肌及在其深面穿过的颌内动脉肌深支。

- 在肌肉末端用几根缝线牵引，以方便转移肌

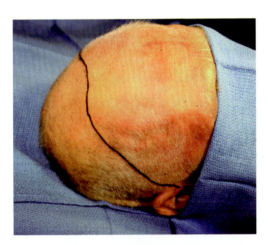

图12-1　颞肌瓣的切口设计

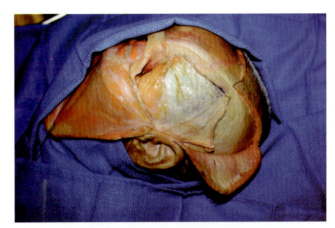

图12-3　旋转前已经翻起的颞肌瓣

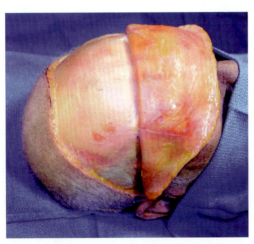

图12-2　翻开头皮，显露左侧颞肌

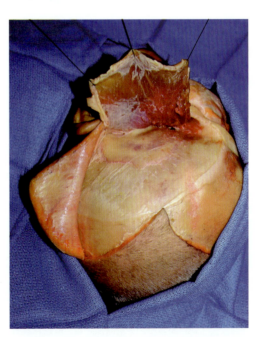

图12-4　在颧骨下部和颧弓深面提起颞肌

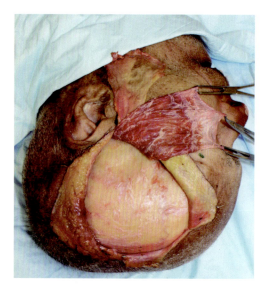

图12-5　检查颞肌瓣的旋转弧度和延展范围

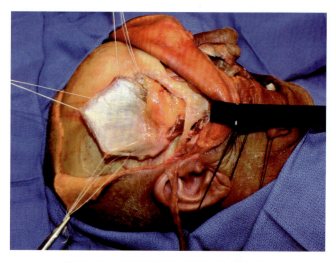

图12-7a　掀起颞肌瓣，沿着喙突转移插入

肉，并能最大限度地减少对肌肉的创伤（图12-4）。

- 检查颞肌的旋转弧度及范围，以确保其可以达到修复缺陷的部位，以及所需要的组织量。在眼眶缺陷修复重建的病例中，应先检查肌肉旋转程度，并通过皮下隧道到达该部位（图12-5、图12-6）。

- 在将颞肌转移到口腔内以重建上颌骨切除术后缺损的病例中，首先需要决定颞肌转移的途径，即

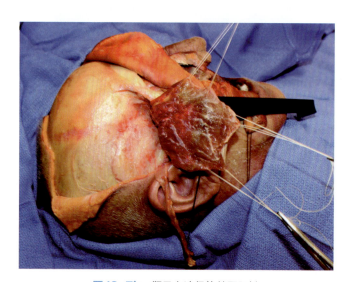

图12-7b　颧弓上途径旋转颞肌瓣

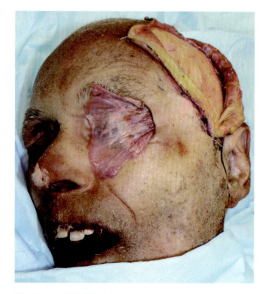

图12-6　颞肌瓣转移到眶周缺损区域，应确保其有足够组织量来修复眼眶缺损

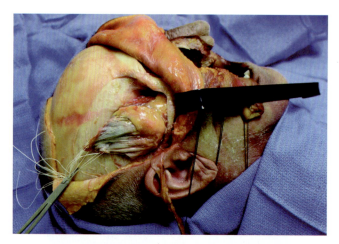

图12-7c　在颞肌瓣转移到口腔之前，将颞肌瓣上的缝线聚集收拢到一个血管钳中，以便旋转

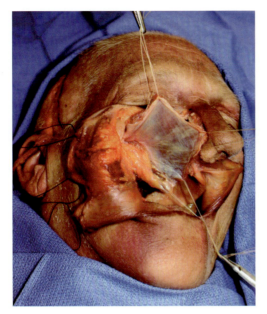

图12-8 颞肌瓣转移到口腔，应明确其能完全就位

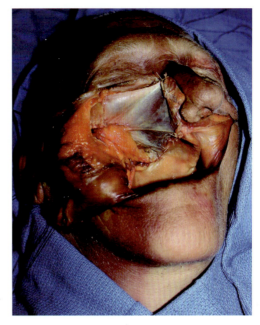

图12-10 颞肌瓣覆盖上颌骨切除术后的缺损

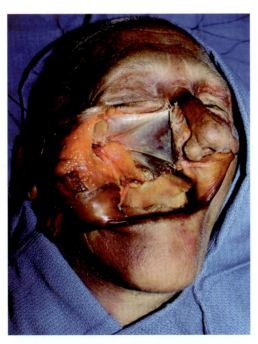

图12-9 颞肌瓣覆盖上颌骨切除术后的缺损区域

颧弓上途径或颧弓下途径。外科医生应先检查颞肌的旋转弧和潜在范围，再决定其转移途径（图12-7a-c）。将颞肌转移到口腔，首先需要从口腔缺损区域到颞区创建一个隧道，再使用弯钳从口腔向颞区延伸解剖扩展。通常情况下，在颧弓下进行隧道解剖相对更容易些（图12-8）。

- 根据缺损部位就位皮瓣。对于上颌骨缺损修复重建的病例，颞肌的肌瓣边缘应被推进到达眼眶和腭的缺损区域（图12-9、图12-10）。

特殊情况

面部修复

如前所述，皮瓣的游离范围只到颞肌的中央部分，而非整个颞肌。通过肌筋膜可以增加颞肌瓣的延展，肌膜从颞肌的下分一直向上延伸到颞顶区。术中可以通过一些缝线牵引，以防止颞肌收缩时导致的开裂，这也可以增加肌肉和筋膜的覆盖区域。当用于口周组织缺损修复时，颞肌筋膜延伸部分可被分成两部分：一部分固定在上唇；另一部分固定在下唇，并将筋膜的分割区域缝合到中间联合处，以增强术后面部动态功能。这样，当患者微笑时，来自颞肌收缩的拉力将抬高嘴角。手术时应考虑到术后颞肌瓣的收缩，因此手术时用于缺损修复的颞肌瓣应稍微放大，以防止术后组织缺损。

颞部凹陷

颞肌瓣的一个显著缺点是：术后颞部凹陷，影响颜面外观，经常会导致患者的抱怨，尤其是一些女性患者。目前主要有两种方法来弥补缺陷：一种是利用颞肌节段式血供的特点，鉴于颞肌具有前部、中部和后部血液供应，这就允许对肌肉进行分割，颞肌可以分成对应于前叶、中叶和后叶的3个不同区段。如果可以用较小的肌肉量就能重建缺损，那么可以充分利用肌肉血供分区的特点来制备颞肌瓣。在这些病例中，如果术中使用了前分肌肉，则中分肌肉组织可以往前推进，从而防止术后出现局部空

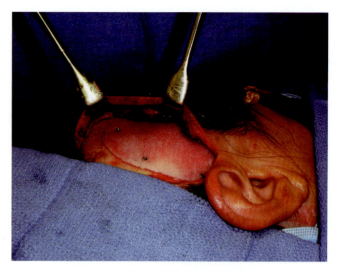

图12-13   颞部植入物重建外形

腔。另一种是在需要使用整个颞肌来重建缺损的情况下，可以使用颞部植入物来充填空腔。其中，较常用的是曼特波植入物（史赛克，美国），术中可以根据患者颞部缺陷情况实时修整其外形，以适合患者并避免凹陷（图12-11至图12-13）。

病例1

66岁的非洲裔美国男性患者，左上颌窦鳞状细胞癌病史。患者诉其有长期鼻窦疾病治疗史，经久不愈，最终被转诊到头颈外科医生处就诊，进行切取活检，明确诊断。影像检查提示：上颌窦肿瘤累及左眶周，并侵犯眶内容物和筛窦。治疗计划：与神经外科医生联合手术，进行左上颌骨全切除术＋眶内容物切除术，神经外科医师术中评估颅底受累情况（图12-14）。

采用韦伯式切口进行上颌骨切除，对切除组织进行切缘冰冻切片检查，确保肿瘤完全切除（图12-15至图12-17）。考虑到患者的全身多种并发症，我们决定用颞肌瓣转移充填上颌骨切除后的创面，用赝复体和义眼修复患者颜面外观（图12-18）。广泛暴露颞肌，以便充分利用全部肌肉（图12-19）。翻起肌瓣并检查其旋转弧度，以确保其能转移至眼眶和上颌骨切除术后缺损区域（图12-20至图

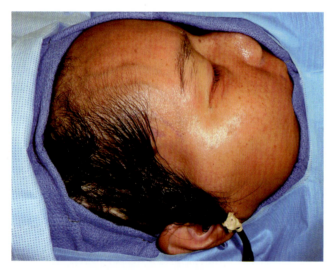

图12-11   右颞部凹陷

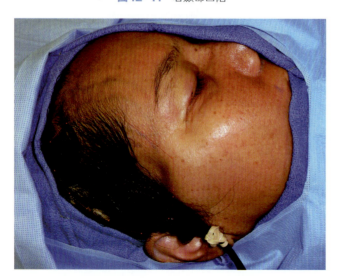

图12-12   重建前的颞部凹陷区域轮廓

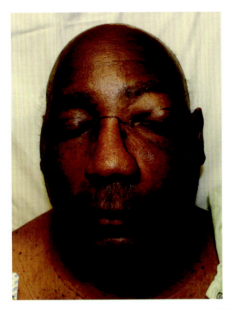

图12-14 上颌骨切除术前患者的面部外观，计划用颞肌瓣同期修复颅底缺损

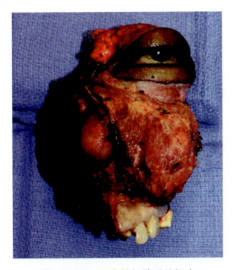

图12-15 原发灶切除后的标本

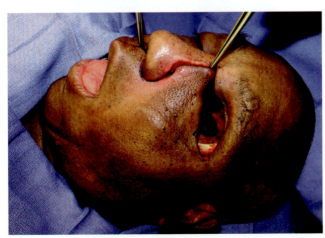

图12-16 旋转皮瓣达到颈部缺损

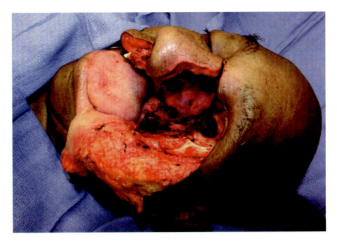

图12-17 术后缺损

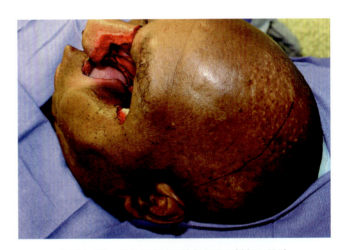

图12-18 用于颅底缺损修复的颞肌瓣切口设计

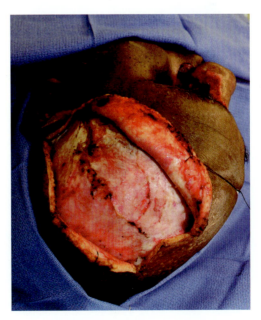

图12-19 掀起头皮，显露颞肌

12-22）。皮瓣就位，患者完成放射治疗平稳恢复
（图12-23、图12-24）。

（林承重 译）

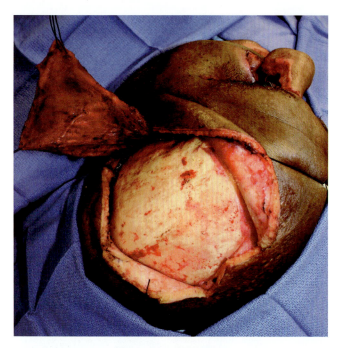

图12-20 翻起颞肌瓣

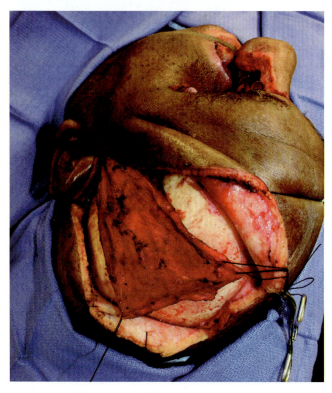

图12-21 缝线牵引有助于转移颞肌瓣

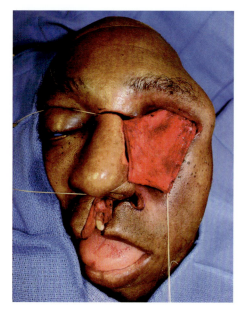

图12-22 将颞肌瓣转移到眶周修复颅底缺损

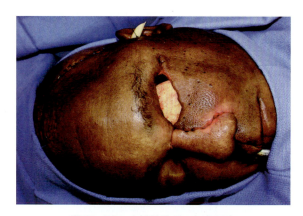

图12-23 皮瓣就位后，打包固定

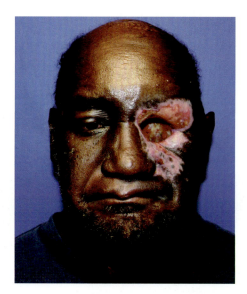

图12-24 放射治疗完成后颜面缺损的照片

参考文献

[1] Edwards SP, Feinberg SE. The temporalis muscle flap in contemporary oral and maxillofacial surgery. *Oral Maxillofacial Surg Clin N Am* 2003; 15:513–535.

[2] Mathes SJ, Nahai F. Classification of the vascular anatomy of muscles: experimental and clinical correlation. *Plast Reconstr Surg* 1981; 67:177–187.

[3] Nakajima H, Imanishi N, Minabe T. The arterial anatomy of the temporal region and the vascular basis of various tempo-ralflaps. *Br J Plast Surg*1995;48:439–450.

[4] Cheung LK. The vascular anatomy of the human temporalis muscle: implications for surgical splitting techniques. *Int J Oral Maxillofac Surg* 1996; 25:414–421.

[5] Burggasser G, Happak W, Gruber H, et al. The temporalis: blood supply and innervation. *Plast Reconstr Surg* 2002; 109:1862–1869.

第十三章
面颈推进皮瓣

介绍

作为脸部皮肤最宽广的部位，面颊部是一个重要的美学功能单元。面颊部是面中部结构提供关键的支持平台，支撑唇、鼻和下眼睑等重要组织[1]。因此面颊部的组织缺损非常显眼，如何以最小的损伤对其进行修复重建也尤为困难。第一个使用颌颈滑行皮瓣，以解决复杂的面中部重建问题的是比尔（Beare），他在1969年，使用这种皮瓣修复了眶内容物剜除术后的面部缺陷[2]。颌颈滑行皮瓣也被称为墨氏皮瓣（Mustardeflap），或面颊墨氏皮瓣，因其最早提出将该皮瓣应用于大面积眶周缺损的修复重建[3]。此后，该皮瓣经历了一系列的改型，包括颈胸滑行瓣[4-6]。虽然文献中经常对这两种皮瓣分开描述，对于修复重建外科医生而言，颌颈滑行皮瓣与颈胸滑行瓣代表同一皮瓣不同程度的基底部延伸，可以灵活多变地用来修复各类缺损。

颌颈滑行皮瓣的优点与头颈部的其他局部瓣类似：即与缺损区域有很好的颜色匹配和相似的皮肤质地。这类皮瓣可以将手术瘢痕设计在隐蔽部位，尤其适用于老年患者，因为老年人颈部皮肤存在较多的组织和皱纹，使得修复重建外科医生能够更好地隐藏手术的瘢痕[7]。

颌颈与颈胸推进皮瓣的缺点很少。皮瓣的潜在缺点是：分离到腮腺咬肌筋膜层后，掀起皮瓣可能会损伤面神经的分支。当修复重建大组织缺损时，皮瓣的上端可能出现静脉淤血或缺血的迹象，并可能最终导致皮瓣部分坏死。一些作者主张从面部浅表肌筋膜层的深面翻起皮瓣，以尽量减少远端边缘性缺血的可能性，这一改良术式尤其适用于吸烟患者[8]。

解剖

颌颈滑行皮瓣的血供主要源于面动脉、面横动脉和颞浅动脉的直接皮肤营养血管分支[9]。这些穿支往往在皮瓣制备至皮下层时被牺牲。深层颌颈滑行皮瓣是一种改良型，即包括了面部的浅表肌筋膜系统(SMAS)与颈部的颈阔肌。采用这种设计，皮瓣成为具有轴向血液供应的肌皮皮瓣。靠前部的皮瓣从颏下动脉和面动脉穿支获得血液供应，而靠后部的皮瓣从颞浅动脉的穿支获得血供[10-12]。颌颈滑行皮瓣可向下延伸至胸部，其主要血供源于乳内动脉的上4个分支[13]。颌颈滑行皮瓣的静脉引流主要通过伴行静脉，引流到颈前和颈外静脉。

皮瓣制备

图13-1至图13-6a，b，展示了皮瓣制备过程。

患者的头部向健侧旋转，暴露患侧面颈部。

标记缺损的预计范围，并且决定皮瓣基底部的位置靠前还是靠后，瓣的远心端向外眦延伸，并且略倾向发际线。沿着耳前区域延伸，绕耳垂向后延伸到耳后的发际线，并且沿着斜方肌的前面向下延伸到颈根部。如果预计缺损非常大，可以延伸至乳头平面。

进行原发病灶切除。

沿先前的标记做切口，开始翻瓣。皮瓣沿着皮下组织层掀起并向缺损部位延伸。在面部区域，皮瓣从浅表肌筋膜系统（SMAS）浅面抬高。当解剖到下颌骨的下缘下方时，过渡到颈阔肌深面。当皮瓣以适当旋转和最小的张力足以修复缺损时，皮瓣制备完成。

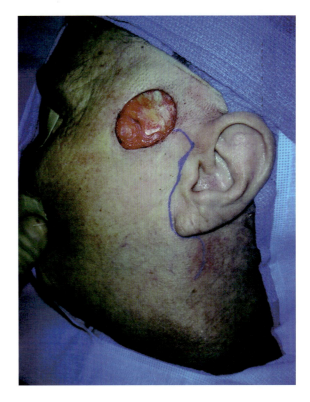

图13-3　颌颈滑行瓣的设计线

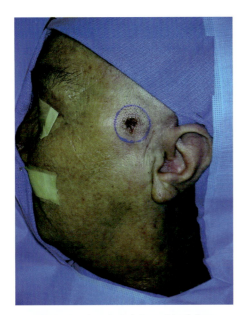

图13-1　左面部病变与预计切除范围

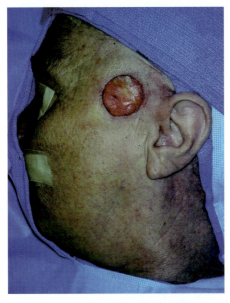

图13-2　病灶切除后的缺损范围

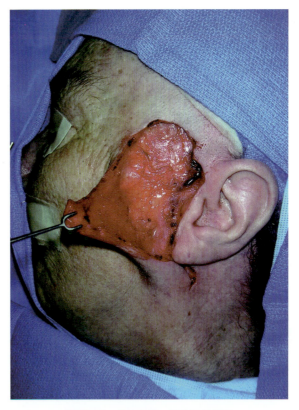

图13-4　掀起皮瓣，转移至缺损区

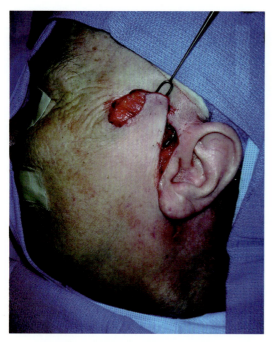

图13-5　确认缺损大小与皮瓣大小合适

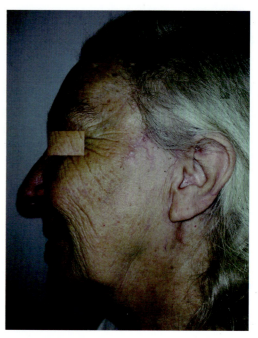

图13-6b　术后数月外观，愈合良好，无明显瘢痕

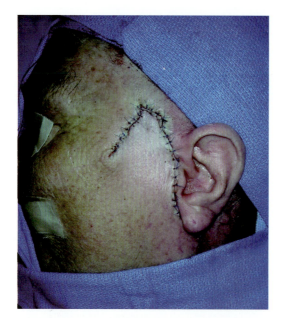

图13-6a　皮瓣插入缺损区，仔细缝合

扩展的颌颈滑行（颈胸滑行）皮瓣

对于面颊部缺损范围较大，或存在贯通缺损的一些复杂缺损病例，可以采用多种皮瓣联合使用，如应用带蒂胸大肌皮瓣修复颊部缺损，同时制备颌颈滑行瓣修复皮肤缺损。游离皮瓣和颈胸皮瓣也可以联合使用，以修复重建面颊部复杂缺损。在这些情况下，颈胸滑行瓣的基底部应延伸至锁骨下，达胸大肌平面。该区域的解剖层次应位于筋膜浅层。在中线部位术中应注意避免损伤乳内动脉，防止损伤该区域皮瓣的灌注。通常情况下，足够的组织余量能让外科医生设计出曲线型切口，并沿着面部美容亚单元的连接处设计切口，这种切口设计将会获得更好的修复重建外观。供区缺损一般可以通过充分潜行分离后直接拉拢缝合。但若张力过大，可以使用游离皮片修复缺损。

病例1

　　这是一位66岁白人男性患者，经活检确诊为面中部内侧、眶下区的皮肤恶性黑色素瘤（图13-7）。手术计划为：肿瘤扩大切除＋前哨淋巴结活检术＋同期颌颈滑行皮瓣旋转修复重建。皮瓣切口线设计为：从肿瘤外侧延伸到耳后，并向下达颈下部。肿瘤切除后，眶下与面中部内侧可见明显的组织缺损（图13-8、图13-9）。然后沿着皮瓣切口线切开，并在浅表肌筋膜系统浅层翻瓣（图13-10、图13-11）。将皮瓣在无张力状态下旋转修复缺损部位（图13-12至图13-14）。患者的最终外观较好，没有明显面部皮肤扭曲（图13-15、图13-16）。

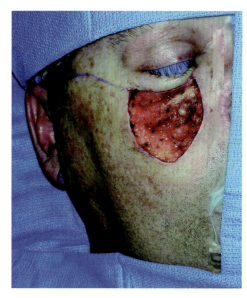

图13-8　肿瘤切除后的眶下缺损

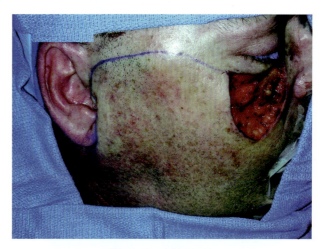

图13-9　皮瓣的设计

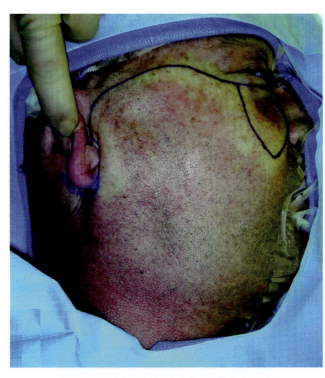

图13-7　按标记线切除肿瘤，同期修复重建

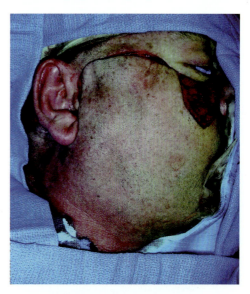

图13-10　沿设计线切开皮瓣

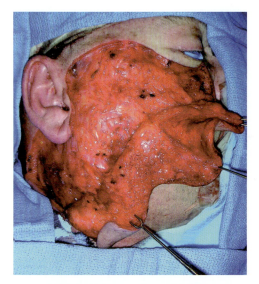

图13-11　掀起制备完成的皮瓣

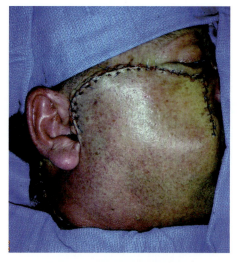

图13-14　重建完成的侧面面貌

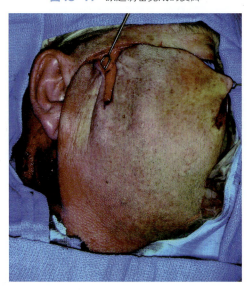

图13-12　皮瓣形态与缺损区合适

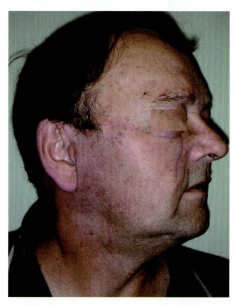

图13-15　术后早期，切口线非常隐蔽

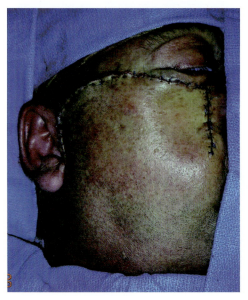

图13-13　皮瓣插入缺损区，仔细缝合，注意皮瓣张力，防治牵拉下眼睑向下

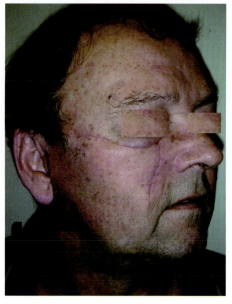

图13-16　重建术后前面观

病例2

　　这是一位67岁的白人女性患者，左侧脸颊病变严重且时间长。她主诉近来病变变大，伴颈部可触及的淋巴结肿大，病理活检提示，皮肤鳞状细胞癌伴颈部Ⅱ区淋巴结转移。手术计划为：肿瘤局部扩大切除＋颈淋巴清扫＋基底在前的颌颈旋转瓣修复重建（图13-17）。首先切除病变，并进行颈淋巴清扫。颈清切口需延伸，以便颈部皮瓣的旋转（图13-18、图13-19）。将皮瓣旋转至缺损并检查，以确保其能够在不损害皮瓣的情况下进行无张力的缺损修复（图13-20a），皮瓣就位（图13-20b）。患者的术后外观较好，瘢痕较为隐蔽（图13-20c）。

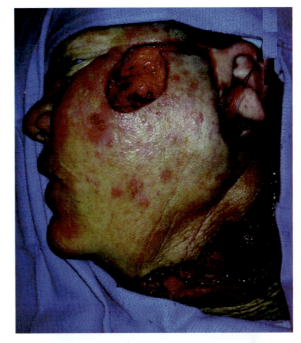

图13-18　肿瘤切除后缺损与皮瓣制备

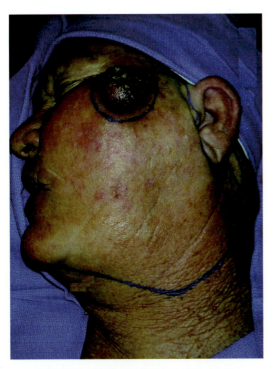

图13-17　肿瘤切除范围与皮瓣切口设计

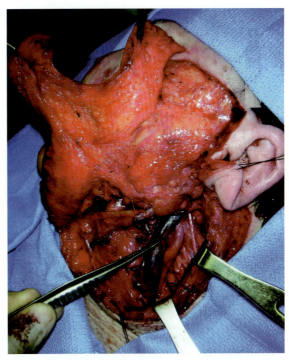

图13-19　掀起皮瓣，进行择区性颈清和腮腺浅叶切除术

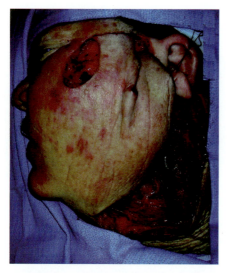

图13-20a　检查皮瓣旋转后能否无张力修复缺损区

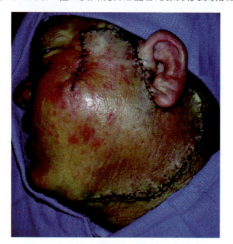

图13-20b　皮瓣插入缺损区，修复重建

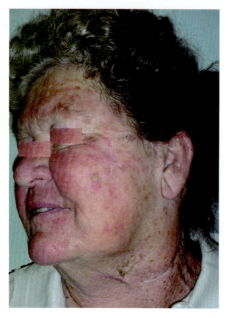

图13-20c　修复重建后，面部瘢痕隐蔽

病例3

这是一位55岁的白人男性患者，被转诊治疗皮肤恶性肿瘤，病变范围较大，并伴有腮腺、颧弓和咬肌的侵犯（图13-21）。手术计划为：肿瘤根治性切除＋同期颈胸滑行瓣修复。皮瓣以第一、第二和第三肋间隙动脉供血（图13-24）。然后将皮瓣旋转至缺损，以检查能否无张力到达缺损区，可见缺损周围组织过量产生的隆起（图13-25），并修整皮瓣（图13-26）。从皮肤颜色和质地方面考虑，患者的最终外观较好（图13-27）。

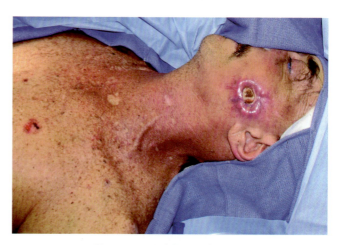

图13-21　肿瘤侵犯腮腺与咬肌

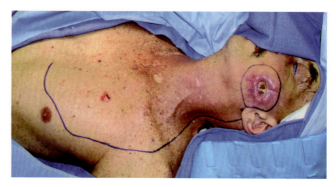

图13-22　肿瘤切除范围与皮瓣设计线

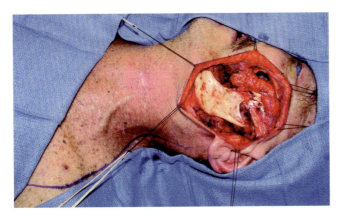

图13-23 腮腺全切，牺牲面神经

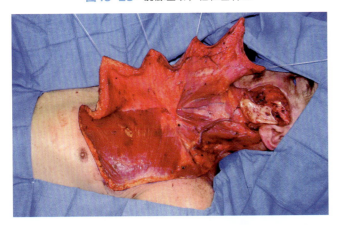

图13-24 掀起制备完成的皮瓣

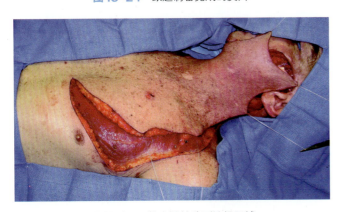

图13-25 将皮瓣转移至缺损区域

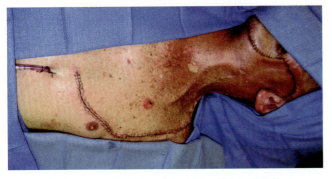

图13-26 修剪皮瓣，插入皮瓣，使切口线隐蔽

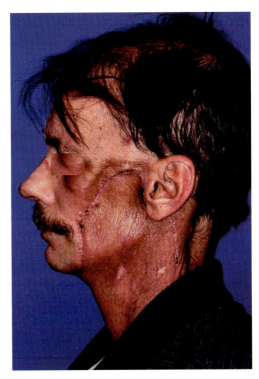

图13-27 修复重建术后早期，皮肤颜色与质地匹配良好

病例4

这是一位79岁的白人男性患者，既往有口咽鳞状细胞癌放化疗史，现经活检证实：局部肿瘤复发。复发灶从口咽向颅底和皮肤浸润。该患者还伴有面瘫症状和明显的疼痛。拟进行手术计划：根治性手术+同期带蒂的胸大肌肌皮瓣和颈胸滑行瓣修复重建（图13-28）。首先进行肿瘤根治性切除术，形成右侧面颊部大面积贯通性缺损（图13-29、图13-30）。如前所述制备颈胸滑行瓣，并保留胸大肌皮瓣上的皮岛（图13-31、图13-32）。将胸大肌皮瓣掀起至面颈部，以修复颊部缺损，并填充颅底缺陷（图13-33）。然后旋转颈胸滑行瓣修复颊部皮肤的大面积缺损（图13-34）。术后早期随访显示：皮瓣具有良好的血供和色泽。供区胸下部的缺损，采用了游离皮片移植（图13-35）。患者的正面观以及口内显示：胸大肌皮瓣血供良好，并且能够很好地支撑面颊外观轮廓（图13-36、图13-37）。

（张 誉 译）

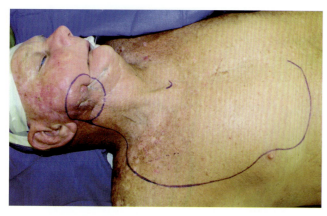

图13-28 计划进行挽救性手术：以切除化放疗失败后的肿瘤复发。标记肿瘤切除范围与皮瓣设计如图所示

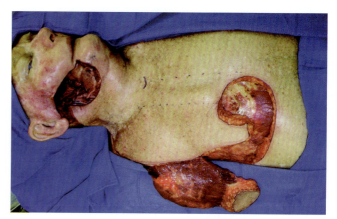

图13-31 制备胸大肌皮瓣和颈胸皮瓣

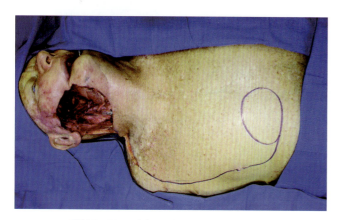

图13-29 肿瘤根治性切除后暴露颈动脉

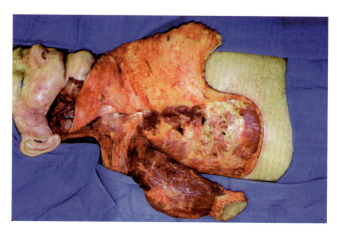

图13-32 图示掀起的颈胸皮瓣与胸大肌皮瓣

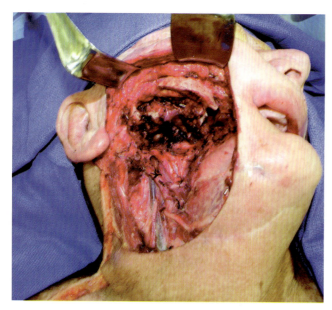

图13-30 肿瘤切除后的颅底观

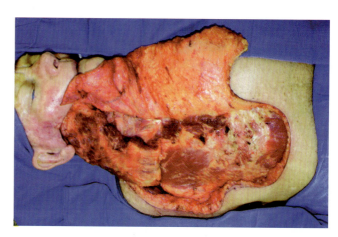

图13-33 胸大肌皮瓣修复大面积颅底缺损

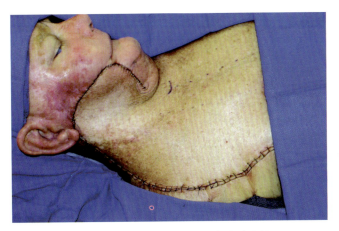

图13-34　颈胸滑行瓣修复面部皮肤缺损

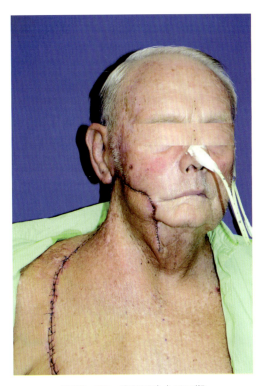

图13-36　修复重建术后早期

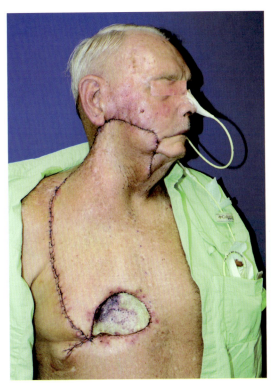

图13-35　供区下部采用游离皮片移植

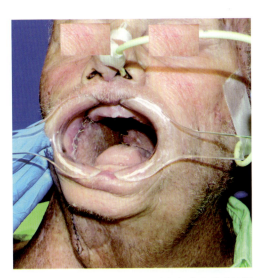

图13-37　口内示胸大肌皮瓣修复颅底颊黏膜缺损

参考文献

[1] Chandawarkar RY, Cervino AL. Subunits of the cheek: an algorithm for thereconstruction of partial thickness defects. *Br J Plast Surg* 2003; 56:135–139.

[2] Beare RL. Flap repair following exenteration of the orbit. *Proc R Soc Med* 1969; 62:1087–1890.

[3] Mustarde JC. The use of flaps in the orbital region. *Plast Reconstr Surg* 1970; 45:146–150.102 Local and regional flaps in head & neck reconstruction

[4] Garrett WS, Giblin TR, Hoffman GW. Closure of skin defects of the face and neck by rotation and advancement of cervicopectoral flaps. *Plast Reconstr Surg* 1966; 38:342–346.

[5] Becker DW. A cervicopectoral rotation flap for cheek coverage. *Plast Reconstr Surg* 1978; 61:868–870.

[6] Shestak KC, Roth AG, Jones NF, et al. The cervicopectoral rotation flap a valuable technique for facial reconstruction. *Br J Plast Surg* 1993; 46:375–377.

[7] Moore BA, Wine T, Netterville J. Cervicofacial and cervicothoracic rotation flaps in head and neck reconstruction. *Head Neck* 2005 27:1092–1101.

[8] Becker FF, Langford FPJ. Deep plane cervicofacial flap for reconstruction of large cheek defects. *Arch Otolaryngol Head Neck Surg* 1996; 122:997–999.

[9] Menick FJ. Discussion: simplifying cheek reconstruction: a review of over 400 cases. *Plast Reconstr Surg* 2012; 129:1300–1303.

[10] Tan ST, Mackinnon CA. Deep plane cervicofacial flap: a useful and versatile technique in head and neck surgery. *Head Neck* 2006; 28:46–55.

[11] Becker FF, Langford FP. Deep-plane cervicofacial flap for reconstruction of large cheek defects. *Arch Otolaryngol Head Neck Surg* 1996; 122:997–999.

[12] Kroll SS, Reece GP, Robb G, et al. Deep-plane cervicofacial rotation-advancement flap for reconstruction of large cheek defects. *Plast Reconstr Surg* 1994; 94:88–93.

[13] Becker DW. A cervicopectoral rotation flap for cheek coverage. *Plast Reconstr Surg* 1978; 61:868–870.

第十四章
颏下岛状皮瓣

介绍

颏下岛状瓣最早由马丁（Martin）等人报道，他们认为这个皮瓣是修复重建头颈部各种缺损的一个良好选择[1]。自报道以来，强有力的证据表明：颏下岛状瓣可以作为头颈部缺损重建的可靠组织瓣。在日常的临床应用中，头颈修复重建外科医生对这个皮瓣的接收度较低，可能有两个原因：一是该皮瓣在颌下腺区域解剖较困难；二是对其在口腔癌患者修复重建中的应用有所顾忌，担心淋巴结病损转移到重建部位这一潜在风险。而大多数日常应用颏下岛状瓣的外科医生累积的经验证实，这个担忧是多余的。

颏下岛状瓣是修复重建头颈部缺损的理想选择，修复范围包括：口腔、口咽、下咽、上颌骨、面部各区域（诸如腮腺床、颊部、颜面部、上下唇以及颈部）的缺损。

颏下岛状皮瓣的一个主要缺点是：在面动脉和面静脉分支点附近解剖皮岛时，其血管需穿过颌下腺。因在该个区域解剖过程中可能会非常烦琐，并成为一个潜在、容易出问题的区域，尤其是静脉导致皮瓣静脉淤血时。

总体而言，颏下岛状皮瓣是修复重建头颈部小到中型缺损的一个非常可靠的选择，并且其供区的创面可以直接拉拢缝合。供区瘢痕的位置也非常隐蔽，特别是当患者站立的时候，瘢痕更加不易察觉。

解剖

颏下动脉岛状皮瓣属于C型筋膜皮瓣，其主要血管蒂来源于颏下动脉，从面动脉起始处发出，长5～6.5cm[1]。面动脉从颈外动脉起始的位置平均直径为2.7mm。颏下动脉从位于下颌骨下缘下方5～7mm处，下颌角前3～5cm的面部动脉的中间部分发出，平均直径1.7mm[2]。颏下动脉从颌下腺深部穿出，继而向前内侧穿过下颌舌骨肌。在其走行的过程中，动脉发出分支进入颌下腺、颈阔肌、二腹肌和下颌舌骨肌，小的分支进入到颈阔肌下方脂肪层，并发出1～4个皮肤穿支[3]。这些穿支穿过颈阔肌终止于皮下血管丛，并与对侧动脉血管网相连，提供同侧和对侧颈部皮肤的血供[4]。这样使皮瓣的制备可以从一侧下颌角到对侧下颌角，可提供的范围为：宽7～8cm，长15～18cm，面积45±10.2cm² [5]。颏下动脉终止于二腹肌的深部、浅表部或内腹部，并向下唇发出分支[6]。在皮瓣制备时，包括了同侧二腹肌的前腹部，因为在70％的病例中发现：动脉位于该肌肉深面。血管蒂长5～8cm，可以实现内眦延伸到颧弓的旋转弧度。皮瓣的静脉回流主要是颏下静脉，平均直径为2.2mm，汇入到面静脉，其平均直径为2.5mm。颏下血管的口径使这个皮瓣适合显微血管吻合。这个区域的感觉神经是由颈横神经支配。

运动神经由面神经的颈支支配。解剖时必须注意：避免损伤面神经的下缘颌支，它走行距离颏下动脉的平均距离为12mm。

皮瓣制备

- 制备颏下动脉瓣的第一步是：确定可以获取的最大皮肤组织量，同时需保证供区可直接拉拢缝合，这可以通过抓捏实验来完成。捏紧下颌骨下缘下方的皮肤能确定可以获取的最大皮肤组织量，同时可以确定需要剩余颈部皮肤的前移量，以便关闭供区缺损。

- 一旦确定了皮肤组织量，就可根据需要标记出椭圆形皮岛。皮肤的量可以横向延伸到下颌骨后缘或乳突区域。

- 如果皮瓣在颈清时一起翻起，同侧皮岛的后缘将以围裙型切口延伸，以便与颈清切口汇合。

- 多普勒扫描可帮助确定血管蒂的走形，但这不是必需的。

- 通过在皮瓣的远端部分（即在远离皮岛的一侧）进行皮肤切口，将皮瓣翻起。

- 切口从皮肤、皮下组织一直延伸到对侧二腹肌前腹的筋膜。皮肤切口也向下延伸到同侧的血管蒂。

- 一直解剖至中线，越过下颌舌骨肌和同侧前二腹肌的前腹。

- 切断二腹肌前腹在下颌骨内侧的附着，将二腹肌前腹带到皮瓣上。

- 此时，需小心沿着下颌骨下缘的面动脉进行解剖，在这里颏下血管蒂是以横向水平方式走行。

- 当解剖到邻近颌下腺时，应掀起颈阔肌下的皮瓣，以便于探查和解剖血管蒂。这部分解剖也可以在皮瓣制备开始时进行，通过弧形切口掀起颈阔肌下皮瓣。

- 注意辨别面动静脉和下颌骨下缘处的面神经下颌缘支，需将筋膜向上翻起，以保护神经。

- 该区域的解剖接近颌下腺。此时，应使用双极电凝进行解剖操作，以尽量减少对血管蒂的损伤。

- 分离结扎血管蒂上较大的分支血管。

- 沿颌下腺进行血管蒂解剖，通常需要摘除腺体。此时，颏下动脉和静脉完全解剖至面动静脉的起始点。

转移皮瓣到口腔

- 当皮瓣血管蒂已完全制备好，皮瓣就可转移到缺损处。

- 在转移血管蒂之前，必须先制备从颈部到口腔的隧道。

- 通常可通过下颌舌骨肌形成的隧道来完成向口腔的转移。这种制备可以通过切除缺损，再从颈部和连接到口腔的隧道完成。

- 应注意：要确保至少有足够容纳血管蒂大小的空间，以便术后不会出现血管蒂受压，因为这会影响静脉回流或动脉灌注。

- 当隧道制备完成，将较大的Kelly钳从口腔传递到颈部。用Kelly钳夹住皮瓣的皮肤边缘，然后轻柔地将皮瓣引入至口腔。一旦皮瓣进入口腔，就根据其轮廓和走向置于最恰当的位置，并检查颈部的血管蒂，以确保它没有扭转。

- 然后将皮瓣就位，颈部放置负压引流后，关闭创口。

- 见（图14-1至图14-10）。

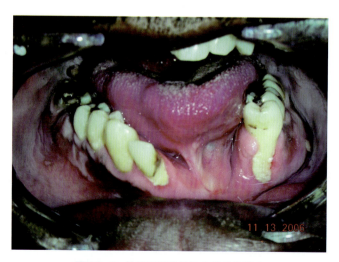

图14-1 枪伤后继发的口内前庭沟瘢痕

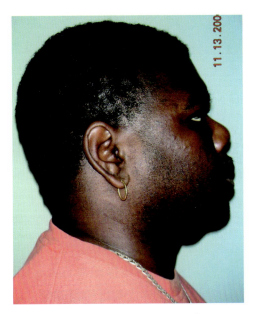

图14-2 制备颏下岛状皮瓣前患者的侧面观，注意颏下组织的冗余

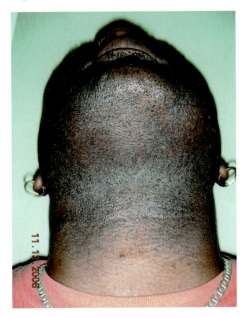

图14-3 皮瓣制备前的颏下视图

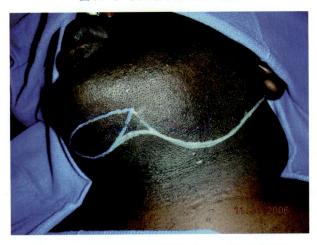

图14-4 用于重建口内缺损颏下岛状皮瓣的术前标记

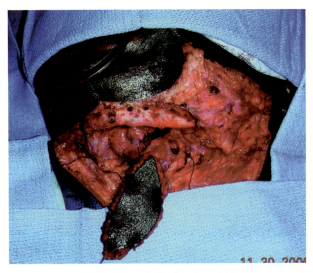

图14-5 转移前翻起的颏下皮瓣

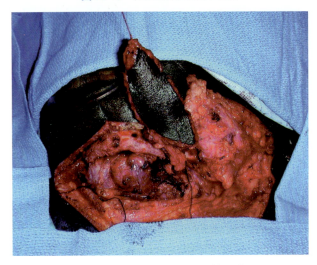

图14-6 评估颏下岛状皮瓣的旋转情况

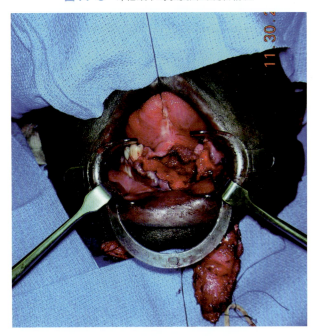

图14-7 通过松解疤痕，重建口内缺损

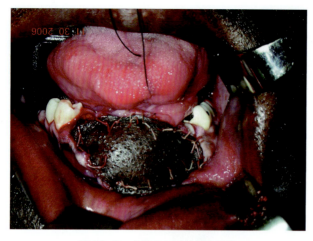

图14-8　皮瓣在口腔缺损处就位

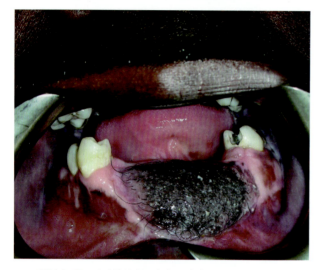

图14-9　重建的缺损区与颏下岛状皮瓣的晚期外观

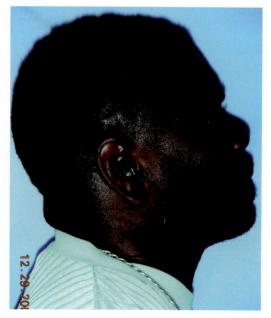

图14-10　患者的术后侧貌图。颈部轮廓外形令人满意

病例1

　　一位55岁的男性，因舌鳞状细胞癌就诊。检查显示：患者舌部病变长2.5cm，临床检查和CT扫描，未显示颈部有任何肿大淋巴结。该患者病变分期为T2N0M0，即舌后外侧的临床Ⅱ期癌症。我们决定进行半舌切除术和选择性颈清，并采用颏下岛状皮瓣进行重建（图14-11）。完成舌的切除后，进行颈清并同时翻起颏下岛状瓣。在颈清解剖至颌下腺时，注意：小心解剖和保护血管蒂（图14-12）。血管蒂的解剖是否允许皮瓣远距离就位，是通过沿着图14-13和图14-14的弧形旋转来确认。然后沿着下颌舌骨肌在口底形成隧道，接着将皮瓣转移到口腔并就位，以修复舌缺损（图14-15）。

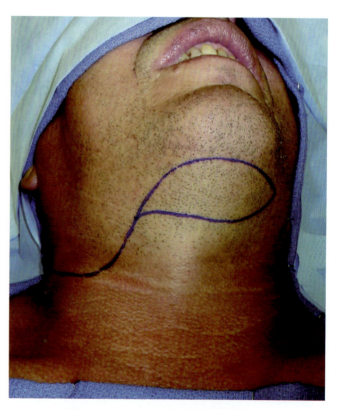

图14-11　画线标记的颏下岛状瓣颏下观

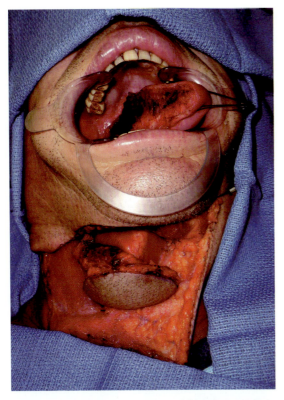

图14-12　在转移到口腔之前，舌半侧切除后的缺损和翻起的颏下岛状皮瓣

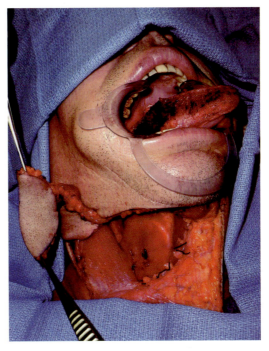

图14-14　评估颏下岛状皮瓣的旋转弧度

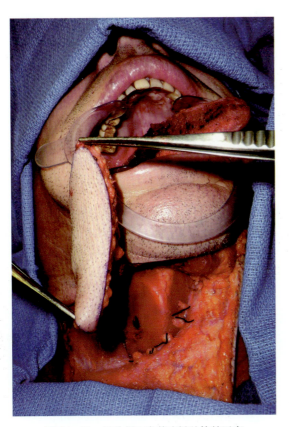

图14-13　评估颏下岛状皮瓣的旋转弧度

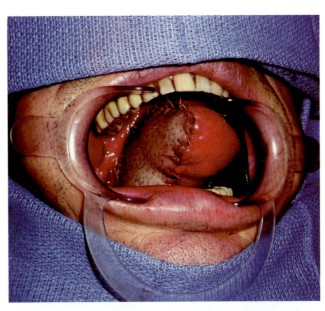

图14-15　颏下岛状皮瓣重建舌半切除术缺损

病例 2

　　一位 75 岁的白人女性，因左侧颞部鳞癌就诊，拟进行手术治疗。经过评估和检查后发现：肿瘤已侵犯眶内容物，并且最近又出现明显的左眼疼痛和视力变化（图 14-16）。她被送到多学科中心的头颈肿瘤科，建议切除肿瘤并进行眼眶切除术。切除术十分顺利（图 14-17），而后决定用颈面部皮瓣和颏下岛状瓣修复重建缺损（图 14-18）。颈面部皮瓣翻起并向前旋转，以修复眶周缺损，从而产生一个大的耳前缺损，该缺损可通过颏下岛状皮瓣的旋转进行重建。翻起颏下岛状皮瓣，然后旋转到耳前缺损后就位（图 14-19 至图 14-23）。最终的结果令人比较满意，皮瓣组织与周围区域较为匹配，没有明显的颜色或质地的不协调（图 14-24 至图 14-26）。

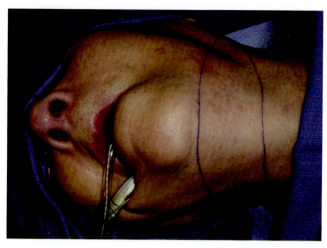

图 14-18　设计的颏下岛状皮瓣的颏下视图，注意：大范围的皮岛设计

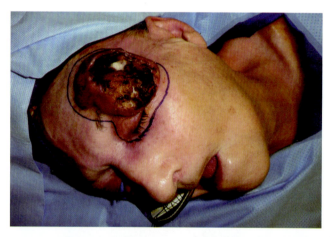

图 14-16　老年女性，面部大面积鳞癌病损

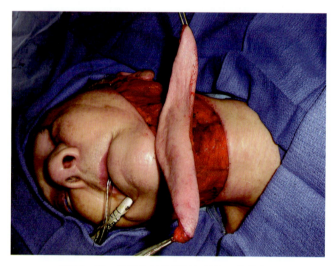

图 14-19　旋转和转移前翻起的颏下岛状皮瓣

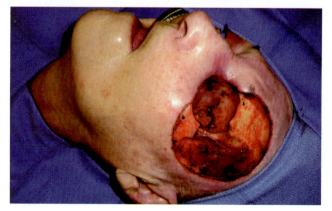

图 14-17　肿瘤根治性切除术后的缺损，包括眼眶切除术和眶外侧骨切除术

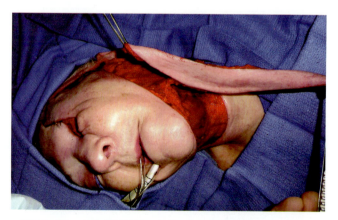

图 14-20　在转移到缺损区之前，颏下岛状皮瓣的另一个视图

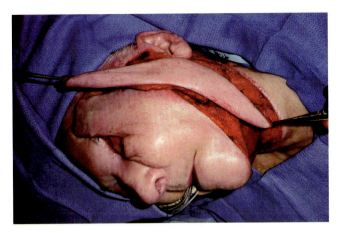

图14-21　将颏下岛状皮瓣转移到缺损部位

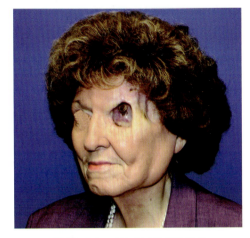

图14-24　重建术后数周的患者

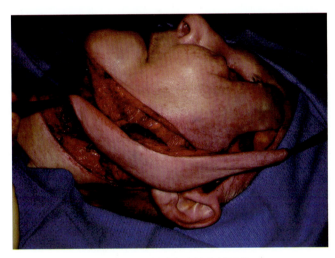

图14-22　转移好皮瓣的侧面观

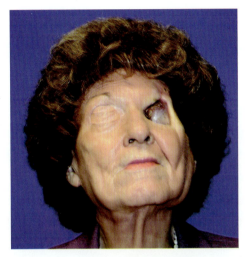

图14-25　最终重建后的正面观

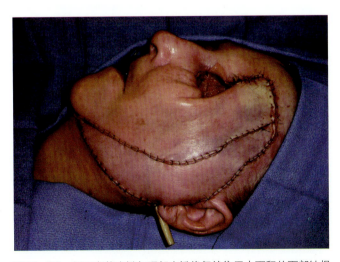

图14-23　颏下岛状皮瓣与颈部皮瓣修复就位于大面积的面部缺损

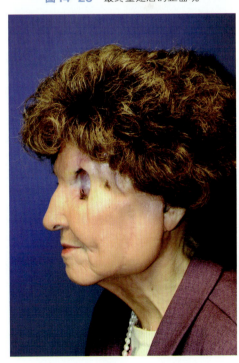

图14-26　重建缺损区后的侧面观

病例 3

　　一位 68 岁的男性，因耳前区晚期皮肤癌侵犯其下方腮腺组织，并涉及几乎整个右侧鼻甲而就诊（图 14-27）。治疗计划：为耳前病变、腮腺切除术以及颈清术，并同期进行颏下岛状皮瓣重建耳前缺损（图 14-28 至图 14-30）。皮瓣翻起后，旋转以确保其足够的伸展范围，而且血管蒂没有张力（图 14-31），然后让皮瓣就位。几周后患者外观非常令人满意，而且皮瓣与周围组织的颜色和质地十分匹配（图 14-32、图 14-33）。

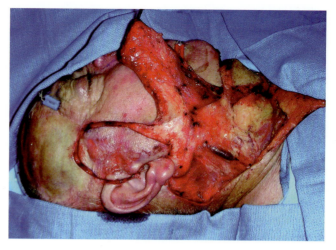

图 14-29　腮腺连同皮肤切除的手术切口和颏下岛状皮瓣

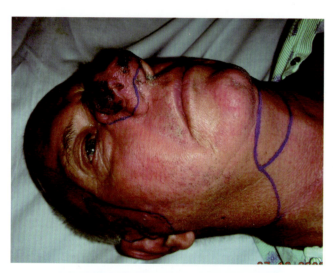

图 14-27　在皮瓣翻起之前，画线标记颏下岛状皮瓣的患者照

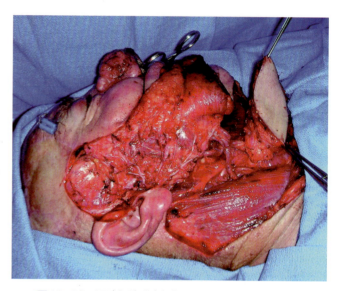

图 14-30　腮腺切除联合择性颈清，以及颏下岛状皮瓣

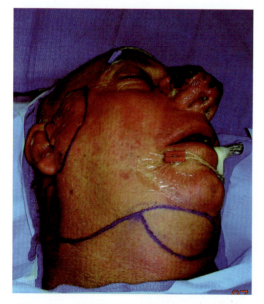

图 14-28　计划切除范围和颏下皮瓣的另一个视图

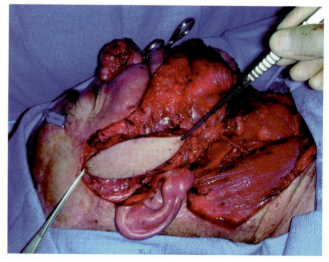

图 14-31　评估皮瓣就位于腮腺切除术后缺损区的情况

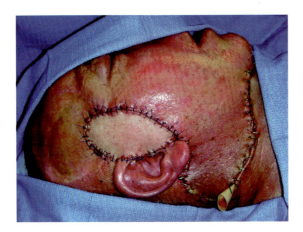

图14-32 皮瓣就位于缺损区，供区关创后

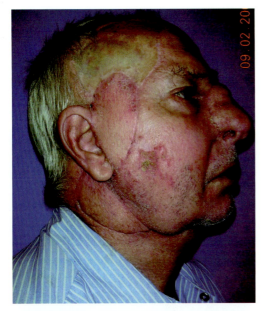

图14-33 重建的腮腺床和供区的侧面观

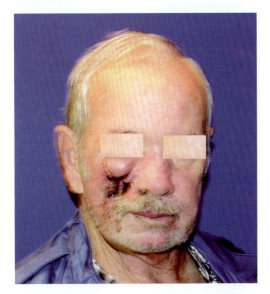

图14-34 患有大范围面部鳞癌患者的正面观

病例4

一位70岁男性，因晚期右面部鳞状细胞癌转诊，进行手术治疗。病变累及面中部、上唇、鼻子和上颌骨。该患者同时患有晚期认知症和其他多种并发症。手术计划是：进行根治性切除术，广泛切除面部皮肤及进入上唇、鼻子和颊部皮肤的内容物；并进行上颌骨切除术，以及用颏下岛状瓣立即重建（图14-35、图14-36）。完整切除肿瘤后，冰冻切片确认切缘为阴性（图14-37）。翻起颏下岛状皮瓣，利用皮瓣厚度重建面部缺损（图14-38）。关闭上颌骨缺损，此时腭瓣在进行上颌骨切除术之前已翻起。颏下岛状皮瓣在皮肤桥下穿过隧道，并检查血管是否扭转（图14-39），然后无张力关闭皮瓣（图14-40）。术后早期的外观令人满意（图14-41）。

（章 臻 译）

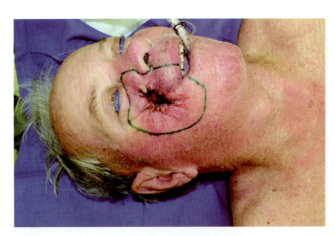

图14-35 大范围复合面部切除，联合同期上颌骨切除术的术前标记

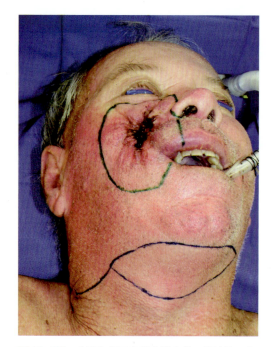

图14-36   在翻起颏下岛状皮瓣之前，设计的一个大面积皮岛

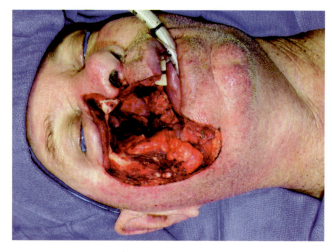

图14-37   肿瘤切除后显示大范围的面部皮肤缺损

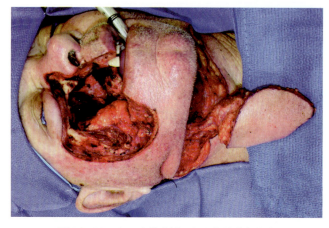

图14-38   颏下岛状皮瓣已经翻起并准备转移

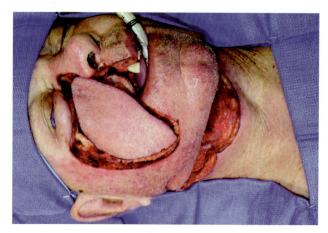

图14-39   就位前将皮瓣转移到缺损区

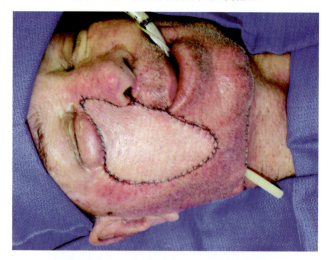

图14-40   皮瓣就位后和供区修复后的面部

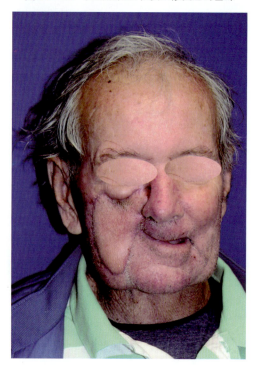

图14-41   重建数周后的患者

参考文献

[1] Chandawarkar RY, Cervino AL. Subunits of the cheek: an algorithm for the reconstruction of partial thickness defects. Br J Plast Surg 2003; 56:135–139.

[2] Beare RL. Flap repair following exenteration of the orbit. Proc R Soc Med 1969; 62:1087–1890.

[3] Mustarde JC. The use of flaps in the orbital region. Plast Reconstr Surg 1970; 45:146–150.

[4] Garrett WS, Giblin TR, Hoffman GW. Closure of skin defects of the face and neck by rotation and advancement of cervicopectoral flaps. Plast Reconstr Surg 1966; 38:342–346.

[5] Becker DW. A cervicopectoral rotation flap for cheek coverage. Plast Reconstr Surg 1978; 61:868–870.

[6] Shestak KC, Roth AG, Jones NF, Myers EN. The cervicopectoral rotation flap a valuable technique for facial reconstruction. Br J Plast Surg 1993; 46:375–377.

[7] Moore BA, Wine T, Netterville J. Cervicofacial and cervicothoracic rotation flaps in head and neck reconstruction. Head Neck 2005; 27:1092–1101.

[8] Becker FF, Langford FPJ. Deep plane cervicofacial flap for reconstruction of large cheek defects. Arch Otolaryngol Head Neck Surg 1996; 122:997–999.

[9] Menick FJ. Discussion: simplifying cheek reconstruction: a review of over 400 cases. Plast Reconstr Surg 2012; 129:1300–1303.

[10] Tan ST, Mackinnon CA. Deep plane cervicofacial flap: a useful and versatile technique in head and neck surgery. Head Neck 2006; 28:46–55.

[11] Becker FF, Langford FP. Deep-plane cervicofacial flap for reconstruction of large cheek defects. Arch tolaryngol Head Neck Surg 1996; 122:997–999.

[12] Kroll SS, Reece GP, Robb G, Black J. Deep-plane cervicofacial rotation-advancement flap for reconstruction of large cheek defects. Plast Reconstr Surg 1994; 94:88–93.

[13] Becker DW. A cervicopectoral rotation flap for cheek coverage. Plast Reconstr Surg 1978; 61:868–870.

第十五章
胸大肌肌皮瓣

介绍

艾里安（Ayrian）于1978年首先描述了胸大肌皮瓣用于头颈部缺损的修复重建，第二年他在《PLASTIC AND RECONSTRUCTION SURGERY》上发表了他的成果[1]。

自胸大肌皮瓣被报道以来，它很快得到了普及，并且迅速在头颈部重建中占据重要地位。胸大肌皮瓣在头颈部缺损的重建中一直作为主力皮瓣，直到桡侧前臂游离皮瓣开始应用。

目前，胸大肌皮瓣并未被淘汰，它仍然是游离皮瓣失败后用来补救的主要皮瓣之一。同时，在有显微吻合术禁忌证的患者，以及无法耐受显微外科手术的创伤及手术时间的患者中，扮演了重要作用。

优点

胸大肌部位与头颈部相近，使得这种皮瓣成为重建该区域缺损的一个很好选择。皮瓣可以在患者处于仰卧位置进行制备，与头部和颈部根治手术体位一样。虽然手术区域会略微拥挤，但仍然可以同时进行"双组手术"。

胸大肌肌皮瓣的最大优点之一是：可以获取足够的组织量。胸大肌皮瓣可以用来关闭头颈部的多个缺损，其相对丰富的组织量可以覆盖用来重建下颌骨所使用的重建板，因而降低了钛板皮肤或黏膜暴露的可能性。同时，颈部的肌肉覆盖为颈部大血管提供了额

外的保护，这对于实施根治性颈淋巴清术，及Ⅰ型或Ⅱ型改良根治性颈淋巴清扫术的患者非常重要。在需要辅助放射治疗的患者，或已经接受放射治疗且可能伤口愈合延迟的患者中，颈部血管的覆盖更加重要。

缺点

胸大肌皮瓣主要缺点是：它是个带蒂皮瓣，因此其用于头颈部缺损重建的范围限于皮瓣旋转半径可及的部位，同样地，一些在这个皮瓣成为修复重建良好选择的理由，却在其他病例中成为不能应用的原因。当缺损部位需要薄而柔韧的皮瓣时，它也不是最理想的选择。

皮瓣在颈部形成用以到达缺损区的隧道，会在锁骨和颈部产生隆起，这个隆起在胸锁乳突肌保留的患者中更为突出。由于胸大肌没有神经支配会逐渐萎缩，肌肉上的隆起最终会减弱。

当胸大肌皮瓣作为带皮岛的肌皮瓣应用于重建头颈部的皮肤缺损时，通常存在非常明显的颜色不匹配。在男性患者中，皮瓣的皮肤也可能存在大量的毛发生长，在重建部位，可能对患者造成麻烦。然而，对于接受术后放射治疗的患者，这些情况通常会得到缓解，因为放疗会影响毛囊细胞，受照射的部位将不再有任何毛发生长。

解剖学

掌握胸大肌及其血管系统的解剖特点对外科医

生来说至关重要。其肌肉起源于锁骨中部、胸骨柄部、胸骨和2～6肋软骨。胸大肌的纤维形成较大的三角肌，其斜行插入肱骨的大转子。胸部肌肉通过手臂的内收和内旋来实现功能。

根据Mathis和Nahai的分类，胸大肌是第V型肌肉[2]。这意味着该肌肉有一个主要的血管蒂和几个节段性血管蒂。胸肌的主要动脉供应是胸肩峰动脉，为腋动脉第二段的分支。胸大肌也接受胸外侧动脉灌注，以供给肌肉的外侧部分。从乳内动脉发出的穿支供应肌肉的内侧，并灌注其表面的皮肤。

该区域的静脉回流是通过动脉伴随的静脉回流，其汇入腋静脉。在肌肉的上方，沿着三角肌沟，与引流上肢的头静脉共同汇入腋静脉。

肌肉的运动神经支配来自内侧和外侧胸神经。外侧胸神经是臂丛的一个分支，支配着肌肉大部分内侧和胸骨部分，而内侧胸神经（也是臂丛的分支）支配胸大肌外侧部和胸小肌。

皮瓣制备

患者以仰卧位制备皮瓣。在完成受区部位的制备后，所需皮岛的尺寸需要测量。另外还要明确缺损的部位。

- 使用缝合线或纱布，一端定位在缺损的同侧锁骨上方，并沿着颈部旋转至缺损的最远点。
- 然后将线向尾侧旋转到胸部，并标记最下方的伸展范围。这个位置将是皮岛制备的最低点。皮岛的大部分位置必须位于胸大肌上方。
- 皮岛根据缺损的形状进行设计，并且皮岛的外周被成形为梭形，以方便关创。
- 标记手臂与胸部相交处为一个点，瓣的上外侧点处作为另一点，并将二点连线。连线设计要考虑到在胸大肌皮瓣无效的情况下有使用三角肌皮瓣的可能。
- 首先在皮岛的外侧缘并沿着设计线作切口。

- 皮岛的切口应向外倾斜，以确保皮岛的底部比皮岛本身宽。
- 一旦确认皮岛的位置位于肌肉上，沿着筋膜平面朝向肌肉的外侧缘延伸线口。
- 切开皮岛的其余部分，然后将皮肤边缘缝合到胸大肌筋膜上，以防止皮岛与下面的肌肉脱离。
- 从侧面开始，沿胸大肌和胸小肌之间的平面，掀起胸大肌的外侧边缘，这是一个相对无血管的平面。胸大肌瓣的下边缘沿着肋骨下缘松解，应该结扎穿支血管并充分止血。
- 胸大肌的内侧附着建议从头侧向下切开。内侧切开应位于乳内动脉外侧，保存第二肋和第三肋的穿支，以便在需要时，使用胸三角瓣。
- 将皮瓣向内侧翻起后，将胸外侧神经和内侧神经游离，并确定并保护胸肩峰血管蒂。
- 胸大肌外侧肱骨附着用血管钳钳住后逐段切开。切断肌肉时，应注意不要损伤上方头静脉或外侧动脉到肌肉的分支。
- 下一步是制备隧道，得以将皮瓣转移到颈部，并进入缺损部位。通常的情况是，在进行肿瘤切除时，颈部切口已经完成，并延续到锁骨。
- 皮肤瓣在颈阔肌下平面翻起。
- 隧道的尺寸应足以适应皮瓣转移而不会压迫并影响皮瓣血管。
- 将皮瓣转移到颈部，注意在转移过程中不要造成皮岛的过度撕扯。
- 根据要重建的部位需要放置皮瓣。皮瓣用于下颌软组织重建时，宜把皮瓣放入重建板内侧的口腔中，并将肌肉包裹在钛板上，以减少钛板暴露的机会。
- 胸部分层缝合，注意：不要改变女性乳房位置或男性乳头位置。
- 供区放置充分的引流。

图15-1至图15-11阐述了上述的皮瓣制备步骤。

特殊情况

女性患者的皮瓣制备

当制备有丰富乳房组织女性患者的胸大肌肌瓣时，必须考虑皮瓣的位置设计。在不考虑美学的前提下，传统的翻瓣设计可以按照之前的方法完成。如果关注美学效果，切口可以从锁骨远端区域和乳

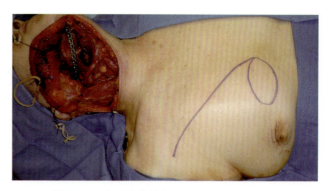

图15-4   设计皮岛并向肩部作曲线型延伸切口

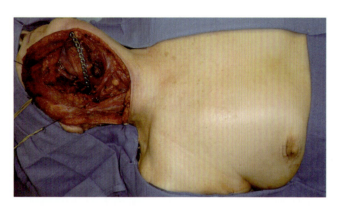

图15-1   口腔肿瘤联合根治和颈清扫术后的患者缺损情况

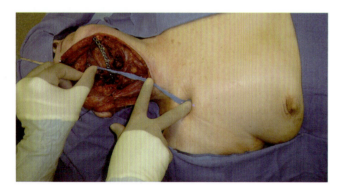

图15-2   测量锁骨处胸大肌皮瓣旋转点到缺损的距离

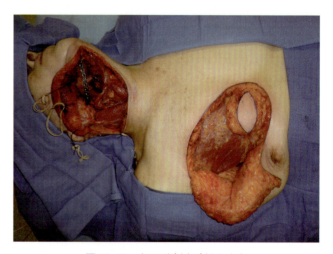

图15-5   切开外侧皮肤瓣和皮岛

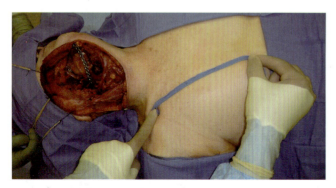

图15-3   将前面测量的距离转到胸部，作为设计皮岛的位置

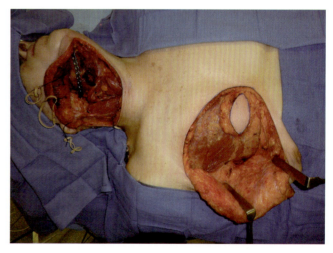

图15-6   翻起外侧皮肤

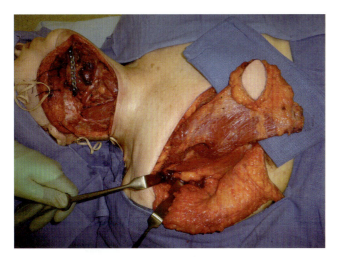

图15-7　切断并翻起胸大肌肱骨附着

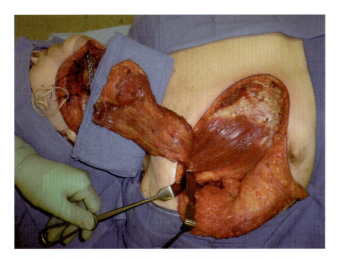

图15-8　掀起胸大肌，背面显露血管蒂和下方胸小肌

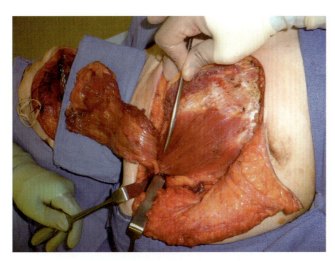

图15-9　手术器械所指位置即为皮瓣背面的血管蒂

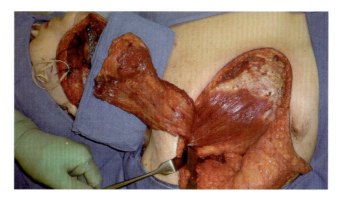

图15-10　肌肉附着区完全游离

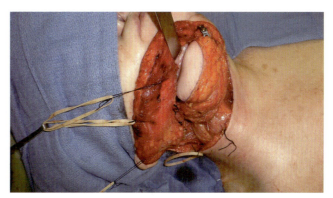

图15-11　皮瓣通过皮下隧道转移至缺损区

房外侧向尾侧进行。一旦切口处于乳房下皱褶中，它就在内侧延伸并形成所需皮岛的形状。皮瓣的获取类似于传统的制备方法，小心不要出现下面的肌肉与制备皮岛相分离的情况。在存在大量皮下脂肪的情况下，尤其要注意分离的情况。

乳房假体植入患者

对于可能已经进行过隆乳手术，并且仍然保留植入物的患者，必须与患者讨论失去假体的情况，以及与健侧相比在美观上的影响。在一些特定病例当中，仍可在皮瓣制备时，保留植入物或将其重新植入患者体内。在这些情况下，必须注意仔细关创，以尽量减少挤压假体的可能性。在这些情况下，皮瓣很可能只有肌肉瓣可以选用。

并发症

胸大肌肌皮瓣最严重的并发症是皮瓣坏死。这通常是因为皮瓣制备过程中，或皮瓣就位时，出现操作失误。制备皮瓣时，必须注意避免皮岛与下方的肌肉互相分离。引起皮岛穿支血管破坏，从而导致皮瓣失败。制备期间，另一个误操作是：设计了一个过大的皮岛，在这种情况下，无基底组织支撑的皮肤边缘血流灌注变差，出现缺血。

在皮瓣就位时也可能因操作失误导致皮瓣坏死。最常见的原因是在明显存在张力下缝合皮瓣。在关创时，如存在张力，应取出垫肩，使肩部下垂，同时颈部偏向患侧，进一步缩短颈部长度，使胸大肌在尽可能没有张力情况下关创。

并发症也可能发生在供区部位。该区域中最常见的并发症是：血肿形成，伤口开裂，双侧乳房不对称，皮肤缺血和血清肿的形成。

在关创时应始终保持供区引流通畅。引流管的放置不会完全防止血肿的发生，但会减少其形成的可能性。在有血清肿形成的情况下，可以在周围皮肤消毒后，吸出血清肿。使用粗针刺入皮肤，使用60mL注射器抽出血清肿。将针保持在适当位置并重复该过程直至吸出所有的血清肿。然后在胸部周围敷料加压，以防止血清肿的重新形成。如果在多次抽吸后再次出现血清肿，则应将患者带回手术室并探查该区域。一个常见的发现是有假囊性衬里的空腔。移除囊性衬里并使用硬化剂（例如四环素粉末或缝合线）来防止死腔的重新形成。

病例1

58岁的男性，高级别黏液表皮样癌患者，曾因颈清和放疗失败而行救治性手术。左颈部较大复发灶，黏附在甲状腺上并侵犯表面的皮肤。救治性颈清和甲状腺切除联合手术所涉及的皮肤范围已经如图15-12所示。颈淋巴清扫术与甲状腺切除术一起进行（图15-13和15-14）。使用模板确定待制备的

皮瓣的皮岛的尺寸，并将其转移至缺损部位。在供区设计皮瓣及切口（图15-15）。然后如前所述翻起肌皮瓣（图15-16至15.20）。皮瓣翻起后，就会在皮下形成一条通向颈部缺损的通道（图15-21），然后穿过隧道（图15-22）。患者的最终外观见图15-23。

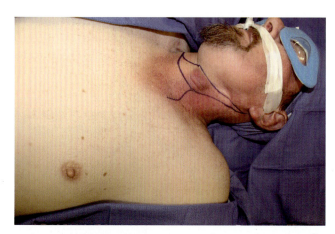

图15-12　手术失败和化放疗后挽救手术患者的图像。注意：颈部复发的区域和受辐射的皮肤受损

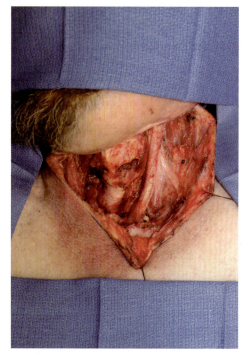

图15-13　扩大根治颈清后暴露的颈动脉血管和大量皮肤缺损的颈部创面

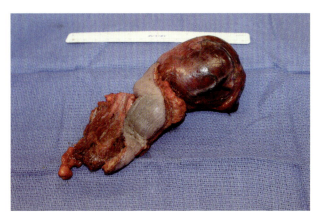

图15-14　切除肿瘤及甲状腺叶

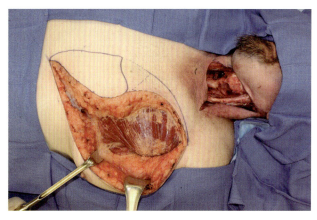

图15-17　暴露胸大肌的外侧面

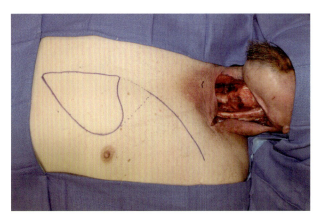

图15-15　皮瓣及切口设计

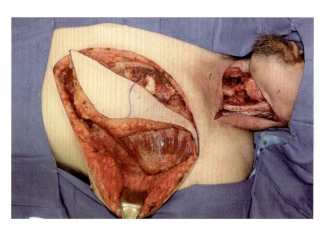

图15-18　将胸大肌皮瓣与周围皮肤完全切开

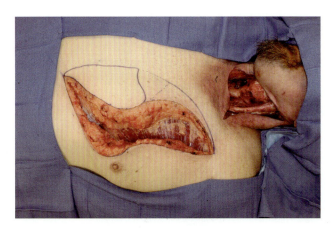

图15-16　切开胸大肌外侧

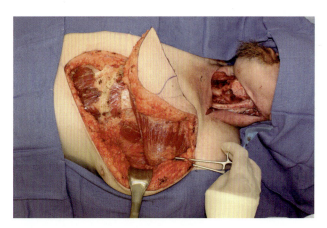

图15-19　准备从肱骨区域离断胸大肌肌肉附着，注意充分止血

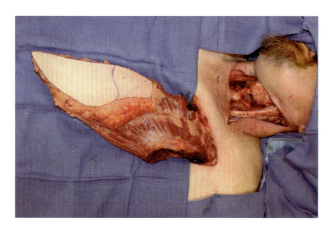

图15-20 完成皮瓣的制备，准备转移至受区

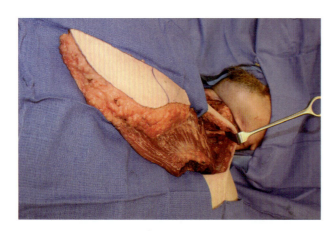

图15-21 制备转移到颈部的皮下隧道

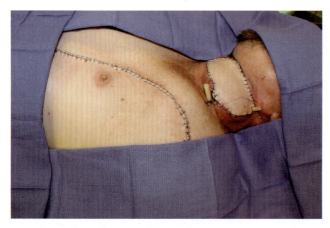

图15-22 将皮瓣缝合于颈部

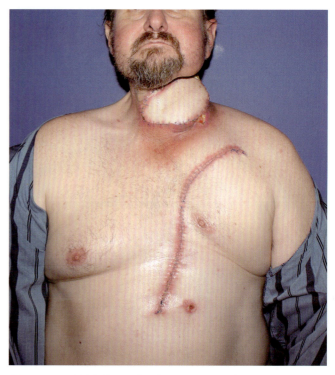

图15-23 皮瓣愈合后和供区与受区：由于制备的皮岛面积较大，乳头乳晕位置改变

病例2

33岁的女性，因放射治疗失败并接受手术治疗磨牙后区鳞状细胞癌而转诊。她的原发部位出现大量复发并向颈部侵犯。手术计划通过唇正中切开和下颌骨切除术，切除颈部皮肤和肿瘤（图15-24）。

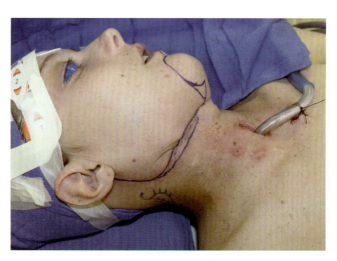

图15-24 口咽癌3次治疗后复发，救治性切除前患者的外观

切除肿瘤，同时切除咽部和颈外动脉（图15-25）。按计划皮瓣被转移到胸部，曲线皮岛由大肌复发并侵犯颈部。手术计划通过唇正中切开和下颌骨切除术，切除颈部皮肤和肿瘤（图15-24）。同时切除咽部和颈外动脉（图15-25）。计划设计并制备胸大肌皮瓣，以覆盖颈部暴露的大血管（图15-26）。制备肌皮瓣，然后在皮下隧道中转移到颈部并覆盖缺损部位（图15-27至15-29）。关闭供区。

病例3

一位54岁的男性，患有Buerger病，有鳞状细胞癌病史，接受过手术和放射性治疗，近期放射性骨髓炎导致骨暴露（图15-30）。

进行下颌骨切除，直到骨断面有新鲜血液渗出。在胸部设计皮瓣，皮瓣的中间部分去上皮，以便产生双岛皮瓣，分别关闭口内和口外缺损皮肤缺损（图15-31）。将皮瓣掀起，在颈部形成了皮下隧道，然后将皮瓣转移到缺损区，分别关闭口内外缺损（图15-32至15-34）。

（杨　溪　译）

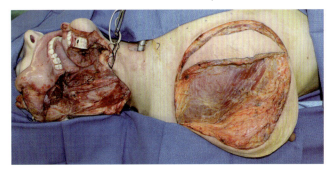

图15-26　掀起胸大肌肌皮瓣。请注意：乳房已从肌肉掀起并翻向侧方

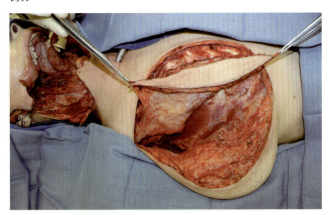

图15-27　制备梭形皮岛以供转移

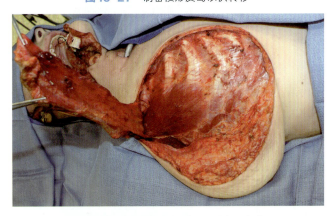

图15-28　显示皮瓣所能到达的修复缺损位置

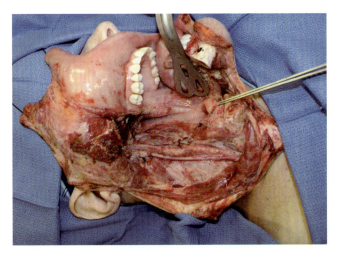

图15-25　切除后遗留复杂广泛的缺损

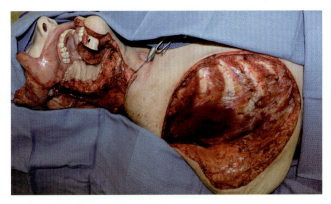

图15-29　皮瓣转移至受区，供区关创前情况

参考文献

[1] Ariyan S. The pectoralis major myocutaneous flap. A versa-tile flap for reconstruction in the head and neck. *Plast Reconstr Surg* 1979; 63(1):73-81.

[2] MathesSJ, NahaiF. Classification of the vascular anatomy of muscles: experimental and clinical correlation. *PlastReconstr Surg* 1981; 67(2):177-178.

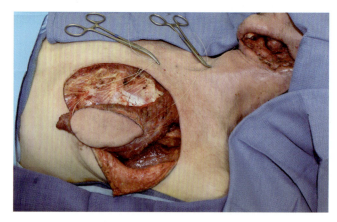

图15-32　掀起胸大肌皮瓣，准备转移至颈部

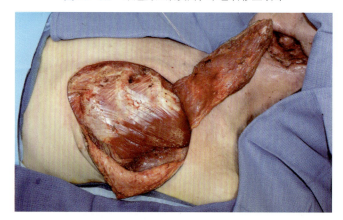

图15-33　显示旋转弧和皮瓣达到的范围

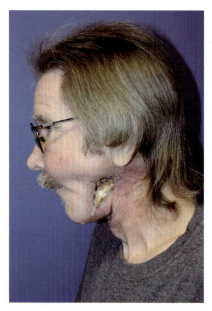

图15-30　ORN继发严重下颌骨暴露的患者

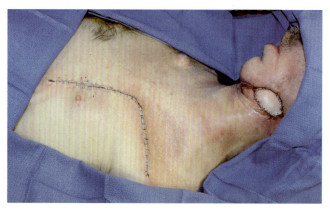

图15-34　皮瓣修复口腔内和颈部缺损

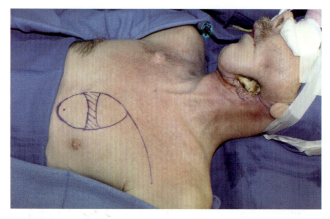

图15-31　设计一个大皮岛，计划将中间部分去除上皮，以修复口内和口外缺损

第十六章
背阔肌肌皮瓣

介绍

坦西尼（Tansini）于1896年首次描述了背阔肌皮瓣[1, 2]。背阔肌肌皮瓣是显微血管重建手术中最常用的游离皮瓣之一，它主要用于修复乳房和四肢缺损。此皮瓣是头颈部显微血管转移的常见供区，特别是在需要大量肌肉或皮肤的情况下。头皮区域的缺损可能是使用背阔肌皮瓣最常见的受区。虽然大多数外科医生认为这种皮瓣仅可作为一个游离皮瓣使用，但对头颈外科医生而言，它作为带蒂皮瓣也有很大的用处。奎林（Quillen）等人首次将其用作头颈部重建的带蒂皮瓣[3]。通常情况下，使用带蒂的背阔肌皮瓣修复头颈部缺损是针对那些颈部血管不能利用，而且胸大肌皮瓣已经被使用过或者某些特殊部位缺损的病例。

在使用带蒂皮瓣时，背阔肌皮瓣可以到达头部和颈部的许多区域。皮瓣可以用于眼眶切除缺损、颞骨缺损，以及喉-咽切除术切除的咽部重建。

此皮瓣使用，需要注意的是：静脉淤血和皮岛坏死。该结果通常是由于在腋窝或者在隧道过程中，血管蒂受到压迫或扭结。

虽然使用背阔肌皮瓣作为头颈部带蒂皮瓣可能不是大多数重建外科医生的第一或第二选择，但应该将其视为外科医生的"救急"选择，以及前面提到的非常困难病例时的选择。

解剖学

背阔肌是一种宽扇形肌肉，起源于下6个胸椎，以及髂嵴和下4个肋骨的筋膜。肌肉终止于肱骨的内侧。

背阔肌的血管供应来自胸背动脉和静脉。胸背动脉是肩胛下动脉的一个分支，静脉是肩胛大静脉的层支。

背阔肌皮瓣的作用是帮助手臂的内收和向内旋转。

皮瓣制备

患者可处于俯卧位、仰卧位或最常见的侧卧位的情况下制备皮瓣。

患者在手术台上插管，将患者置于侧卧位并借助砂袋和绷带固定。砂袋的位置应允许脊柱暴露并且在髂嵴下方。硅胶垫应置于对侧腋下，以尽量减少对臂丛的压力。同侧手臂应准备好并包括在手术区域内。应使用至少两条固定带，将患者固定在手术台上。要暴露的区域应包括头部和颈部，其向下延伸到同侧前胸部，并向后延伸到脊柱。向前应该在髂嵴处结束。床朝向供体侧旋转，使患者处于更水平的位置，以便根治手术的完成。一旦切除完成，然后患者可再次旋转到相对侧，以便制备皮瓣。手臂可以由助手准备，定位在远离手术区域的位置，并且在制备和转移皮瓣期间，根据需要进行操作。

- 触诊并标记背阔肌的前缘，并从腋窝向髂嵴的方向进行标记。
- 标记所需皮岛的形状。应注意：将皮岛设计在有肌肉附着位置。
- 皮肤切口沿着皮岛的前部标记边缘进行，并且向上至腋窝，向下朝着髂嵴延伸。
- 切开至背阔肌浅面的筋膜，然后沿皮肤切口进行剥离。当显露出背阔肌前缘全部长度时，完成解剖。
- 此时，确认皮岛在肌肉上的位置，并且一旦位置确认，皮岛的其余部分切开，直到背阔肌的筋膜。
- 将皮肤缝合到肌肉筋膜上，以防在制备皮瓣剩余部分时，发生皮肤与肌肉分离。
- 将背阔肌的前缘掀起，并解剖背阔肌和锯前肌之间的层次。
- 在背阔肌深部的层次是无血管的，应仔细解剖腋窝，以确定胸背动脉及其伴随的静脉。血管蒂的长度从肌肉附着到肱骨处约12cm。
- 在需要肌肉皮瓣的下部（在肌皮瓣的情况下位于皮瓣下方）分离后，同时解剖至头侧后，再沿着脊柱向内侧延伸。
- 沿着皮岛的内侧面制备好所需的肌肉长度后，再进行解剖深面的血管蒂。
- 解剖胸背血管直至肩胛下血管发出部位。注意：识别和保护胸长神经。
- 一旦确认了血管，切开血管蒂表面的肌肉。
- 皮瓣解剖完成后，应检查血管蒂，避免任何扭曲或扭结。

制备隧道

- 颈部的隧道应在颈阔肌深面制备。在颈部隧道制备时应注意：不要损伤颈外静脉。解剖直到锁骨，并延伸到锁骨上方。
- 一旦隧道到达锁骨，则应转向腋窝隧道的方向。
- 使用制备皮瓣的切口，拟在腋窝中向胸大肌的侧面延伸解剖。一旦确定了胸大肌，就可在胸大肌下识别胸小肌，可在胸大肌浅面或深面形成隧道。如果隧道在肌肉浅面，当它移动到颈部时，将会导致蒂部长度略微缩短。
- 如果在胸大、小肌之间形成隧道，必须通过在锁骨下方做皮肤切口，并沿着锁骨切开胸大肌附着，允许皮瓣转移来进入颈部。隧道应足够宽，以容纳蒂部翻转而不会压迫皮瓣血管蒂。

转移皮瓣至颈部

- 一旦隧道完成，就可以将皮瓣转移到头部和颈部的收区部位。
- 从锁骨下切口伸入大血管钳，并在隧道中向腋窝前进。
- 使用大型牵开器，撑开腋窝隧道，并且用血管钳夹住皮瓣的下部。
- 采用腋窝推动的方式，将皮瓣移到颈部，小心防止皮岛与肌肉分离。
- 一旦皮瓣被转移到颈阔肌隧道的颈部，再次检查一下胸背血管蒂部的路径，以确保它没有张力过大或扭结。

关闭供区

- 评估供区，并确保充分止血，小出血点要确保被烧灼。
- 放入封闭的系统引流管（通常是19号引流管），切口分层封闭。将引流管留置至少1周，或直至在24小时内引流小于20mL[3]。

（图16-1）至图（16-11）描述了制备和转移到颈部的隧道。

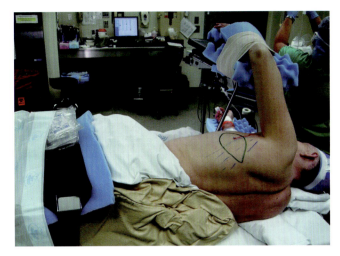

图16-1 患者在侧卧位进行标记，并制备背阔肌皮瓣

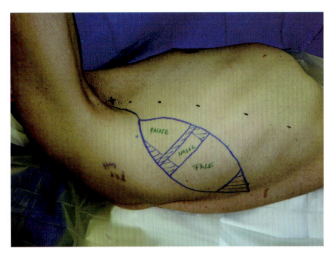

图16-4 皮瓣设计，其位置与图16-3中的角度不同

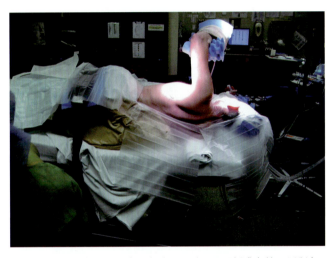

图16-2 旋转床可以切除原发灶，同时无需重新准备就可以制备背阔肌

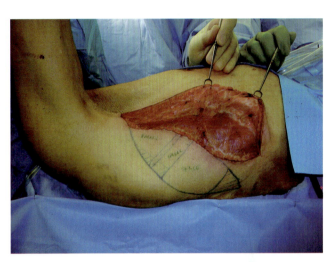

图16-5 掀起皮瓣，露出背阔肌，直到肌肉的前缘完全暴露

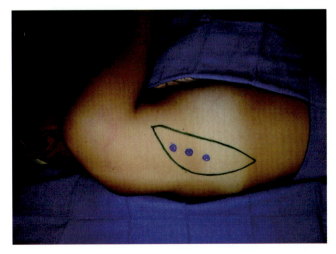

图16-3 直接勾画肌肉前缘的皮岛标记

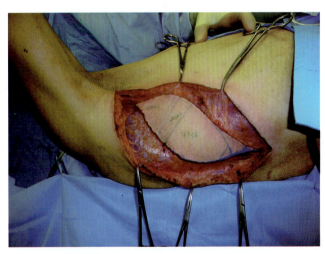

图16-6 周围皮肤的翻开，暴露深面的肌肉

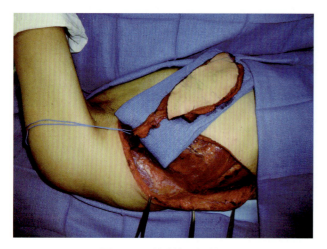

图16-7　转移前翻起皮瓣

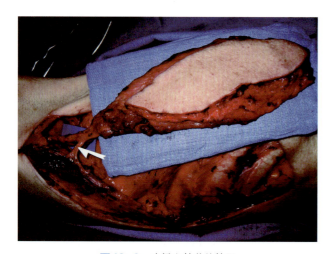

图16-8　皮瓣血管蒂的特写

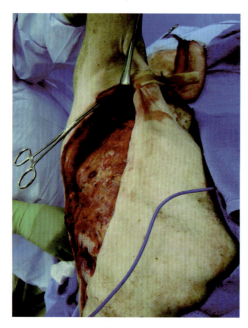

图16-9　用于将皮瓣转移到颈部区域隧道的制备

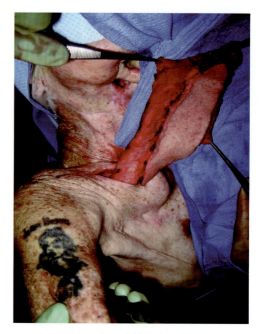

图16-10　皮瓣转移到颈部

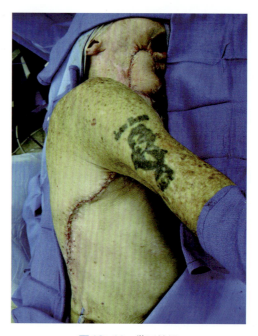

图16-11　供区关闭

并发症

　　背阔肌皮瓣潜在并发症，可分为影响皮瓣本身与供区的并发症。供区部位最常见的术后并发症是形成血肿。避免形成血肿的最佳方法是：将引流管保持在适当位置，直到渗出可忽略不计。在持续引流的情况下，也可以使用胸带加压促进皮肤对下方肌肉的附着。血肿也可以在供体部位形成，如果发生这种情况，处理措施与任何其他部位相同，即密切注意观察，如有必要就进行积极处理。

皮瓣的并发症最常见表现为：继发于血管蒂的扭结，或血管蒂从隧道到达颈部路径中的压迫。处理这两个问题的最好方法是：避免它们的出现。必须制备一个较宽的隧道来转移皮瓣，同时要考虑术后肿胀，这可能导致血管蒂压迫和静脉淤血。皮瓣的转移可导致血管蒂扭结或扭曲。

当旋肩胛动脉充分游离后，可以改善旋转度，虽然可以延长长度，但容易造成血管蒂的扭转。通过使用亚甲蓝覆盖血管蒂的一个表面，可以人为标记一个参照，可以减少扭曲的发生。

病例1

患者为67岁老人，患颞区黑色素瘤，曾进行手术切除和术后化疗。因治疗失败出现了大量可疑复发的颈部肿块。颈部经CT扫描显示，从颈上伤到锁骨上区域连续有一大块结节（图16-12、图

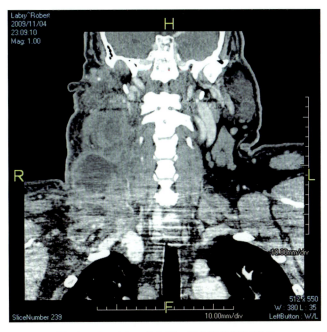

图16-13　颈部冠状面显示颈部多发淋巴结图

16-13）。临床检查显示：颈部区域有大量溃疡性病变（图16-14）。治疗计划：切除颈部肿块，并用带蒂的背阔肌皮瓣立即修复缺损（图16-15），进行扩大根治性颈部淋巴结清扫术，结果暴露了颈动脉血管和颈部的神经肌肉等组织（图16-16）。切除的标本如图16-17所示。带蒂的背阔肌皮瓣从背侧翻起，

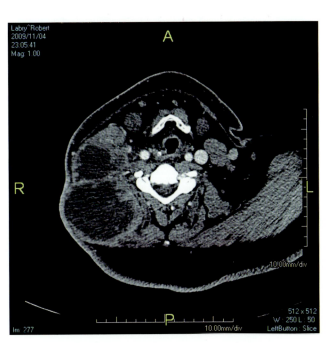

图16-12　CT扫描显示颈部多个大的病灶

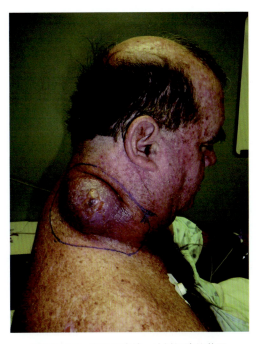

图16-14　患者切除前；计划切除的范围

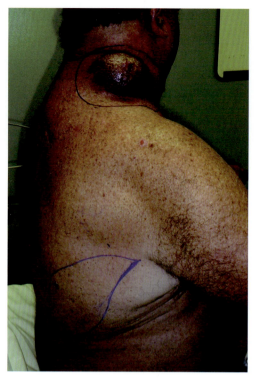

图16-15   计划切除和背阔肌供区部位

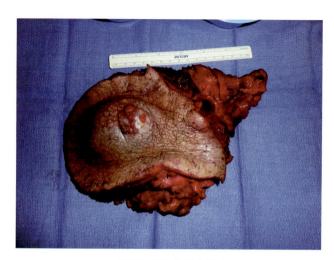

图16-17   切除的标本

并转移覆盖缺损部位（图16-18）。患者在手术和重建后愈合良好。虽然在重建的上部出现了一道小开裂，但在二期间愈合了。供区愈合没有出现任何明显的凹陷（图16-19、图16-20）。

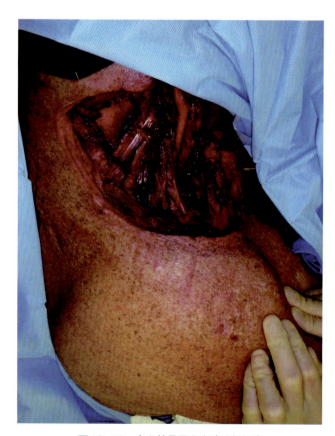

图16-16   大血管暴露和皮肤缺损切除

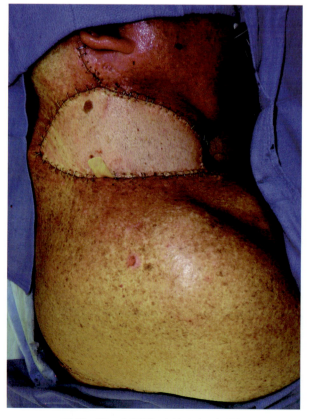

图16-18   背阔肌肌皮瓣重建颈部缺损

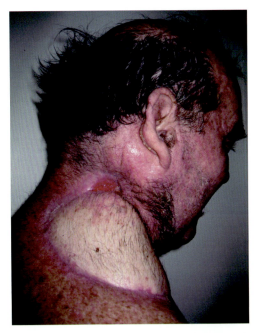

图16-19　术后早期愈合，上部仅有轻微的开裂

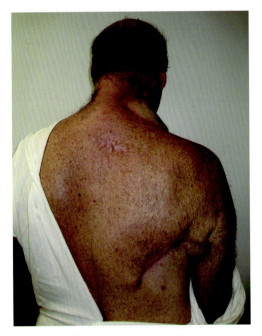

图16-20　愈合供体部位

病例2

　　一位69岁转诊患者，具有肾移植和免疫抑制病史的，进行面部鳞状细胞癌的评估和治疗。

　　该患者具有广泛的头颈部鳞状细胞癌切除史，最近对左侧面部区域的大型多中心鳞状细胞癌放射治疗失败。他的复发性鳞状细胞癌，几乎包括整个左侧面，左侧眼眶肿瘤膨大，主诉左眼视力有困难。头颈部肿瘤，作了左侧面部肿瘤根治性切除、眼眶切除术和带蒂背阔肌皮瓣即刻重建的建议（图16-22）。完成切除并进行冰冻切片边缘检查（图16-23、图16-24）。带蒂的背阔肌肌皮瓣翻起，并将长血管蒂切开至肩胛下动脉区域（图16-25）。在胸大肌下和胸小肌上方形成了一条隧道。在颈部锁骨上区域做一个小切口，将皮瓣转移到颈部，确保蒂部在隧道中沿着其路径没有发生扭结或挤压（图16-26）。皮瓣放置于受区缺损。鼻背部旁边一小块暴露的肌肉表面移植了全厚皮片（图16-27）。患者自重建后愈合良好，手术后近3年无复发转移（图16-28、图16-29）。

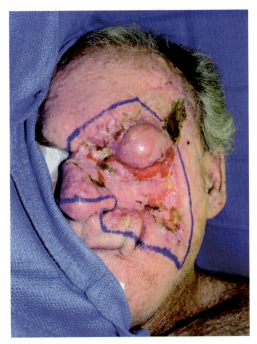

图16-21　面部恶性肿瘤计划切除区域

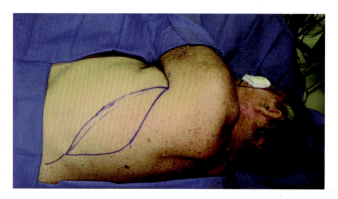

图16-22 患者制备背阔肌皮瓣的位置

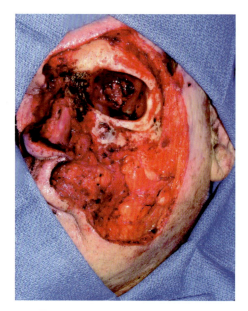

图16-23 包括眶内容物的大型缺损

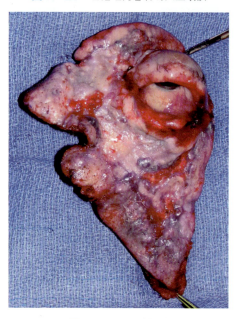

图16-24 切除标本

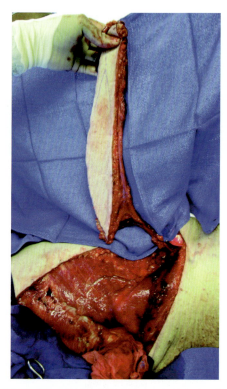

图16-25 背阔肌皮瓣在转入颈部前完成制备

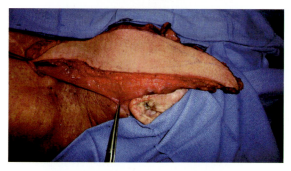

图16-26 皮瓣转移到颈部，注意皮瓣的伸展范围

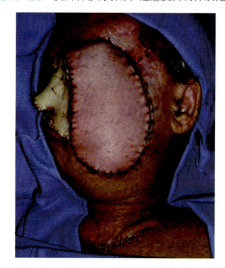

图16-27 皮瓣插入物的最终外观：在鼻子上的背阔肌部分上有一小部分全厚皮肤移植

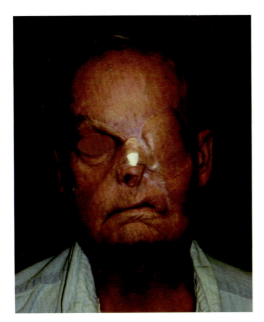

图16-28　患者愈合的正面观

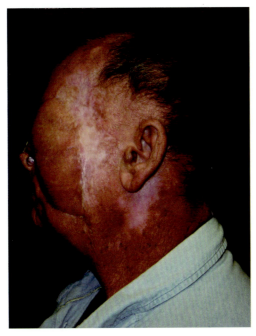

图16-29　重建愈合后患者的侧面观

病例 3

一位78岁的女性，下颈部长时间基底细胞癌放射治疗失败后，转移侵犯了锁骨和胸骨。她接受了心胸外科医生对病变的广泛切除。切除范围包括锁骨和胸骨（图16-30）。

鉴于她的整体脆弱状态，应缩短手术时间，因此做出决定：用带蒂背阔肌肌皮瓣重建她的缺损。当患者处于仰卧位时，将皮瓣掀起，制备大量肌肉以填充广泛的缺损。然后通过胸大小肌之间形成的隧道，将皮瓣转移到上胸部（图16-31、图16-32）。皮瓣转移后，应检查蒂部的位置，以确认正确的方向而不扭结，将肌肉塞入缺损区域，使用间断缝合皮肤缺损（图16-33）。

（杨　溪　译）

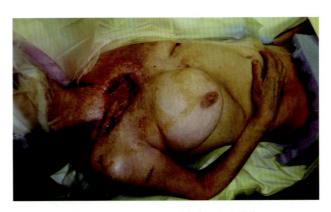

图16-30　上胸部区域有大缺损的患者

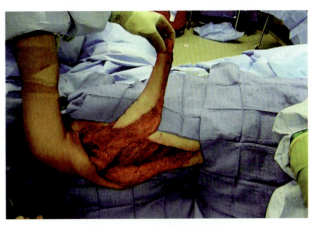

图16-31　转移前翻起的皮瓣

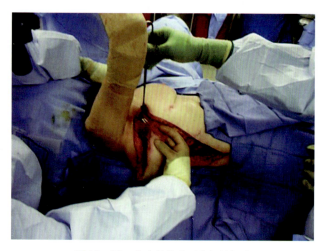

图16-32   将皮瓣转移到胸部缺损处

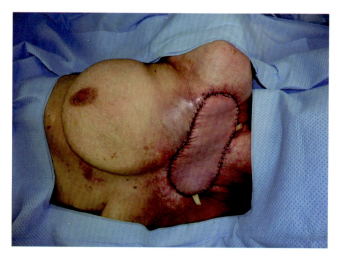

图16-33   转移皮瓣至缺损区域

参考文献

[1]   TansiniI.Spora il mio nuovo processo di amputazione della mammaella per cancre. *Riforma Med (Palermo, Napoli)* 1896; 12:3.

[2]   Maxwell GP. IginioTansini and the origin of the latissimus dorsi musculocutaneous flap *Plast Reconst Surg* 1980; 65(5):686–692.

[3]   Quillen CG, Shearin JC Jr, Georgiade NG. Use of the latis-simus dorsi myocutaneous island flap for reconstruction in the head and neck area: case report. *Plast Reconstr Surg* 1978; 62(1):113–117.

第十七章
胸锁乳突肌瓣

介绍

1955年，欧文（Owen）首次报道了胸锁乳突肌及包含其表面全层皮肤的胸锁乳突肌瓣[1]。后来，阿莱娅(Ariyan)对该局部瓣进行了改良，使仅皮瓣包括下1/3皮肤[2]。自从该局部瓣被首次报道以来，在头颈部缺损修复中的应用越来越少。虽然许多作者报道了对胸锁乳突肌瓣使用的改良，并阐述了它的优势，但该局部瓣在头颈部修复中仍不是首选[3, 4]。对于该瓣为何会在头颈部缺损修复中应用越来越少，主要基于以下两点原因。第一，由于肌肉表面皮肤经常坏死、脱落，该皮瓣被认为其血供并不可靠。其次，大多数头颈部缺损源于恶性肿瘤切除，同期常需进行颈部淋巴结清扫术，该皮瓣的血供常会在颈清过程中遭到破坏。尤其是对于已做过同侧颈淋巴清扫手术的患者，该局部瓣的供血系统往往已经遭到破坏。胸锁乳突肌瓣的主要血供主要来自该肌肉的上1/3或中1/3，但在Ⅱb区淋巴结清扫时，枕动脉由于位置靠上经常会被结扎，因此以上端肌肉为蒂的胸锁乳突肌瓣常常无法用于修复该部位的缺损。

胸锁乳突肌接受节段性供血，由多个知名血管供应其血供。该肌肉的血供常被分为3段。由于其节段性供血的特点，该局部瓣可以至少有3种设计方式：以上端肌肉为蒂，以下端肌肉为蒂，或以中间1/3的穿支为蒂[5]。胸锁乳突肌瓣应用的局限性与其他带蒂皮瓣类似，如：带蒂皮瓣旋转的半径与所能达到的长度、高度均受限制。以上端肌肉为蒂的胸锁乳突肌瓣常用于多种头颈部的修复重建。以下端肌肉为蒂，可以用于修复下颌骨下缘缺损，及上、中、下颈部的组织缺损。对于咽瘘的修复，该局部瓣也有很好的作用。

解剖

胸锁乳突肌是位于颈前部的对称肌肉，周围覆盖颈浅筋膜，浅面为颈阔肌。颈外静脉与耳大神经垂直跨过该肌肉表面。该肌肉起源于两个头：胸骨头起源于胸骨柄的上端前外侧；锁骨头起源于锁骨近中1/3的上表面与浅面。该肌肉斜向上走形于锁骨上凹，两个头融合为一个肌肉束，然后止于乳突外侧与枕骨上切迹。该血供被认为是Ⅱ型血管供血模式[6]。最主要的肌肉血供来源于枕动脉的分支，这些分支在肌肉内形成丰富的血管融合，并能供应除肌肉最下端3 ~ 5 cm以外全组织的所有血供[7]。中1/3肌肉的血供来源于甲状腺上动脉或颈外动脉的分支血供[8]。上1/3和中1/3肌肉血供直接能供应几乎全层肌肉与肌肉表面的皮肤。下1/3的肌肉血供变异度最大，其血供可能来源于甲状颈干、锁骨上动脉与颈横动脉。胸锁乳突肌的静脉回流主要通过动脉周围的伴行静脉，如枕静脉、耳后静脉、颈外静脉和部分颈内静脉的分支。支配肌肉的运动神经，主要是副神经进入斜方肌前的一个分支。

皮瓣制备

- 皮瓣制备患者体位：患者仰卧位，头偏于健侧（皮瓣制备的另一侧）。
- 为了更好地暴露与制备，皮瓣应该常规垫肩，以抬高颈根部体位。
- 胸锁乳突肌应很容易在体表被看到或触摸到，尤其是对一些颈部相对比较长，比较瘦的患者而言。
- 在制备皮瓣之前，应该标记出肌肉的起止点与肌肉的全长走形。
- 如果该皮瓣被制备为肌皮瓣，皮岛应设计成位于肌腹的中央位置上。
- 无论该瓣被设计为上端还是下端为蒂的瓣，术者应该提前根据缺损位置，计算好或测量好该瓣的旋转与长度，尤其是该瓣被设计为肌皮瓣时。应确保皮瓣转至缺损区时，安全而没有张力。
- 当皮岛设计好以后，将所有切口与设计的皮岛的画线区相连接。

上端肌肉为蒂的胸锁乳突肌瓣

- 皮瓣制备的切口往往与颈清扫的切口相连，形成一个在颈部的围裙样切口，该切口起始于胸锁乳突肌后方，向下沿着颈纹延伸至对侧颈部。
- 用15号刀片或针式电刀头（纯切模式），将皮肤切开至颈阔肌层。
- 沿着颈阔肌深面翻瓣，上端翻至下颌骨下缘，充分显露胸锁乳突肌与皮岛的上端结构。
- 沿着颈阔肌深面向下翻瓣，显露下端结构。
- 将皮岛与下端的胸锁乳突肌的表面肌膜进行缝合固定，减少制备过程中皮岛与下方肌肉脱开可能。
- 沿着肌肉向下解剖，找到胸锁乳突肌下方的起点（胸骨头与锁骨头），将下方肌肉游离。
- 此时，在下方肌肉游离过程中，应该找到下端

肌肉供血的颈横动脉穿支，予以结扎，切断。
- 然后，向上解剖至肌肉的中1/3，找到甲状腺上动脉分支，将供应该肌肉的血管予以结扎、切断。
- 结扎切断甲状腺上动脉分支血管有利于增加皮瓣的旋转半径，使得该局部瓣能无张力地旋转到缺损区。
- 最后一步是对上端肌肉的解剖。
- 在该部位中，应该牢记两个保留：保留枕动静脉至该肌肉的血供（主要血管）；保留副神经。
- 副神经可以在胸锁乳突肌上方的深面找到，并保留该神经沿着颅底至斜方肌，斜行穿过该肌肉。
- 至此，皮瓣制备完成，可以将皮瓣旋转至缺损区。
- 如果放入缺损区后皮瓣无张力，可立即开始皮瓣缝合。如果有张力，应该在胸锁乳突肌的后外侧上方进行适当游离，因为该区域是张力最主要的区域。

以下方肌肉为蒂的胸锁乳突肌瓣

- 下方肌肉为蒂的瓣与上方肌肉为蒂的瓣制备方式类似，除了需要保留甲状颈干或颈横动脉供应该肌肉的分支外。
- 最主要的区别是：要在上方肌肉内保留副神经。

供区的关创

- 关创前应充分止血。
- 放置1～2根19号的负压引流管。分层关闭颈部创面。引流至少放置5～7天，或者直到24小时引流量少于20 mL，方可摘除。

病例1

一位48岁白种男性患者，因"左腮腺腺样囊性癌"收治入院。入院时该患者即有患侧面瘫（图17-1）。在多学科会诊讨论后，手术方案订为：不

保留面神经的全腮腺切除，并同期用耳大神经重建
面神经。腮腺切除后的面部凹陷，考虑用胸锁乳突
肌瓣修复。胸锁乳突肌瓣以上端肌肉为蒂，旋转后
确保张力最小（图17-4至图17-6）。皮瓣就位缝合，

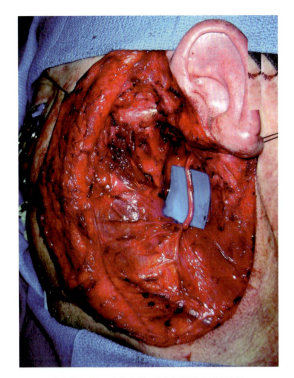

图17-3 手术中的面神经耳大神经桥接

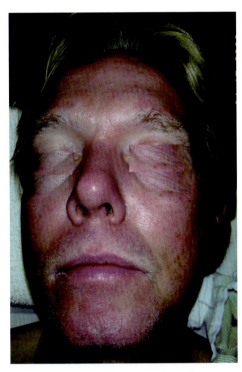

图17-1 腮腺腺样囊性癌患者正面观

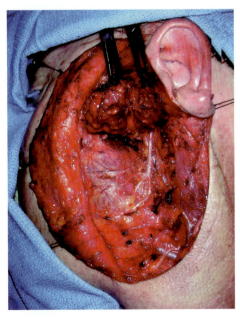

图17-2 腮腺切除后显露的部分面神经

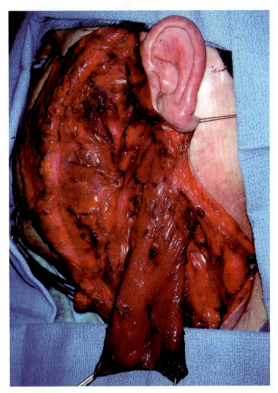

图17-4 基于枕动静脉血供的胸锁乳突肌瓣（提起）

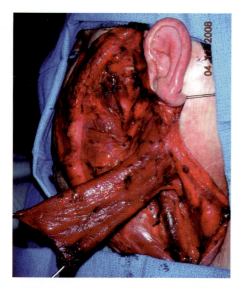

图17-5　旋转皮瓣检验是否可达到缺损区

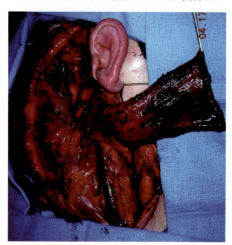

图17-6　在皮瓣转移至缺损区前胸锁乳突肌瓣内侧结构的显露

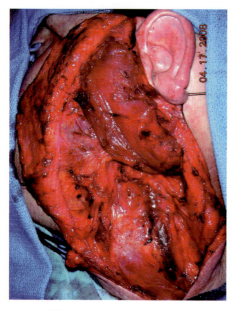

图17-7　肌瓣固定于缺损区

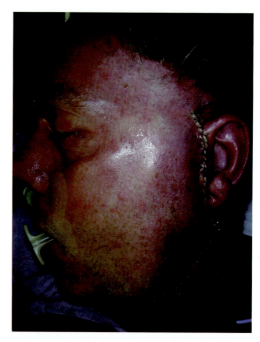

图17-8a　胸锁乳突肌瓣修复后术后即刻照片，表明恢复了大致正常的面部外形

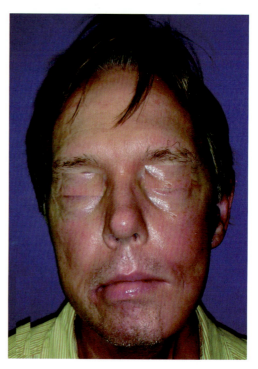

图17-8b　术后面容显示正常对称的面部外形

创面关闭（图17-7）。修复后形成了可以接受的面部外形，切除区域的凹陷基本不明显（图17-8a、图17-8b）。

病例2

63岁白人男性患者，因右面部皮肤鳞癌复发收治入院。患者曾有肾移植的病史，曾因头颈部皮肤鳞癌接受过多次手术与面部的放疗。近期他又发现在右耳前区渐进性增大的肿物，同时伴有患侧的面瘫症状。该患者经过多学科会诊中心讨论，手术方案制订为：牺牲面神经的情况下，进行该区域的皮肤肿瘤扩大切除，因CT显示骨质侵犯，同期一并切除颧弓。重建修复方式选择的是：上端肌肉为蒂的胸锁乳突肌瓣充填术区凹陷，并用面颈部局部推进瓣修复皮肤缺损（图17-10）。术中切除范围同术前方案（图17-11）。面颈部组织推进瓣制备延伸至锁骨区，并同时暴露胸锁乳突肌的全长（图17-12）。

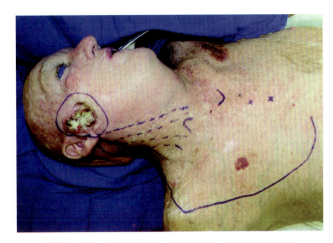

图17-10 手术操作前，画出胸锁乳突肌的大致外形

胸锁乳突肌瓣制备开始时，先切断两个肌肉的起点（锁骨头与胸骨头）（图17-13），接着向上游离结扎切断甲状腺上动脉供应胸锁乳突肌的穿支（图17-14）。将胸锁乳突肌瓣旋转，并确认到达术区后皮瓣无张力（图17-15）。胸锁乳突肌瓣充填术区缺损、面颈推进瓣修复皮肤缺损（图17-16、图17-17）。术后面部外形良好，右面部外形、皮肤色泽、血供均良好（图17-18）。

（马春越　译）

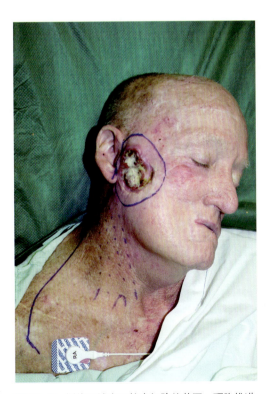

图17-9 划线区域表示扩大切除的范围，颈胸推进瓣手术切口的设计

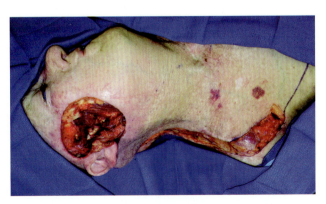

图17-11 术中切除后的缺损与切开的颈胸推进瓣

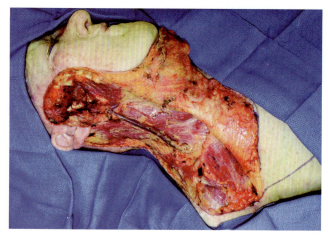

图17-12 颈胸瓣向前翻起，显露胸锁乳突肌

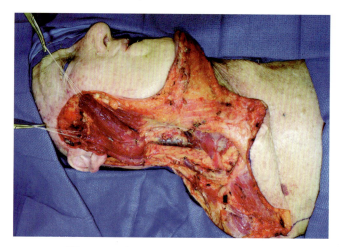

图17-15 旋转胸锁乳突肌瓣至腮腺缺损区

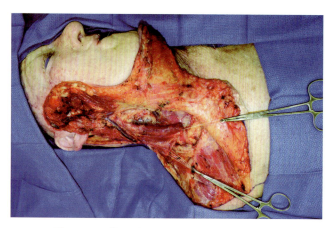

图17-13 旋转前，完全暴露提起胸锁乳突肌瓣

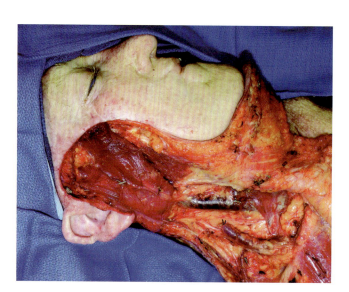

图17-16 胸锁乳突肌瓣缝合充填术区缺损

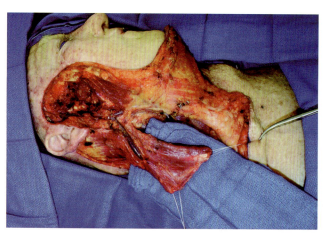

图17-14 提起的胸锁乳突肌瓣

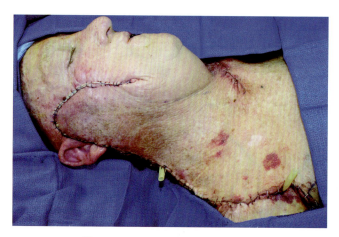

图17-17 颈胸瓣修复术区皮肤缺损

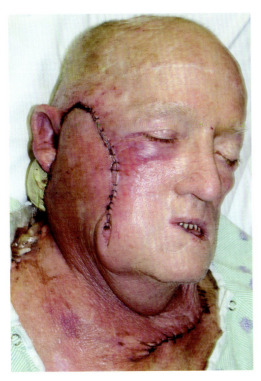

图17-18 修复重建术后早期的患者

参考文献

[1] Owens NA. Compound neck pedicle designed for the repair of massive facial defects: development and application. *Plast Reconstr Surg* 1955; 15:369–389.

[2] Ariyan S. One-stage reconstruction for defects of the mouth using a sternocleidomastoid myocutaneous flap. *Plast Reconstr Surg* 1979; 63:618–620.

[3] Conley J, Gullane PJ. The sternocleidomastoid muscle flap. *Head Neck Surg* 1980; 2:308–311.

[4] Hill HL, Brown RG. The sternocleidomastoid flap to restore facial contour in mandibular reconstruction. *Br J Plast Surg* 1978; 31:143–146.

[5] Avery CM. The sternocleidomastoid perforator flap: short communication. *Br J Oral Maxillofac Surg* 2011; 49:573–575.

[6] Mathes SJ, Nahai F. Classification of the vascular anatomy of muscles: experimental and clinical correlation. *Plast Reconstr Surg* 1981; 67:177–178.

[7] Marx RE, McDonald DK. The sternocleidomastoid muscle as a muscular or myocutaneous flap for oral and facial reconstruction. *J Oral Maxillofac Surg* 1985; 43:155.

[8] Kierner AC, Aigner M, Zelenka I, et al. The blood supply of the sternocleidomastoid muscle and its clinical implications. *Arch Surg* 1999; 134:144.

第十八章
斜方肌瓣

关于斜方肌瓣的报道都围绕着该局部瓣的一种形式而言。然而，该局部瓣可以有3个不同的肌皮瓣设计：上方皮岛的斜方肌瓣、外侧皮岛的斜方肌瓣与延长的岛状瓣[1]。1972年，康利（Conley）描述了上方皮岛的斜方肌瓣，该局部瓣血供来源后肋间血管的椎旁穿支[2]。潘基（Panje）与德默盖索（Demergasso）描述了外侧皮岛的斜方肌瓣，该瓣血供来源基于颈横动静脉血管[3, 4]。马西斯（Mathes）与纳罕（Nahai）1979年报道了纵向设计的斜方肌瓣[5]。1980年，贝克（Baek）报道了颈横动静脉的下方岛状斜方肌瓣[6]。

斜方肌瓣在头颈部缺损中的应用，已经降级为主要用于挽救性手术、或因全身情况差无法承受长时间皮瓣手术的患者。该局部瓣未被推广的原因：主要是切取皮瓣时需要翻身改变体位，同时皮岛容易坏死。由于头颈部缺损的部位具有特殊性，斜方肌瓣需要将患者自仰卧位改变为俯卧位，制备皮瓣完成后，又要将体位变换回仰卧位，然进行缝合皮瓣。当然，这种多次调整体位的顾虑有时也可被避免，当患者采取外侧卧位时，部分斜方肌瓣制备与头颈部手术可在同一体位完成。

斜方肌瓣可用于修复重建许多类型的头颈部缺损，如口腔、颈部、下颌骨，甚至是颞部等部位的缺损。

解剖

斜方肌是一种三角形肌肉，包括颈后部、肩部，一直延伸到背部。斜方肌起自枕骨中项线的中1/3、枕外隆凸、项韧带、第7颈椎的锥体、胸椎椎体，以及相对应的棘上韧带。斜方肌的上份斜形向下、向外，向前止于锁骨的外1/3。中份横向至肩峰的近中缘，以及肩胛骨的外侧嵴。下份斜形向上向外，止于肩胛骨的近中嵴[7]。斜方肌对不同部位作用不同，上份主要是抬肩，中份是回收肩胛并辅助上肢外展，下份主要是帮助肩胛骨下降。

多年来，斜方肌的血供一直是困扰广大学者的难题。1991年，Netterville与他的同事们通过尸体解剖研究，首次阐明了该肌肉的血供来源[8]。斜方肌表面的皮肤供血主要来源于4根动脉：颈横动脉、背侧肩胛动脉、肋间穿支血管以及枕动脉的分支血管。

斜方肌与周围皮肤的主要血供来源于颈横动脉的浅深降支，以及枕动脉分支。浅降支75%~80%来源于甲状颈干，并被认为是颈横动脉[9]。背侧肩胛动脉75%来源于锁骨下动脉，但仍有25%来源于颈横动脉与颈横动脉的深降支。浅降支与深降支的汇合点被称为颈背干。颈横动脉在靠近颈根部进入斜方肌，并沿着肌肉深面纵向向下。背侧肩胛动脉在肩胛提肌深面走形，然后分为主要支与降支。主要支在大小菱形肌之间穿出，进入斜方肌深面，营养斜方肌的下份肌肉。降支在大菱形肌的深面走形，与斜方肌无关联。

斜方肌的神经支配主要是副神经。

皮瓣制备

- 皮瓣制备的体位为俯卧位或外侧卧位。
- 当采取外侧卧位时，使用一个类似豆袋的小沙袋，便于固定体位。
- 通过测量肩关节到头颈部缺损位置的轴线距离，设计斜方肌瓣的皮肤皮岛位置。
- 测量好轴线距离后，在斜方肌表面画出皮肤皮岛。
- 切口沿着皮岛外侧面，一直切到斜方肌的筋膜。
- 皮岛位置必须在斜方肌表面。最佳情况是：皮岛完全在肌肉表面，如果做不到，应该将皮岛的设计不能超过肩胛尖15 cm。
- 当皮岛位置确定后，切口向上一直延伸到颈根部。
- 皮瓣向外侧翻开，直至充分显露斜方肌与皮岛。
- 近中部位的皮肤沿着近中至椎旁，并一并沿着设计的皮岛切开皮瓣的下缘。
- 皮岛与斜方肌的肌膜缝合，以免制备过程中两者脱开。
- 在皮岛周围向下，切取斜方肌至背阔肌浅面，皮瓣整体自此可以慢慢翻起。
- 斜方肌瓣由下向上切取，并在切取过程中小心结扎椎旁的小血管分支。
- 当解剖至大菱形肌附近时，在大小菱形肌之间，注意找到背侧肩胛动脉的主干。背侧肩胛动脉的降支可以结扎切断，但主要支应予以辨认保留。

- 斜方肌瓣制备后应再次检查确认，是否可以旋转到达头颈部缺损区。
- 如果旋转后长度不够，可以通过切断小菱形肌，减轻皮瓣张力，增加旋转斜方肌瓣长度。
- 在皮下做一个隧道，将斜方肌瓣穿过该隧道到达头颈部。
- 颈根部也可以做一个松弛切口，方便斜方肌瓣摆位。

供区关创

- 供区应充分止血。
- 用1个19号的负压引流管放置在供区，皮肤分层缝合。负压引流至少放7天左右，24小时少于20mL可以予以拔除。
- 参照（图18-1至图18-7）。

病例1

一位74岁女性患者，因长期放射性骨坏死病史收治入院，要求进行死骨切除，并修复口内外瘘。由于该患者全身并发症较多，游离皮瓣并不适用于该患者，而且她过去几次手术都用过局部带蒂皮瓣。最后决定用斜方肌瓣修复该区域切除后的缺损（图18-8）。切口沿着背部至过去手术切口的颈根部（图18-9、图18-10）。斜方肌瓣切取时确保了皮岛与下方斜方肌的位置关系（图18-11）。皮瓣制备如之前所描述，术中找到背侧肩胛动脉，并予以确认保护。斜方肌瓣的旋转长度予以评估（图18-12、图18-13）。在坏死骨被切除后，斜方肌瓣转至缺损区，修复口腔与皮肤缺损（图18-14、图18-15）。

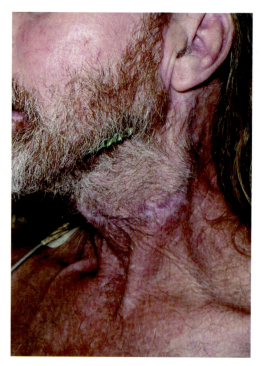

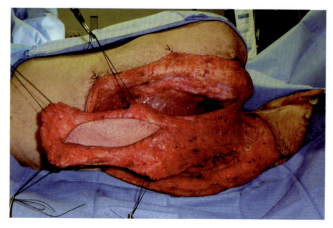

图18-3　斜方肌瓣被抬起，缝线便于更好地暴露皮瓣

图18-1　患者左颈部手术放疗后改变，下颌骨重建钛板暴露

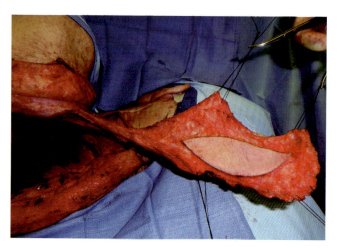

图18-4　评估皮瓣旋转后是否可达缺损区

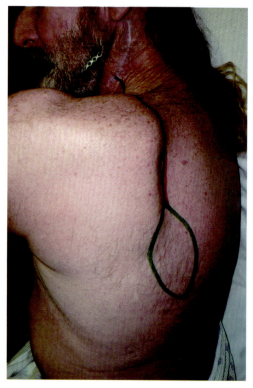

图18-2　延长的纵向斜方肌瓣设计

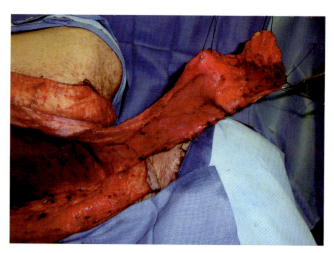

图18-5　斜方肌瓣深面的血管蒂

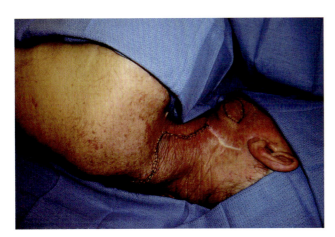

图18-6　斜方肌瓣固定在缺损区

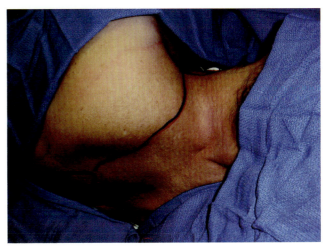

图18-9　皮瓣手术切口设计延伸至颈根部

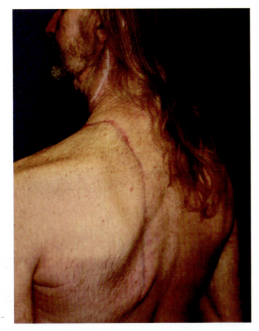

图18-7　术后供区与受区照片

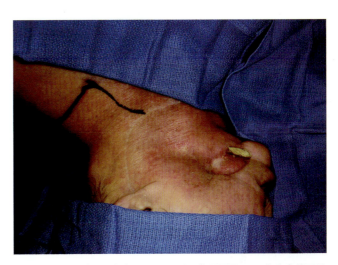

图18-10　患者因放射性骨坏死导致下颌骨暴露，口内外瘘的照片

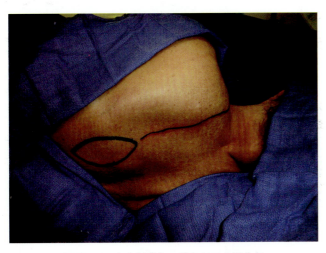

图18-8　患者侧卧位，并标记了皮瓣位置

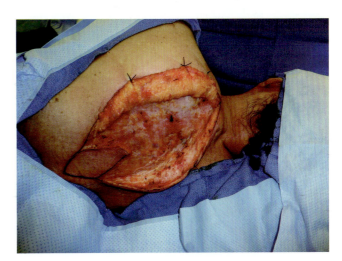

图18-11　皮肤翻开，找到斜方肌瓣，皮岛设计在下方

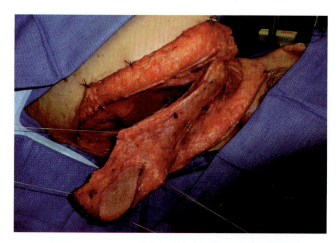

图18-12　斜方肌瓣制备完毕，旋转至头颈部缺损前

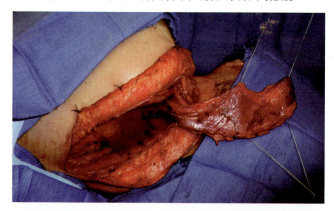

图18-13　评估皮瓣旋转，是否可到达缺损区

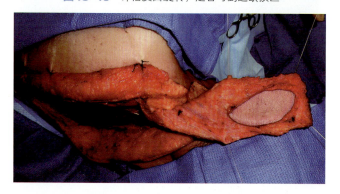

图18-14　旋转皮瓣，显露皮岛

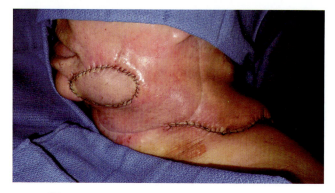

图18-15　斜方肌瓣固定在缺损区，关闭供区创面

病例2

　　一位60岁女性患者，因经久不愈的头皮伤口收治入院。既往有脑膜瘤多次手术治疗与放疗病史。这些治疗给她造成了难以愈合的头皮伤口，伴有皮肤缺损、颅骨坏死，并有骨膜暴露（图18-16）。在经过肿瘤多学科讨论后，决定采用姑息性局部瓣修补该头皮伤口。患者入手术室后，采用了俯卧位，这样既显露了颅骨伤口，又考虑到最后制备一个延长的斜方肌瓣（图18-17）。斜方肌皮瓣的画线设计，考虑到缺损区至轴点的距离，将该距离设计到背部斜方肌皮瓣所需的长度（图18-18）。皮瓣制备如之前所描述，先切开皮岛，确保皮岛在制备的斜方肌表面（图18-19）。然后在该瓣的近中部切开，并向上解剖至颈根部，找到背侧肩胛动脉（图18-20、图18-21）。在伤口清创后，将斜方肌瓣旋转至该区域用于修复伤口缺损（图18-22）。

（马春越　译）

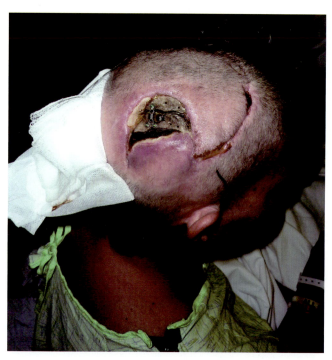

图18-16　患者因放疗与多次手术失败，造成的头皮顽固性创面

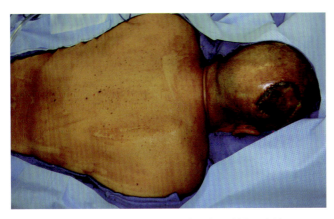

图18-17 患者俯卧位以制备延长的斜方肌皮瓣

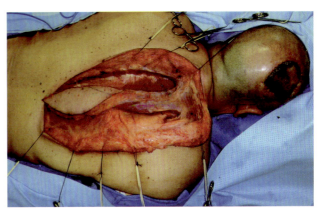

图18-20 斜方肌瓣旋转前最后显露皮瓣的全长

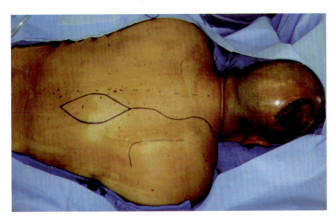

图18-18 皮岛与手术切口设计

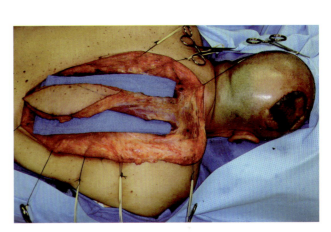

图18-21 旋转前皮瓣的全长

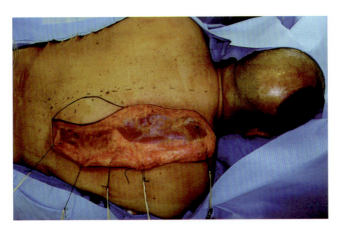

图18-19 斜方肌暴露，确认肌肉表面的皮岛

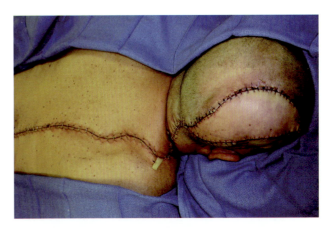

图18-22 斜方肌瓣固定与缺损区，关闭供区创面

参考文献

[1] Netterville JL, Panje WR, Maves MD. The trapezius myocutaneous flap dependability and limitations. *Arch Otolaryngol Head Neck Surg* 1987; 113:271–281.

[2] Conley J. Use of composite flaps containing bone for major repairs in the head and neck. Plast *Reconstr Surg* 1972; 49:522–526.

[3] Panje WR. The island (lateral) trapezius flap. Presented at the Third International Symposium of Plastic and Reconstructive Surgery; New Orleans, LA; April 29–May 4, 1978.

[4] Demergasso F. The lateral trapezius flap. Presented at the Third International Symposium of Plastic and Reconstructive Surgery; New Orleans, LA; April 29–May 4, 1978.

[5] Mathes SJ, Nahai F. *Clinical Atlas of Muscle and Musculocutaneous Flaps*. St. Louis, MO: Mosby. 1979. p. 396.

[6] Baek S, Biller HF, Krespi YP, et al. The lower trapezius island myocutaneous flap. *Ann Plast Surg* 1980; 5:108–114.

[7] Krespi YP, Oppenheimer RW, Flanzer JM. The rhombotrapezius myocutaneous and osteocutaneous flaps. *Arch Otolaryngol Head Neck Surg* 1988; 114:734–738.

[8] Netterville JL, Wood DE. The lower trapezius flap vascular anatomy and surgical technique. *Arch Otolaryngol Head Neck Surg* 1991; 117:73–76.

[9] Chen WL, Deng YF, Peng JS, et al. Extended vertical lower trapezius island myocutaneous flap for reconstruction of cranio-maxillofacial defects. *Int J Oral Maxillofac Surg* 2007;36:165–170.

第十九章
锁骨上动脉岛状皮瓣

近年来，锁骨上岛状皮瓣已经成为头颈部缺损修复重建的重要选择之一。对该皮瓣研究最早是卡赞·简（Kazan-jian）和康沃斯（Converse）两人，他们最初将其命名为肩峰皮瓣[1]。此后，该区域的解剖学研究有了显著的进展，使得该皮瓣的存活和可靠性有了明显的提高。兰伯迪（Lamberty）和柯马克（Cormack）[2]对该皮瓣作了进一步的研究，他们揭示了皮瓣的血管解剖结构，并证明该皮瓣的可靠性，但没有成为大多数外科医生的首选。帕鲁亚（Pallua）和他的同事们首次将该皮瓣命名为"锁骨上动脉岛状皮瓣"[3]，并对皮瓣的制备进行了改进，使得该皮瓣成为头颈部修复重建的重要选择。之后，有多篇文献报道了该皮瓣在头颈部与胸前区修复重建中的可靠性。

锁骨上动脉岛状皮瓣在面下部和颈部的修复重建中具有多种优势，在这些区域的修复重建手术中它常作为优先选择的皮瓣使用。其中一个主要优点：它是一种薄而柔韧的皮瓣。该特性使得它在进行面部或颈部表浅缺损的重建修复时，不会像肌皮瓣一样出现额外体积增加的状况。另一个优点是：它与缺陷区域皮肤的颜色十分匹配，并具有相似的纹理。在需要进行咽部修复重建、或在咽瘘修复术后、复发合并瘘口上方或下方存在软组织缺损的情况下，该皮瓣的柔韧性允许其被卷成管状进行缺损部位的修复。同时，锁骨上皮瓣也是一种比较容易制备的皮瓣。对于经验丰富的外科医生，制备皮瓣

的平均时间不超过1小时[4, 5]。此外，对于先前已经接受过颈淋巴清扫的患者，锁骨上皮瓣仍然是一种修复重建的可靠选择[6]。对于接受过多次手术，颈部的供区已无可用血管的复杂病例，该皮瓣仍不失为一种非常有吸引力的选择。

相对而言，锁骨上动脉岛状皮瓣缺点比较少。最主要的是：在确保供区一期关创的情况下，该皮瓣所能提供的组织量比较有限。另外一个缺点是：皮瓣的长度限制，理想的情况是尖端不要超过三角肌的附着点，一旦超过，其尖端将更依赖周围毛细血管灌注，易产生缺血坏死。

解剖

皮瓣的主要血供来源于锁骨上动脉，该动脉是颈横动脉的一个分支。锁骨上动脉可以在由胸锁乳突肌、颈外静脉和锁骨形成的三角区域内找到。该动脉离锁骨上方（3.0±0.7）cm，距胸锁关节（8.2±1.7）cm，距胸锁乳突肌背侧（2.1±0.9）cm[7]。该动脉平均直径为1.5 mm。

皮瓣的静脉回流由两条静脉组成。一条沿着动脉作为伴行静脉，最终汇入颈横静脉；另一条是颈外静脉的分支，并且汇入锁骨下静脉。

该皮瓣的皮岛可制备范围长22～30 cm，宽10～16 cm。该皮瓣的远心端最远可延伸至三角肌的中部略偏前方。皮瓣通常设计为梭形。

皮瓣制备

皮瓣的制备过程，如图19-1至图19-10所示。

- 患者处于侧卧位或仰卧位，同侧肩部向下侧倾。测量缺损区域并记录缺损的形状，将其转移标记同侧肩部的供瓣区。使用手持式多普勒仪，标记血管蒂的位置，并对颈横动脉和甲状颈干进行追踪。

- 皮瓣从远心端向近心端方向逐渐解剖游离。

- 在皮瓣的远心端处，切开皮肤至三角肌表面筋膜。从内侧开始沿筋膜下翻瓣至锁骨中1/3。

- 在该区域，可能会遇到一些三角肌至皮肤的穿支血管。这些穿支可以用双极电凝切断。

- 沿着皮岛周围的设计线切开皮肤。应注意：切口深度不应过深，这样可以使血管蒂免受损伤。

- 如果用无影灯透照，可以透过皮岛看到血管蒂。

- 使用钝性分离和双极电凝相结合的方法，在皮瓣内侧继续解剖。

- 一旦解剖至血管蒂，就可以看到大的优势静脉和较小的伴行静脉；如果第二条静脉来自颈外静脉，将会限制皮瓣旋转角度，可以用静脉夹暂时阻断其血流，并等待几分钟观察皮瓣，如果皮瓣没有出现静脉回流障碍，可将其牺牲。

- 在内侧和后侧进行翻瓣时，可能会遇到小动脉和静脉，通常是背侧肩胛动脉分支，如果它限制了

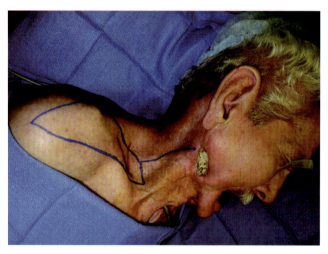

图19-1　放射性骨坏死伴下颌骨暴露的患者术前图像

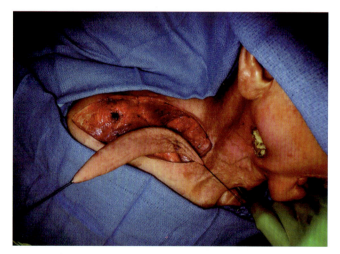

图19-3　掀起锁骨上动脉岛状皮瓣

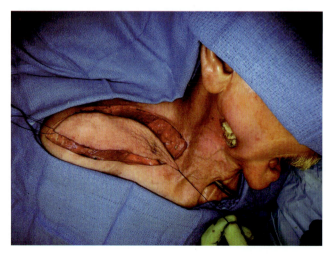

图19-2　解剖游离锁骨上动脉岛状皮瓣周缘

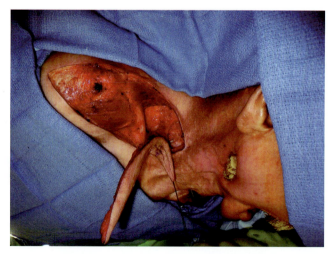

图19-4　锁骨上动脉岛状皮瓣血管蒂的显露

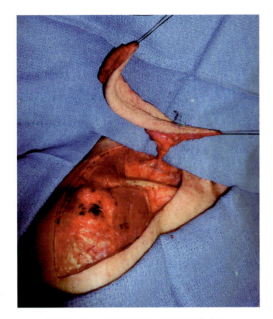

图19-5　解剖完成后血管蒂长度充足

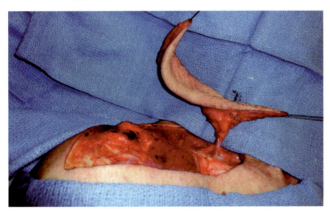

图19-6　从另一角度对锁骨上动脉岛状皮瓣进行观察

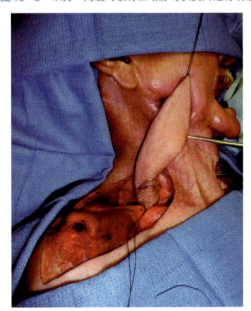

图19-7　评估皮瓣向缺损旋转的角度

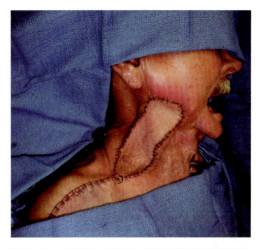

图19-8　皮瓣植入缺损区，修复皮肤缺损并覆盖了暴露的下颌骨

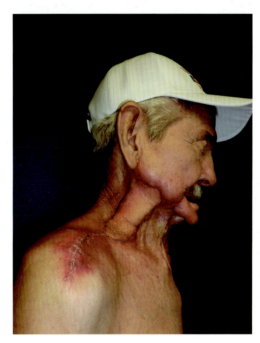

图19-9　修复术后早期的效果

皮瓣的旋转角度，可以将其结扎后离断。

- 皮瓣及其血管蒂被完整游离后，应注意检查皮瓣旋转至缺损区有无张力。如果皮瓣能够在没有任何阻力的情况下到达缺损区，就无需再进一步解剖。如果存在张力或皮瓣伸展不足，可以尝试沿着血管蒂的基底部进行解剖，以便增加皮瓣伸展和旋转的自由度。

- 可以通过切开并游离皮瓣供受区间皮肤的方式，来为转移皮瓣提供通路，如果有需要，也可以

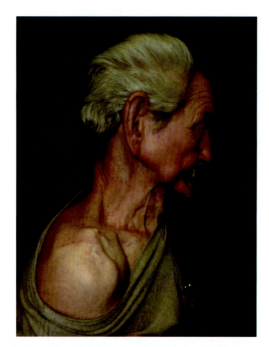

图19-10　重建术后远期情况，注意：皮瓣与周围区域皮肤颜色的对比

通过穿隧道的方式，将皮瓣转至受区。

- 如果选择穿隧道的方式，蒂部去除皮肤时要非常小心，确保整个皮瓣不受损伤。同样需要注意的是：需要确保隧道有充足的宽度。如果隧道太窄，可能会导致血管蒂受压迫，从而导致皮瓣失败。
- 在大多数情况下，供区的创面可以一期缝合，只有在极少数情况下需要植皮修复。
- 在关闭供区缺损之前，应该广泛地游离前后方的组织。一般需要在两侧的皮肤边缘进行充分的游离，确保在关创时没有明显的张力。
- 皮瓣的放置方式是由缺损部位所决定的。

特殊情况

锁骨上动脉岛状皮瓣最显著的优势：皮瓣的颜色和质地，包括皮瓣的厚度都较薄，是需要大量薄而柔韧的组织进行颈部或面部表浅缺损重建修复时的理想皮瓣，尤其是适合烧伤后瘢痕挛缩患者的重

建修复。皮瓣制备后要想保证供区能在一期缝合，其最大制备宽度为16cm，如果受区需要更大的组织量，应该考虑供区组织植入扩张器进行预扩张。

可以持续地扩张锁骨上区组织，直至获得足够的组织量。扩张完成后，患者将再次进入手术室进行最终的修复重建。移除供区组织内的扩张器，并按照前述的方法制备皮瓣。

优点

锁骨上动脉岛状皮瓣具有许多优点：该瓣皮肤的颜色和纹理与周围区域非常相似，成为头颈部缺损重建修复的理想选择。此外，该区域没有毛发也使其成为重建头颈部的优点。锁骨上动脉岛状皮瓣还具有易于制备的特点，通常只需不到一小时即可完全游离皮瓣。此外，皮瓣供区容易隐蔽在日常的衣物里。这些优点和可靠性使锁骨上动脉岛状皮瓣成为颈部和面下部缺损重建修复的重要选择理由。

缺点

该皮瓣最大的缺点是它属于薄皮瓣。通常在修复头颈部因肿瘤手术造成的缺陷时，需要额外的组织体积来修复缺损部位。鉴于这是一个筋膜岛状皮瓣，它不能完全充填复杂缺损区体积，而且在需要大量组织修复情况下，如果该皮瓣供区没有进行预扩张，其能提供组织量的长度与宽度都会较为有限。

术后并发症

对于该皮瓣或者说其他任何皮瓣最严重的并发症是：皮瓣部分或全部坏死。请牢记：这是一个局部轴型皮瓣，皮岛的远心端最容易发生部分缺血和坏死。在该皮瓣可靠性存疑的情况下，外科医生可以选择修剪部分远心端，直到出现可靠的组织出血为止。

在先前已经进行过头颈部恶性肿瘤放疗的患者中，皮瓣供区可能会存在一些意外的问题。在这种情况下最常遇到的并发症是：皮瓣供区的开裂。在大多数情况下，可以用从湿敷逐渐过渡到干敷来处理开裂区，但在极少数情况下，需要用更快速的手段来处理锁骨暴露的问题。在接受过放射的患者中，让暴露的锁骨二期愈合最终可能会进展为骨坏死，考虑到这种潜在的并发症，应在手术中及时进行清创和一期缝合来消除骨暴露。

最后，患者需要了解皮瓣供区瘢痕增生的可能性。瘢痕增生的风险通常与关创时的张力有关。当在消除张力的情况下进行供区关创时，瘢痕增生的风险最小；而如果有张力，瘢痕增生的风险会增加。

病例1

一位65岁的高加索白人男子，因左颈部大面积口咽皮肤瘘，需要进行修复重建手术（图19-11）。该患者有左扁桃体鳞状细胞癌病史，最初接受过放射治疗，放射剂量总共72Gy。完成放疗后，他接受了二期的改良根治性颈部淋巴结清扫术。

后来，该患者左下颌骨出现了放射性骨坏死（ORN），需要经颈部入路进行手术探查和清创。手术后缺损持续扩大，并多次局部组织瓣修复，但都

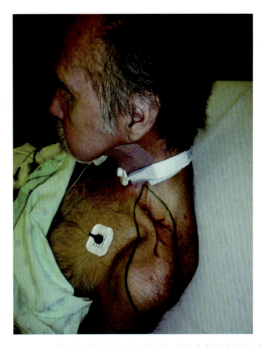

图19-12　用于修复缺损的大面积锁骨上动脉岛状皮瓣的血管标记

以失败告终。医生与患者讨论了缺损区情况的复杂性和游离瓣转移修复的可能性后，鉴于患者的整体状况，最终确定使用锁骨上动脉岛状皮瓣进行重建修复。锁骨上皮瓣在咽侧进行了折叠来修复内侧缺损，皮瓣的其余部分替换了缺失的颈部皮肤组织。

皮瓣的设计：在缺损的同侧，术中再次使用手持多普勒确认血管蒂（图19-12、图19-13）。然后从三角肌的远心端方向开始，沿四周切开皮肤，并向内侧朝向血管蒂和缺损部位进行解剖（图19-14、图19-15）。将皮瓣解剖至颈横动脉并充分游离（图19-16），确保能无张力旋转（图19-17）。皮瓣的一小块皮肤区域被去除上皮，然后植入缺损中，折叠修复了咽部缺损，其余部分修复了颈部缺失的皮肤。最后供瓣区组织关创（图19-18）。

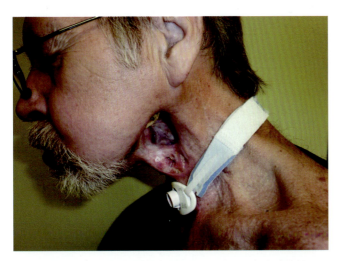

图19-11　放化疗后患者出现大面积复杂口咽部皮肤缺损

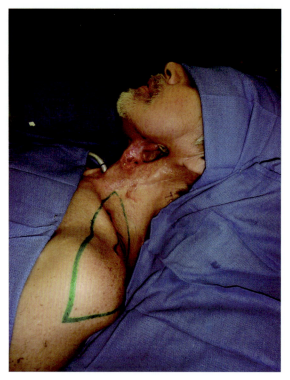

图19-13　手术区域与皮瓣设计

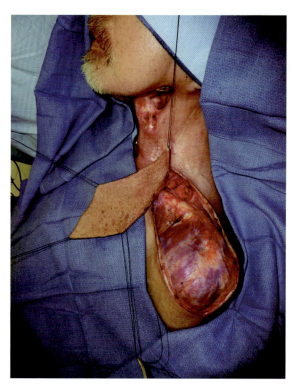

图19-15　完成皮瓣制备并旋转

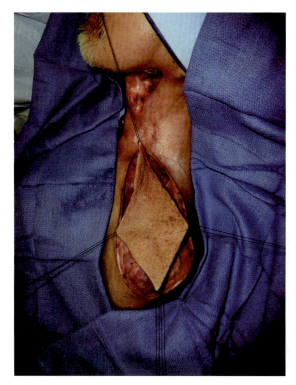

图19-14　锁骨上动脉岛状皮瓣周围切开

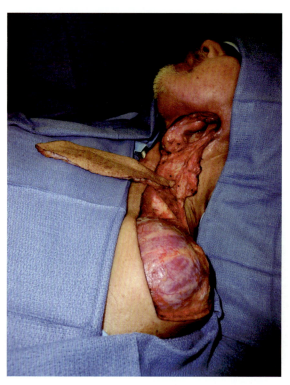

图19-16　在皮瓣转移前充分暴露皮瓣的血管蒂

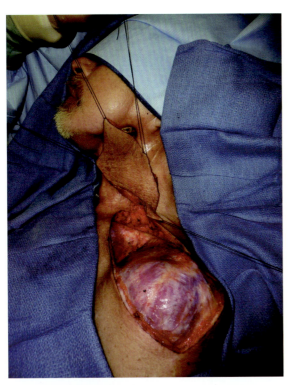

图19-17 评估皮瓣旋转进入缺损部位的角度

病例2

  一位25岁的非洲裔男性，因复发性大面积颈部瘢痕疙瘩进行了治疗（图19-19）。他曾多次在其他医疗机构进行瘢痕疙瘩的切除，包括使用低剂量放射治疗，但都失败。

  通过检查他的面部、颈部以及前后部躯干，发现许多瘢痕疙瘩限制了皮瓣的制备使用。考虑到在供区部位形成额外瘢痕疙瘩的风险，外科医生放弃使用较薄的游离皮瓣与植皮的治疗方式。随后与患者讨论了使用锁骨上动脉岛状皮瓣进行修复的可能性，这是在检查了双侧肩部区域后做出的慎重决定。尽管该区域有一些瘢痕疙瘩，但仍有制备两个皮瓣来修复缺损可能。同样重要的是：供区可以一期缝合，同时双侧供区可以在术后，根据标准的顽固性瘢痕疙瘩治疗方案进行放射线照射。

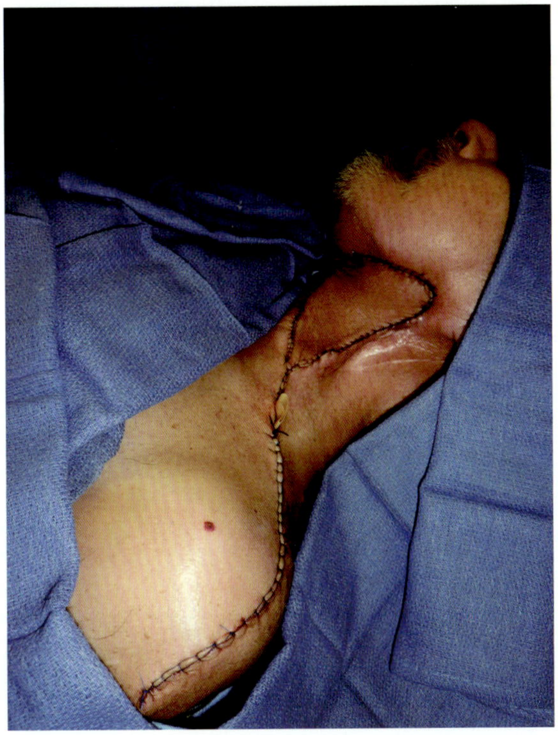

图19-18 植入缺损部分的折叠皮瓣，部分皮瓣修复咽部缺损，其余部分覆盖外侧创面

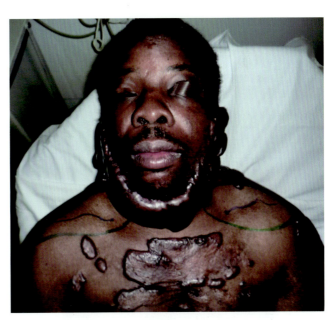

图19-19 患有多个大瘢痕疙瘩患者，手术和放疗均无效

　　双侧锁骨上动脉岛状皮瓣的设计需要十分小心，以避开该区域存在的瘢痕疙瘩（图19-20、图19-21）。在切除瘢痕疙瘩并制备完成受区床后，制备皮瓣。右侧锁骨上动脉岛状皮瓣通过隧道至缺损部位，左侧旋转至缺损部位（图19-22至图19-26）。修复术后远期的患者的照片显示出面部外观有了显著改善（图19-27、图19-28）。

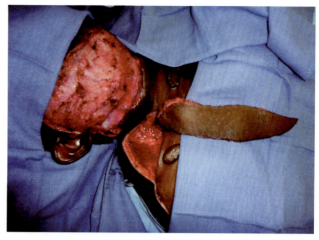

图19-22　转移前面部皮肤缺损和皮瓣的制备

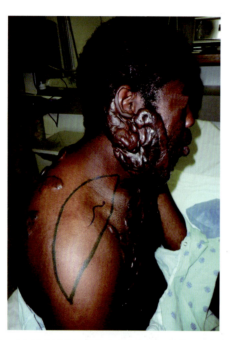

图19-20　在切除广泛的面部瘢痕疙瘩之前设计锁骨上动脉岛状皮瓣

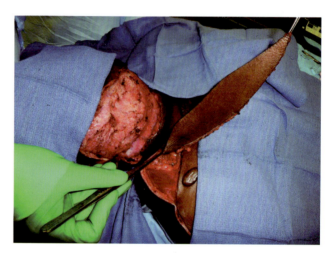

图19-23　转移前右侧皮瓣的旋转角度评估

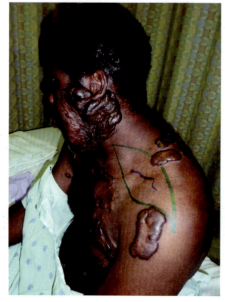

图19-21　左侧肩部的情况，设计了锁骨上皮瓣

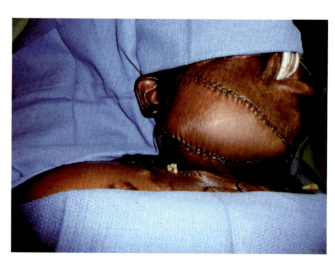

图19-24　右侧皮瓣植入面部缺损

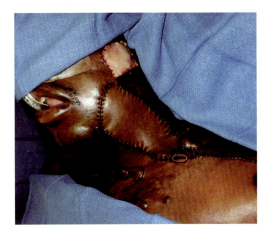

图19-25 左侧皮瓣植入面颈部缺损

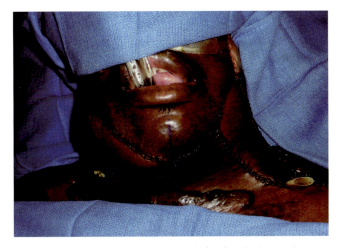

图19-26 切除瘢痕疙瘩后，重建面部缺损的正面观

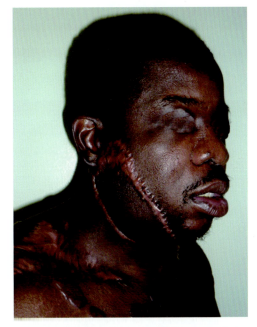

图19-27 重建面部缺损的远期效果，周围组织与锁骨上动脉岛状瓣的颜色匹配良好

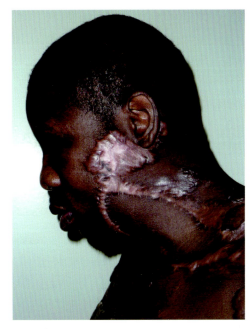

图19-28 锁骨上动脉岛状瓣重建左侧面颈部

病例3

一位75岁的白人男性，因口底鳞状细胞癌（SCCA）术后复发转诊。他曾接受过口底肿瘤的扩大切除，右侧根治性颈淋巴清扫，左侧选择性颈淋巴清扫及术后的放疗。在检查时，医生发现在口底靠近下颌骨的部分有一小块肿瘤复发，但没有侵袭下颌骨。鉴于他之前的治疗经历和目前的疾病状态，决定口底肿物局部扩大切除+下颌骨边缘性切除+锁骨上动脉岛状皮瓣修复术。手术前患者的外观如图19-29所示。手术入路是下唇正中入路（沿着之前切口的瘢痕，注意：左肩的暴露与图19-30中标记的皮瓣）。

如图19-31所示，以标准方式制备皮瓣，然后旋转至缺损区，并确认皮瓣转移后伸展距离是否足够（图19-32）。然后将皮瓣植入缺损区皮下那部分，去上皮，如图19-33所示。

唇部切口、颈部和供瓣区关创（图19-34）。术后早期患者的状况如（图19-35）所示。

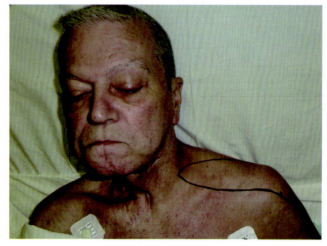

图19-29　前口底癌手术和放疗后复发的患者进行锁骨上动脉岛状瓣重建的设计

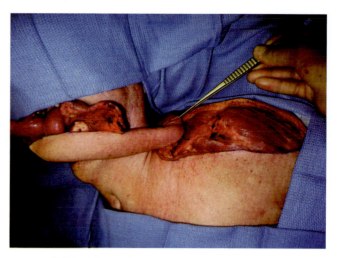

图19-32　评估修复口腔缺损皮瓣所需旋转角度

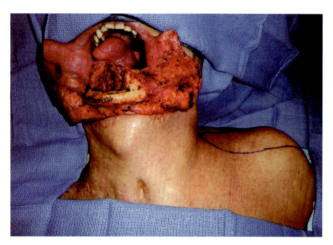

图19-30　完成切除口底复发肿瘤

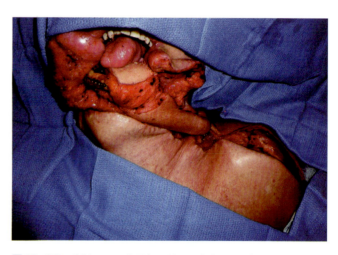

图19-33　皮瓣置入口底缺损，关闭面部创面之前的状态，颈部皮瓣去除表皮

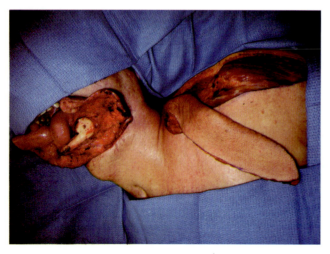

图19-31　转移到口腔前制备完成的锁骨上皮瓣

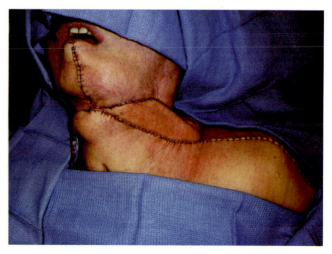

图19-34　颈部锁骨上皮瓣供区一期缝合

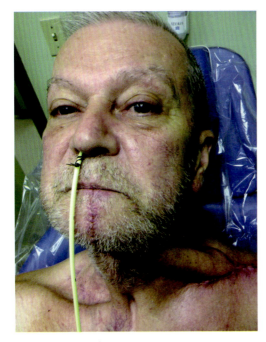

图19-35 患者术后的早期照片，颈部皮瓣外形良好

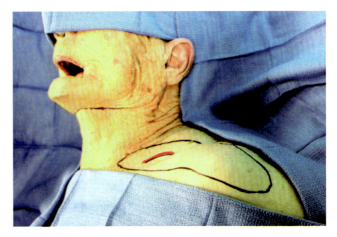

图19-36 设计锁骨上动脉岛状瓣修复口腔缺损

病例4

85岁女性，在大范围切除前口底的鳞癌后的第3年来就诊。之前她接受了下颌骨节段切除术、口底肿物扩大切除术和双侧选择性颈部淋巴结清扫术。考虑到她的年龄、预期寿命和对手术的耐受性，她和家人选择进行创伤最小的手术治疗方式，决定使用局部组织瓣进行重建。3年后，癌症的治疗很成功，但她对嘴唇外形、语音不清以及无法使用义齿感到不满意（图19-36）。

这次的重建修复准备使用锁骨上动脉岛状皮瓣修复前下颌骨区域软组织缺损，并同期使用非血管化髂骨瓣移植修复硬组织缺损（图19-37）。术中制备的皮瓣非常厚（制备比正常皮下脂肪组织更大范围的组织量），并旋转到预计的缺损区域，确保在关创后时有足够的伸展长度，尽可能减小张力（图19-37、图19-38）。皮瓣穿过颈部隧道的部分被去除上皮（图19-39）。之后将皮瓣与下颌骨骨重建一起植入缺损区（图19-40）。患者的术后愈合良好。她对这次的重建修复非常满意（图19-41、图19-42）。

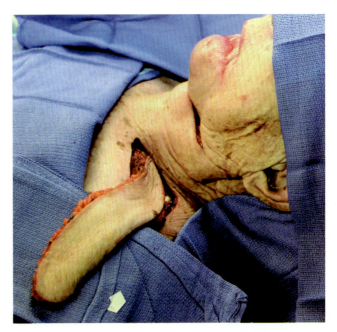

图19-37 转移前锁骨上动脉岛状瓣完成制备

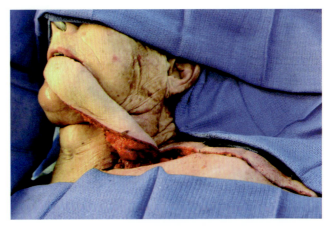

图19-38 评估皮瓣到口腔缺损的距离

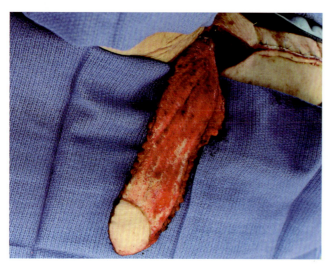

图19-39　穿过皮肤隧道部分去上皮，皮瓣用于修复口腔缺损

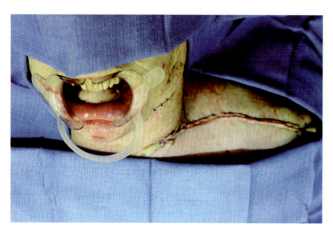

图19-40　皮瓣植入口腔内，供瓣区关创

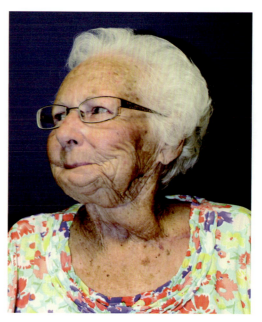

图19-42　颈部的外观，瘢痕不明显

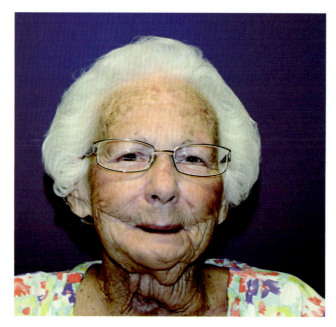

图19-41　术后远期面部外观

病例5

　　59岁的白人男性，有扁桃体癌病史。在放化疗失败后，患者被转诊进行外科手术挽救：他有巨大的颈淋巴结转移，侵犯了颈外动脉和其他颈部血管，同时原发部位也出现了复发。他接受了复发灶广泛切除术和颈部淋巴结清扫除术，包括颈外动脉及其分支以及颈内静脉系统的切除（图19-43）。鉴于颈部血管大量缺失而锁骨上血管仍然留存，医生决定使用锁骨上动脉岛状皮瓣重建他的缺损。在同侧颈部设计并标记皮瓣，如图19-44所示。皮瓣游离，解剖并分离血管蒂（图19-45、图19-46）。然后将皮瓣旋转到缺损处，并将要通过皮下隧道的区域去除上皮（图19-47）。然后完成皮瓣移植并关闭颈部和供瓣区缺损（图19-48）。图19-49显示了患者在术后早期，随访中良好的口咽皮瓣轮廓。

病例6

　　一位83岁的高加索白人女性，经历了全喉切除术，并同期进行前臂游离皮瓣修复咽部缺损。术后她顺利的接受了放疗。治疗后该患者的情况一直保持稳定，1年前，逐渐出现了吞咽困难。在修复重建术前，她进行了为期数周供瓣区皮肤预扩张，扩张效果比较理想。然后，医生将预扩张皮瓣修复口咽，增加她口咽与食管的直径，使让她能顺利地吞咽食物。手术计划和设计如图19-50所示。切开颈部挛缩瘢痕并松解，松解后咽前部出现缺损（图19-51）。随后将皮瓣旋转到缺损部位，之后修复缺损的右咽侧壁（图19-52、图19-53）。然后将皮瓣的皮肤边缘推进到左咽壁，并植入。最后关闭颈部和供瓣区（图19-55）。她很好地耐受了时间较短的手术过程，并且在言语训练后恢复了经口摄入食物的能力（图19-56）。

　　　　　　（曹　巍　张　煦　译）

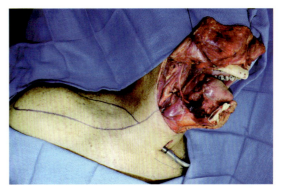

图19-44　设计用于修复咽部缺损的锁骨上动脉岛状瓣

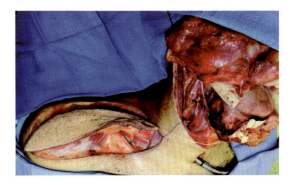

图19-45　皮瓣制备

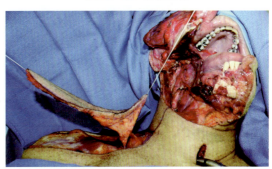

图19-46　皮瓣与血管蒂的制备完成

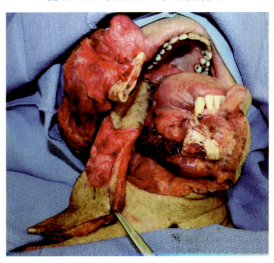

图19-47　皮瓣置入缺损区，中段去上皮

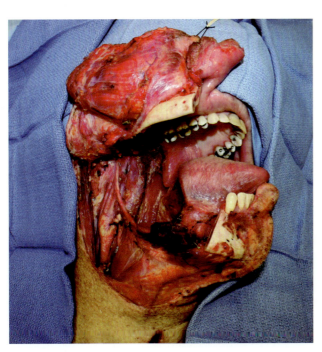

图19-43　放化疗失败后口咽复发的患者缺损情况

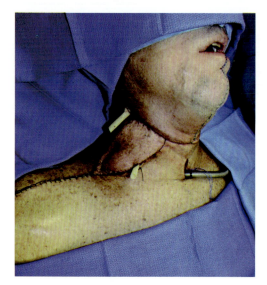

图19-48   缺损和供瓣区关创

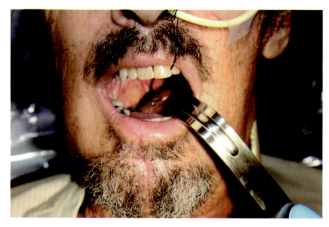

图19-49   重建咽部的口内外形态

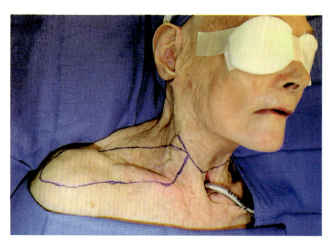

图19-50   咽部狭窄患者锁骨上动脉岛状瓣的设计

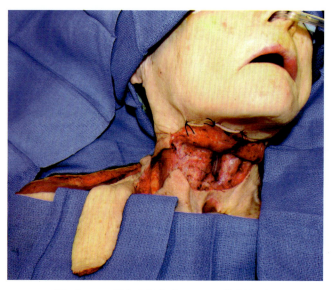

图19-51   游离咽部皮肤，显示咽前壁的缺损

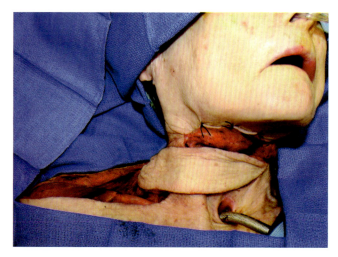

图19-52   在修复咽部狭窄之前评估皮瓣的旋转角度

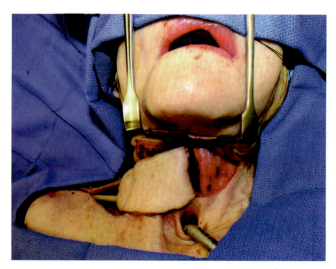

图19-53   皮瓣植入咽壁形成新的咽前壁

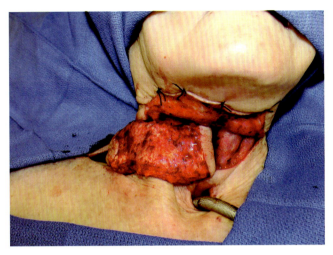

图19-54 皮瓣的中段去上皮,被颈部皮肤覆盖

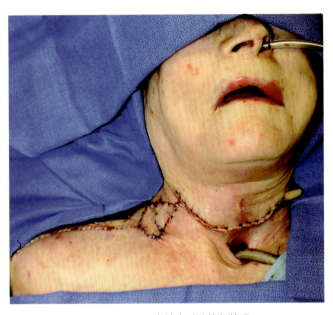

图19-55 手术结束时的修复情况

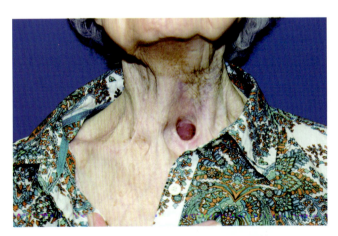

图19-56 恢复经口进食能力的患者远期效果

参考文献

[1] Kazanjian VH, Converse JM. *The Surgical Treatment of Facial Injuries*. Baltimore: Williams & Wilkins, 1949.

[2] Lamberty BGH, Cormack GC. Misconceptions regarding the cervico-humeral flap. *Br J Plast Surg* 1983; 36:60–63.

[3] Pallua N, Machens HG, Rennekampff O, et al. The fasciocutaneous supraclavicular artery island flap for releasing postburn mentosternal contractures. *Plast Reconstr Surg* 1997; 99:1878–1884.

[4] Levy JM, Eko FN, St. Hilaire H, et al. Posterolateral skull base reconstruction using the supraclavicular artery island flap. *J Craniofac Surg* 2011;22:1751–1754.

[5] Alves HR, Ishida LC, Ishida LH, et al. A Clinical experience of the supraclavicular flap used to reconstruct head and neck defects in late-stage cancer patients. *J Plast Reconstr Aesth Surg* 2012; 65(10):1350–1356.

[6] Su T, Pirgousis P, Fernandes R. Versatility of the supraclav-icular island flap in head and neck reconstruction of ves-sel depleted and difficult necks. *J Oral Maxillofac Surg* 2013;71(3):622–627.

[7] Pallua N, Noah EM. The tunneled supraclavicular island flap: an optimized technique for head and neck reconstruc-tion. P*last Reconstr Surg* 2000; 105:842–851.

第二十章
内乳动脉穿支皮瓣

介绍

内乳动脉穿支皮瓣（internal mammary perforator flap，IMAP）用于头颈部缺损修复重建的时间较晚。2000年，Kalender及其同事首次报道了应用内乳动脉穿支皮瓣修复乳房缺损[1]。随后，该皮瓣作为岛状皮瓣修复胸壁放射性骨坏死导致的胸壁缺损[2]。Yu是首位报道应用内乳动脉穿支皮瓣修复头颈部缺损的学者之一，报道了应用该皮瓣修复气管造口缺损[3]。随后，Neligan也报道了一例应用该皮瓣修复大面积颈部缺损的病例[4]。

自内乳动脉穿支皮瓣被首次报道以来，很多研究已进一步阐明了该区域的血管分布情况，以及穿支血管向前胸壁的血流灌注情况[5, 6]。这些研究对该皮瓣的深入剖析，使得应用该皮瓣修复头颈部各种缺损变得更具可行性和可靠性。

内乳动脉穿支皮瓣修复头颈部缺损有诸多优点。该皮瓣常用于颈部放疗后皮肤不愈合的患者与喉切除术后咽皮肤瘘的患者。这些缺损重建的指导原则是修复瘘管，同时尽量减少对气管造口的阻塞。

内乳动脉穿支皮瓣是一个很好的候选皮瓣，不仅因为它远离放射区域，同时还是薄而柔韧的筋膜皮瓣。该皮瓣另外一个明显的优点是：它在修复瘘口并覆盖创面的同时，基本上不会涉及之前手术或放疗区域，使得重建手术变得更容易设计与操作。由于皮瓣供区隐蔽性好，大多数患者都能够接受。

内乳动脉穿支皮瓣的不足之处是：由于受到旋转半径的限制，一般只能修复颈前区，而很难应用于颈后区缺损的修复。

内乳动脉穿支皮瓣制备简单，在穿支血管穿出肌肉的层面仔细解剖，无需肌肉内剥离解剖穿支，能够快速地制备出具有充足组织量的皮瓣。

解剖

内乳动脉穿支皮瓣的血供来自于胸廓内动脉（又称内乳动脉）的穿支血管。该动脉是成对动脉，起源于锁骨下动脉的起始段，沿胸骨外侧约1cm的距离下行，最终移行为腹壁上动脉和肌隔动脉。皮肤血管穿支起源于内乳动脉前第5～6根肋间隙。穿支血管依次穿过肋间肌和胸大肌内侧肌纤维，侧向走行在皮下组织供应表面皮肤[5]。穿支动脉有伴行静脉。肋间神经的前皮支可以为皮瓣提供感觉神经支配[7]。穿支血管分段供应胸前区皮肤，范围从锁骨到乳下区，从中线到腋前线。尸体解剖研究明确了血管的解剖和灌注范围，单个穿支灌注的皮肤区域平均面积为13cm×7cm，第二穿支灌注皮肤区域面积可达16cm×9cm[8]。根据保留穿支数量不同，皮瓣制备面积从13cm×7cm到20cm×13cm不等。穿支动脉的平均直径为（1.3±0.5）mm，第二穿支的直径最大，平均为（1.6±0.5）mm[9]。基于内乳动脉第一和第二穿支皮瓣的性质，常用于修复颈前区缺损。

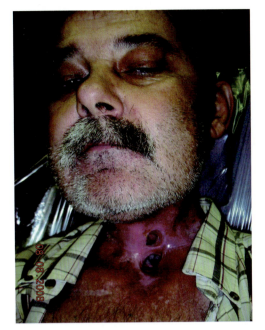

图20-1　胸骨上及胸骨内侧多发咽瘘的患者。颈部组织明显不健康，有手术和放疗病史

皮瓣制备

图20-1至图20-8展示了皮瓣制备过程。

- 患者处于仰卧位。皮瓣设计前，应用多普勒确认最可靠穿支及其肋间位置。另一种确认穿支位置和血管管径的方法是：彩色血流超声检查，同时还能追踪穿支进入皮肤的行程。

- 检查并测量缺损的位置和面积。利用手术巾上的细绳或其他细线，细线的一端放在主要穿支点体表投影上作为枢轴，另外一端放在缺损的最远处。注意：要保持细线处于自然而不是拉伸状态。若细线处于拉伸状态，将会损失测量长度，进而导致皮瓣不能覆盖到缺损最远端。

- 然后把细线最远处旋转至胸部并标记，这个点就是皮瓣制备的最远点。皮瓣的轴向可以设计成水平、垂直或倾斜等。最重要的是：要确保皮瓣的宽度和长度足够覆盖缺损，同时皮瓣的面积要在穿支血管的灌注范围内。

- 皮瓣制备可从远端开始，向穿支方向追踪并掀起，也可以直接从内侧穿支所在区域开始制备。

- 当解剖游离至穿支周围时，应在筋膜深面分离，沿穿支向血管近心端解剖。当解剖靠近穿

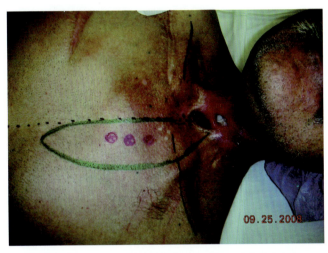

图20-2　标记内乳动脉穿支皮瓣，皮瓣设计为垂直方向

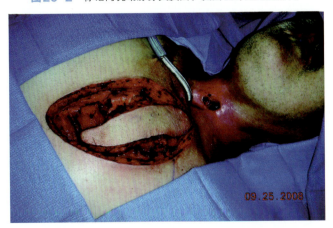

图20-3　抬起和旋转前已经切开的内乳动脉穿支皮瓣

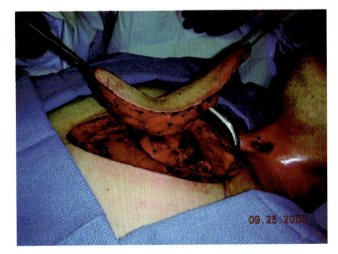

图20-4　旋转和移位前已经抬起的皮瓣

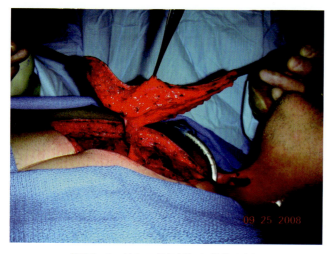

图20-5   抬起已经解剖好血管蒂的皮瓣

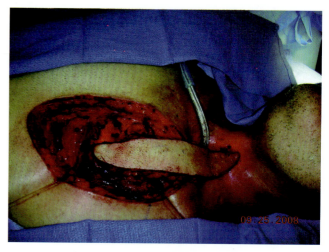

图20-7   向缺损部位旋进皮瓣

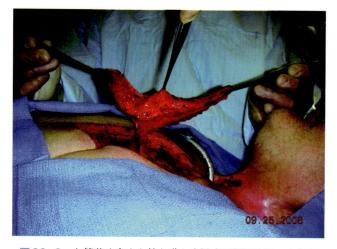

图20-6   血管蒂（穿支血管）进入皮瓣皮下组织的另一个视角

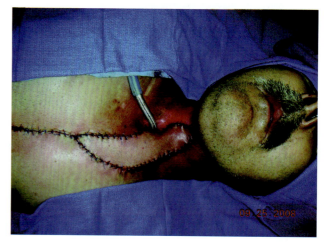

图20-8   皮瓣就位修复瘘口。值得注意的是：该皮瓣组织量不大，不会阻塞气管造口

支血管时，切记：要仔细分离以防损伤穿支。这时禁止使用电刀，但可继续使用双击电凝。

- 一旦明确了穿支血管的位置和管径大小，要再次确认皮瓣的设计。如果需要的话，皮瓣应该调整或重新设计，以便穿支处于更好的中心位置。
- 皮瓣设计确定，同时穿支解剖完成后，皮瓣的剩余部分就可以从筋膜下层面掀起来了。
- 此时，测试皮瓣的旋转和伸展范围。如果皮瓣能够在没有任何张力的情况下覆盖缺损，就不需要进一步解剖血管蒂。
- 如果皮瓣无法在无张力的情况下完全覆盖缺损

区域，就需在肌肉内朝向穿支的上级血管（如内乳动脉）进一步解剖穿支，以便延长血管蒂的长度，降低张力。

- 解剖暴露穿支的上级血管，将其发出、未穿入皮瓣组织内的其他分支进行分离、切断并结扎，进一步游离血管长度。
- 然后向近心端继续解剖血管蒂；下一个阻挡部位是肋骨的肋软骨。如果皮瓣仍然无法到达所需位置，可以切除肋骨的一部分进一步延长皮瓣的活动半径。
- 下一步决定如何将皮瓣转移到缺损区域。通常在皮瓣和缺损之间会有一段皮肤桥。可以采取制备隧道的方式转移皮瓣，或切开供体部位和缺损部位之间的皮肤桥，再放置皮瓣。

- 如果选择隧道的方式转移皮瓣，皮瓣经过皮肤桥下面这块区域，需要去除表皮，使用锋利的剪刀可以很容易地去除上皮层，并使真皮保持完整。
- 如果选择的转移方法是切开皮肤，需掀起皮肤桥皮瓣，两侧适当游离，以适应皮瓣通过时的宽度，然后再将皮瓣插入缺损区域。
- 供区创面可以通过局部游离松解后，直接拉拢缝合，一期关闭创面，供区常规放置引流管几天。

特殊情况

内乳动脉穿支皮瓣适用于无胸壁手术史的患者。若同侧胸前壁有手术切口，内乳动脉穿支皮瓣的制备将受限制。这时需要回顾患者病史并进行全面体查，评估可制备的皮肤量，更重要的是：评估供应皮瓣穿支是否完整和充盈。做过胸大肌皮瓣的患者仍保留完整穿支的可能性很小，并且取决于用于胸大肌皮瓣的切口，垂直切口的设计有可能保留完整穿支。

优点

内乳动脉穿支皮瓣应用于头颈部缺损修复的优势是：供区疤痕容易遮盖。对于喉切除术患者，该皮瓣的厚度也是优势之一。组织量肥厚的皮瓣存在部分阻塞气管造口的可能性。内乳动脉穿支皮瓣属于穿支皮瓣，因此不携带肌肉，只有皮肤、皮下脂肪和筋膜。该皮瓣的还有一个优点是：能最大程度地减少对颈部的手术解剖。这个优点在颈部放疗过的患者临床应用过程中尤为重要。

缺点

内乳动脉穿支皮瓣的主要缺点是：会影响女性

患者的美观。女性的胸部切口具有更高的瘢痕疙瘩形成风险。皮瓣的转移和供区创面的关闭，也可导致乳房的移位和扭曲。上述两点必须引起重视，并且在手术计划制订时与患者充分沟通。实际情况是，在大多数患者中，当考虑使用内乳动脉穿支皮瓣时，美容问题通常已经不那么重要了，因此缺点也仅仅是相对的。

病例1

68岁男性患者，放疗失败后进行救治性喉全切手术。术后常规随访中发现气管造口上方复发，被转诊再次进行救治性手术（图20-9）。如图20-10、图20-11所示，复发肿瘤切除后，咽部和皮肤缺损较为广泛。咽部缺损由管状塑形前臂皮瓣进行修复重建（图20-12、图20-13）。咽部缺损修复完成后，制备水平方向的内乳动脉穿支皮瓣（图20-14）。皮瓣由两个穿支提供血供（图20-15），检查并调整皮瓣旋转弧度，以确保无张力状态下修复喉部缺损（图20-16、图20-17）。如图20-18所示，术后数月可见患者的内乳动脉穿支皮瓣愈合良好，供区改变不明显。

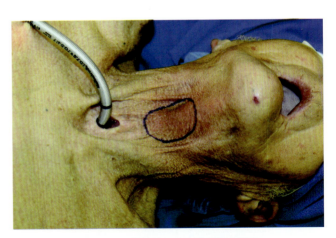

图20-9　气管造口上方肿瘤复发患者

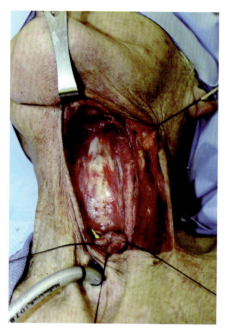

图20-10 挽救手术术后缺损的上界范围

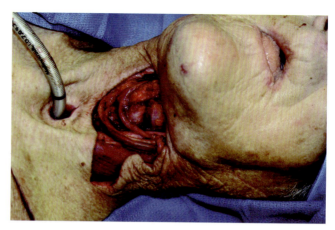

图20-13 前臂皮瓣完成咽部重建

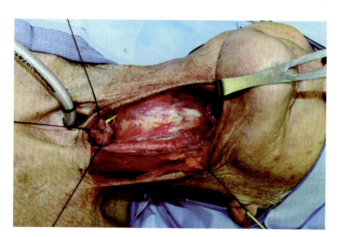

图20-11 缺损的下界

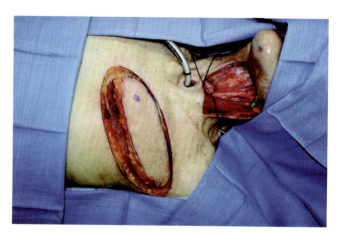

图20-14 掀起内乳动脉穿支皮瓣前

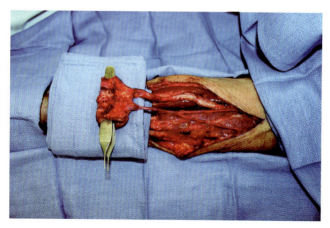

图20-12 管状塑形前臂皮瓣重建咽部

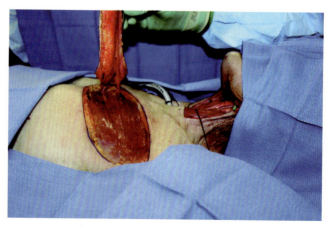

图20-15 掀起皮瓣后，皮瓣由两个穿支供血

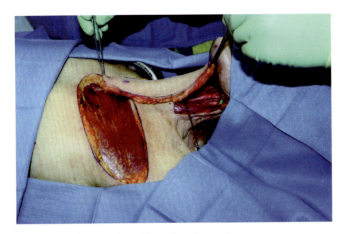

图20-16　旋转皮瓣可以达到颈部缺损

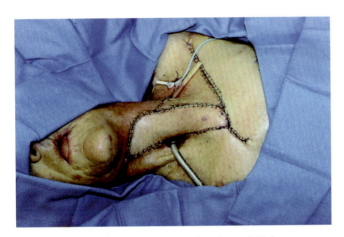

图20-17　置入皮瓣同时供区伤口一期缝合

病例2

　　70岁男性患者，非洲裔，转诊进行咽瘘修复术，患者保喉放射治疗失败后又进行喉全切和颈淋巴清扫术，术后出现咽瘘（图20-19）。咽瘘修复方案是：邻近旋转皮瓣修复咽壁缺损＋非放疗区质地较薄的内乳动脉穿支皮瓣覆盖，并修复皮肤缺损（图20-20至图20-22）。先用邻近旋转皮瓣完成第一层咽壁缺损的修补缝合，而后制备基于第三肋间的内乳动脉穿支供血、水平设计的内乳动脉穿支皮瓣（图20-23至图20-26）。完成解剖的肌间血管穿支具有良好的管径和长度，使得皮瓣可以容易地旋转到缺损部位（图20-27）。该患者获得了良好的重建效果，并且是以供区损伤较小的代价封闭了咽瘘。

（任振虎　译）

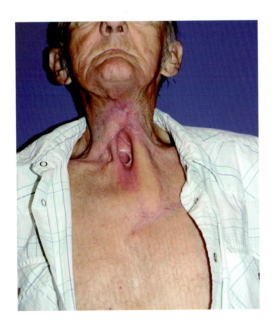

图20-18　颈部和供区的术后长期外观

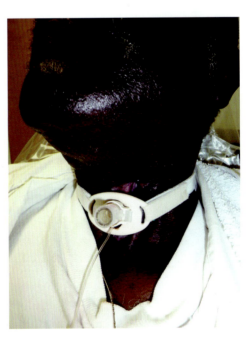

图20-19　一例造口上方咽瘘的患者

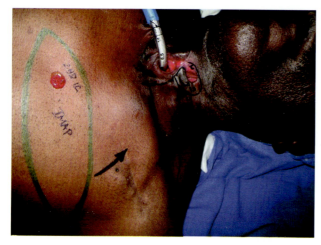

图20-20 标记水平方向的内乳动脉穿支皮瓣和瘘道部位的旋转皮瓣

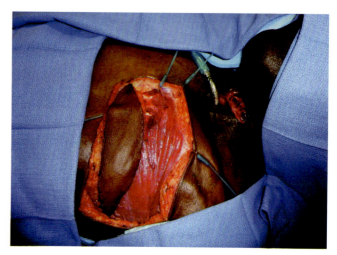

图20-23 制备内乳动脉穿支皮瓣前的切口线

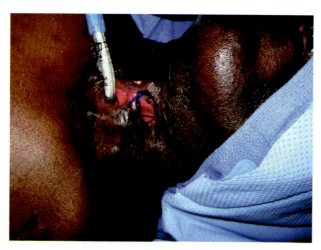

图20-21 旋转皮瓣的切口设计

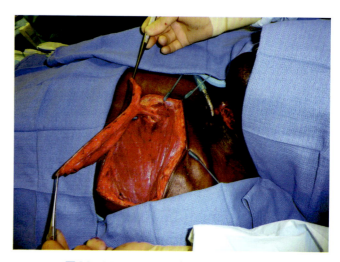

图20-24 提起皮瓣后，皮瓣血管蒂俯视观

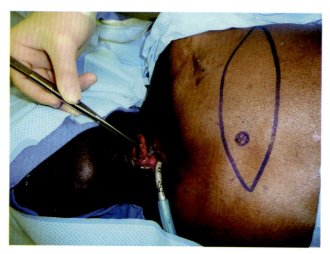

图20-22 松解瘘道周围组织，以便进行第一层缝合

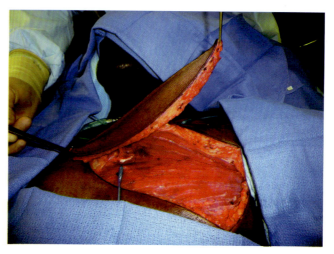

图20-25 胸大肌肌肉纤维中解剖血管蒂的内面观

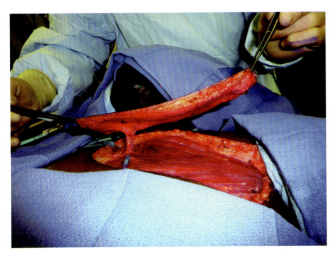

图20-26 内乳动脉穿支皮瓣展现出良好的血管蒂长度

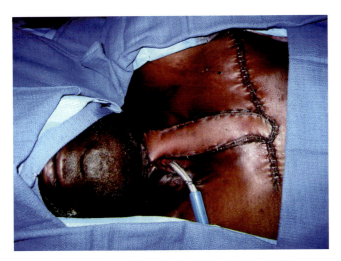

图20-27 皮瓣的嵌入修补缺损区和供区的一期缝合

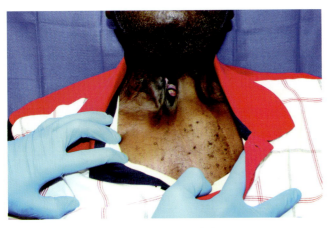

图20-28 咽部重建术后

参考文献

[1] Kalender V, Aydm H, Karabulut AB, et al. Breast reconstruction with the internal mammary artery pedicled fasciocutaneous island flap: description of a new flap. *Plast Reconstr Surg* 2000;106:1494-1498; discussion 9-500.

[2] Karabulut AB, Kalender V. Internal mammary artery pedicled island flap for the treatment of chest wall radionecrosis. *Plast Reconstr Surg* 2001;108:583-584.

[3] Yu P, Roblin P, Chevray P. Internal mammary artery perforator (IMAP) flap for tracheostoma reconstruction. *Head Neck* 2006;28:723-729.

[4] Neligan PC, Gullane PJ, Vesely M, et al. The internal mammary artery perforator flap: new variation on an old theme. *Plast Reconstr Surg* 2007;119:891-893.

[5] Vesely MJ, Murray DJ, Novak CB, et al. The internal mammary artery perforator flap: an anatomical study and a case report. *Ann Plast Surg* 2007;58:156-161.

[6] Rosson GD, Holton LH, Silverman RP, et al. Internal mammary perforators: a cadaver study. *J Reconstr Microsurg* 2005;21:239-342.

[7] Gillis JA, Prasad V, Morris SF. Three-dimensional analysis of the internal mammary artery perforator flap. *Plast Reconstr Surg* 2011;128:419e-426e.

[8] Schmidt M, Aszmann OC, Beck H, et al. The anatomic basis of the internal mammary artery perforator flap: a cadaver study. *J Plast Reconstr Aesthet Surg* 2010;63:191-196.

[9] Schellekens PP, Paes EC, Hage JJ, et al. Anatomy of the vascular pedicle of the internal mammary artery perforator (IMAP) flap as applied for head and neck reconstruction. *J Plast Reconstr Aesthet Surg* 2011;64:53-57.

第二十一章
耳重建

介绍

耳在面部外观中起着重要作用。虽然不如鼻的位置引人注意，但当耳缺失或缺损时，常易引起注意，对患者心理造成较大影响。

耳廓缺损的重建可简单也可复杂。重建的复杂性与缺损的大小和构成有关。在某些情况下，简单的皮片移植，能够修复小到中度的缺损；在其他情况下，复合缺损的重建将需要更为复杂的修复方式。

耳廓缺损的原因大致可分为创伤性（包括烧伤）、肿瘤性或先天性（图21-1a、图21-1b和图21-2）。在极少数情况下，感染也可导致继发性软骨缺失，并因此产生耳廓畸形。

本章将讲述与外耳重建的相关解剖学特点，回顾耳廓缺损的各种分类，最后讨论重建过程中各项细节。微型耳廓的重建在此不做讨论，因为在头颈外科中通常不会遇到这种情况，而小儿颅颌面外科医生则会遇到很多。

当涉及因肿瘤引起的缺损时，在选择重建方案前，应全面了解肿瘤组织学特征、肿瘤大小和淋巴结状态。对于需要做辅助放疗的患者，进行长时间多阶段的重建可能不是最理想的选择。同样，重建外科医生在做二期缺损重建时，也必须要考虑到这一点。

解剖

外耳解剖（耳廓）

- 耳在我们的面部美学中起着重要作用。外耳由皮肤包裹软骨，形成各种各样的凹凸结构，因此外耳的解剖结构是非常复杂的。

- 简单来说，我们可以将耳廓分成几大区域：耳轮和对耳轮，耳屏，耳甲和耳垂。

- 耳廓的外环是软骨耳轮，在其前面并与之平行、类似Y形的，称为对耳轮。在耳轮和对耳轮之间耳郭的上方，有块软骨凹陷区域，称为舟状窝。紧邻对耳轮之前的凹形区域是耳甲。在舟状窝和耳甲之间有两个凸起（脚）形成的小凹陷，这个空间称为三角窝。

- 耳廓前部与脸颊交界处是耳轮脚，其下方是耳屏。外耳道位于该区域，并与耳甲腔相邻。

- 耳廓的下部由耳垂构成，耳垂由脂肪和纤维组织组成，不含任何软骨（图21-3）。

- 耳在颅底上下和前后的位置关系很重要，因为他人可以感觉到与对侧耳朵的微小差异。平均头对耳的角度为31.1°，舟状窝与耳甲腔角度为106.7° [1]。

- 耳朵的动脉供应来自多个血管。前份血供由颞浅动脉的分支滋养；后份血供来自耳后动脉和枕动脉。静脉回流来自与上述动脉伴行的静脉。

- 外耳接受耳颞神经支配（前上1/3），耳大神经（前后下2/3），枕小神经（后上1/3），以及迷走神经的耳廓支，阿诺德的神经（外耳道底和耳甲腔）。

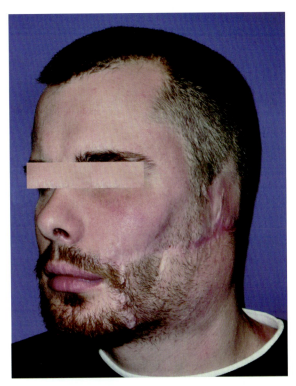

图21-1a　因车祸导致的耳朵缺失患者的视图

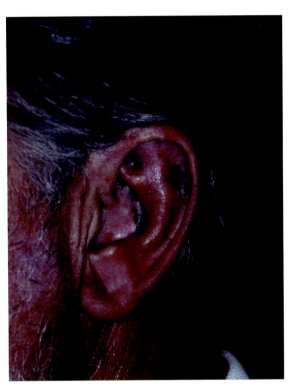

图21-2　左耳郭多部位黑色素瘤视图

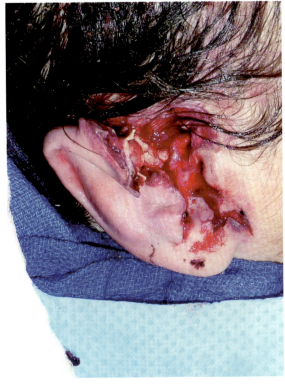

图21-1b　由于创伤耳郭接近离断；只剩下方蒂部

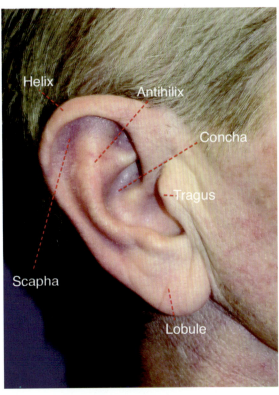

图21-3　耳郭各亚单位的标记

缺损分类

重建分类可以依据耳缺损特征和部位（如部分或全层厚度，或上、中、下 1/3 耳郭），或用外科技术来进行分类[2]，譬如"耳廓 1/3 获得性缺损"这样的描述，能让外科医生快速直观地了解缺损的位置与其修复的复杂程度。

重建方案

最常遇到的缺损是部分耳轮缺损。耳轮是耳朵最突出的部分，因此更容易受伤，特别是紫外线辐射，会诱发该区域皮肤发生恶性肿瘤。

以下部分将通过图例阐述各种因外伤继发缺损，或因肿瘤切除造成的缺损重建问题。

这些案例将展示修复这些不同缺损的重建方案。

上1/3缺损

病例1

一位78岁已经病理证实上耳轮鳞状细胞癌的白人男性患者，被转诊以进行修复评估和治疗（图21-4、图21-5）。标记切除范围，手术切除（图21-6）。然后评估缺损情况，以决定是否即刻修复。游离部分耳轮，去除Burrow三角（猫耳朵），将耳轮推进原位关创（图21-7）。

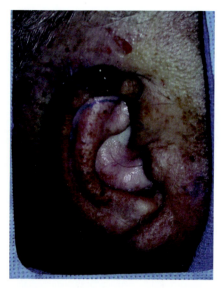

图21-4 耳轮恶性病灶切除范围标记线

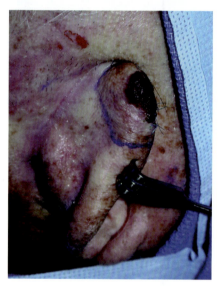

图21-5 耳轮病灶的后视图

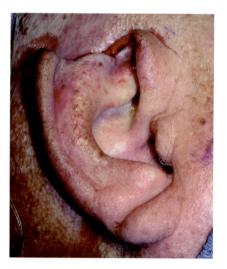

图21-6 切除病灶后缺损情况

病例2

　　一位85岁的男性患者，以耳轮病变就诊，后被确诊为鳞状细胞癌（图21-8）。该病灶按"V"形成馅饼形状切除，以便在没有明显外部缺陷的情况下原位关闭创面（图21-9）。病灶切除后，创面可以直接拉拢缝合（图21-10）。

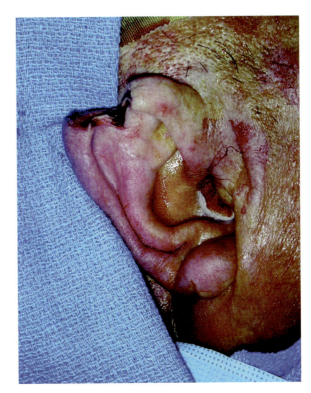

图21-9　切除病灶后缺损

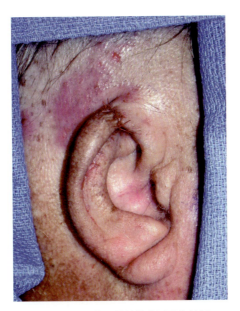

图21-7　游离耳轮并推进以原位关创

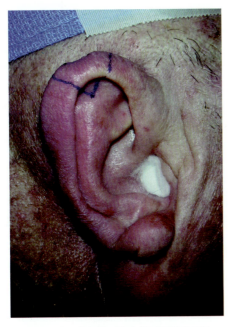

图21-8　准备将耳轮病灶V形楔状切除

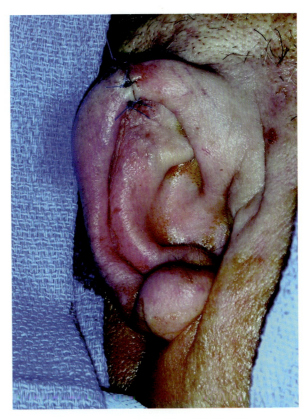

图21-10　缺损原位修复，耳外形改变最小

病例3

　　一位年轻男子，因机动车事故，致外耳上中部缺失。被撕脱的耳廓在经过去上皮后，埋入后上方的软组织中（图21-11）。二期，将埋进去的耳朵分离出来，在后部和上部植皮，耳廓重新获得附着（图21-12至图21-16），进行皮片移植和塑形，耳部术后早期外观令人满意（图21-15）。

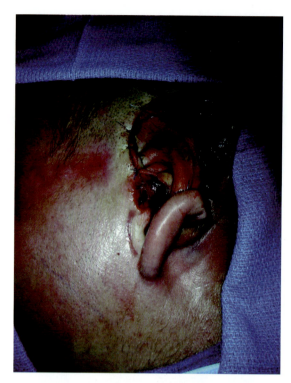

图21-13　耳郭形态良好，制备后耳替代组织瓣

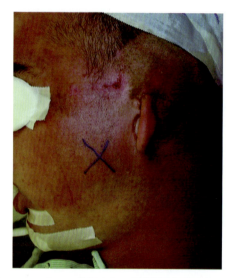

图21-11　左耳因前期外伤，将撕脱耳郭埋入软组织袋后

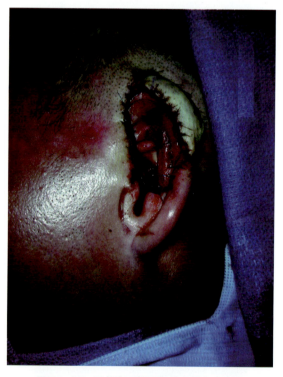

图21-14　耳轮和耳郭后部的全厚皮片移植

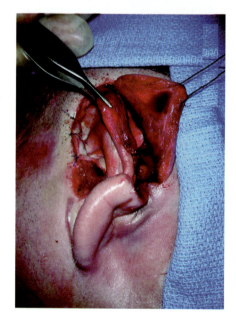

图21-12　显露埋藏的耳朵，可见耳朵有良好血供

18）。术后短期复查，耳朵外观良好，无明显轮廓畸形（图21-19）。

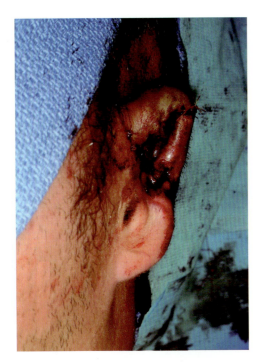

图21-15 移植皮片后的耳廓正面观

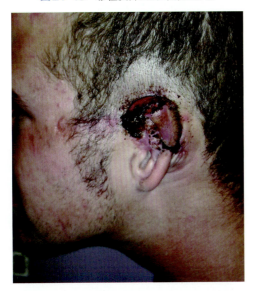

图21-16 耳廓再植后近期照片，可见皮肤移植部位毛发生长

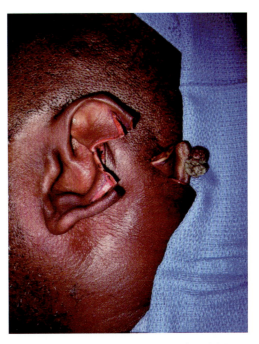

图21-17 耳廓大范围Ⅴ形切除，完成推进皮瓣的设计并切开

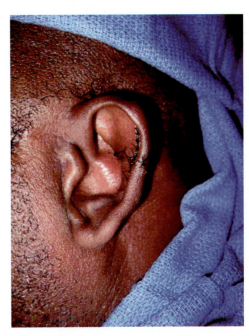

图21-18 保留外形的耳郭缝合

中1/3缺损

病例4

一位中年非洲裔美国男性患者，因耳轮中间有一个长期不愈的外生性病变就诊（图21-17）。术中病灶被楔形切除，并沿耳轮线做松弛切口（图21-

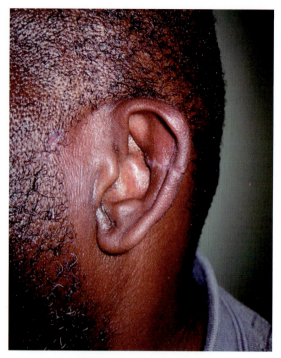

图21-19 术后近期照片显示耳廓形态正常,无明显大范围切除的痕迹

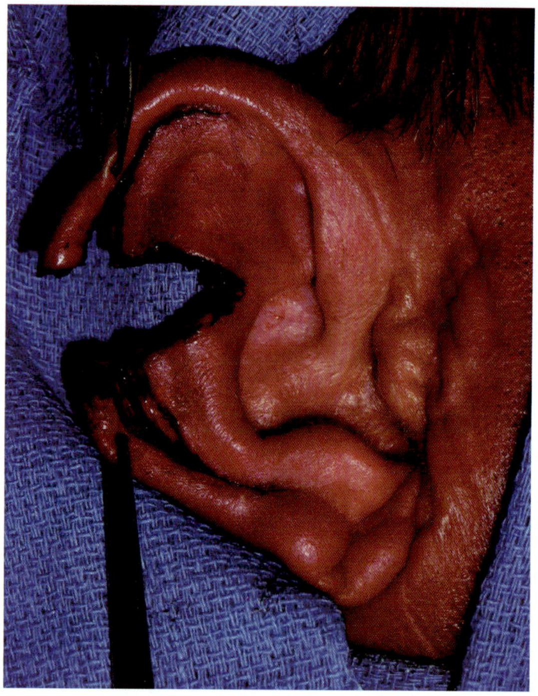

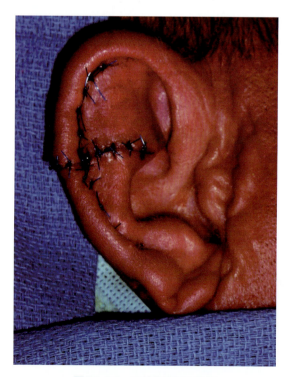

图21-21 耳轮瓣的外观

病例5

一位45岁男性患者,因耳轮边缘中部的恶性病变就诊。术中"V"形切除病灶,并做了上下松弛切口(图21-20),拉动耳轮,原位关闭缺损(图21-21),常规缝合,外耳未产生明显畸形(图21-22)。

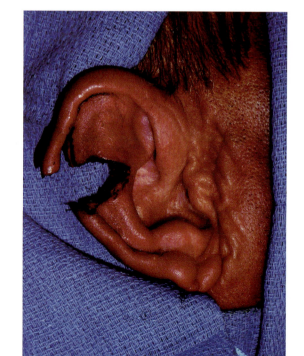

图21-20 切除病灶后耳廓缺损,制备耳轮瓣以原位修复

图21-22 耳缺损的原位修复

下1/3缺损

一位18岁的少年，一个月前因机动车事故造成右耳部分缺损，现需二期修复就诊入院。经评估，右耳垂和耳轮大部分缺失，畸型明显（图21-23、图21-24）。拟采用皮管分阶段重建缺损的手术计划（图21-25）。在耳后制备皮管：将组织瓣抬起来，供瓣区组织潜行分离、直接拉拢缝合，做成皮管（图21-26至图21-29）。皮管愈合良好（图21-30）。大约3周后，再进行手术，皮管上部离断，转位到缺损部位（图21-31、图21-32）。再让皮管愈合3周后，最终离断皮管并完全插入缺损区（图21-33至图21-

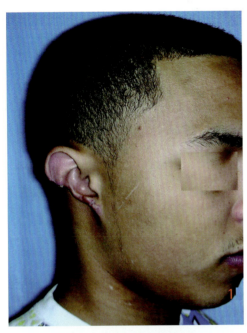

图21-23　年轻男子大范围撕脱伤

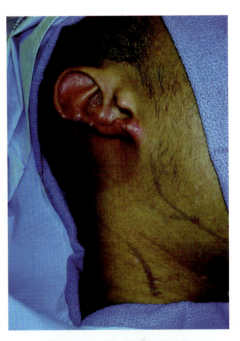

图21-25　第一阶段制备皮管

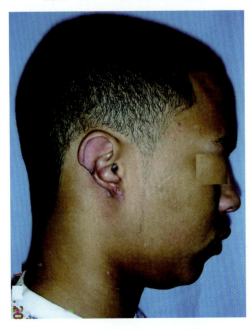

图21-24　侧面图显示组织缺损量

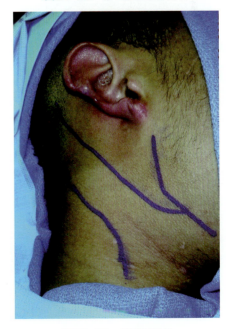

图21-26　管瓣标记线

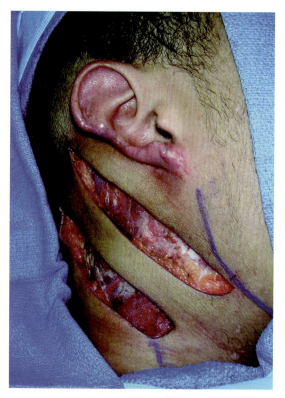

图21-27　缝合皮管前制备双蒂瓣

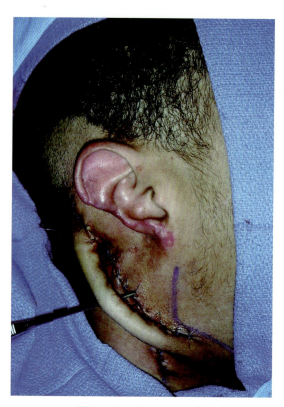

图21-29　供瓣部位关创

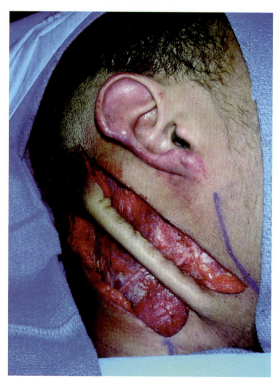

图21-28　缝合皮管

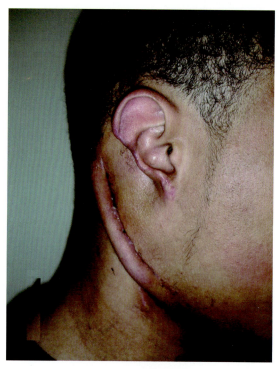

图21-30　转位前愈合的皮管

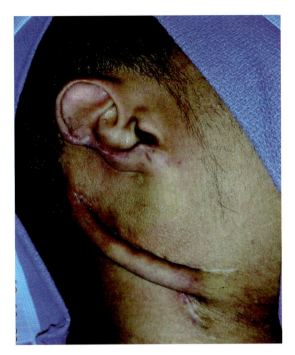

图21-31 术中离断皮管前照片

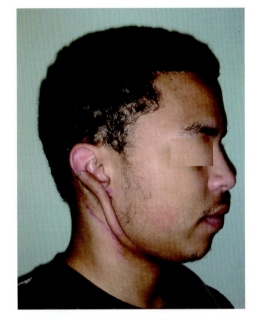

图21-33 转移皮管的初始愈合

35）。最后阶段，患者再次回手术室离断皮管下段，并重建耳垂（图21-36、图21-37）。重建耳廓的最终形态较为满意（图21-38）。

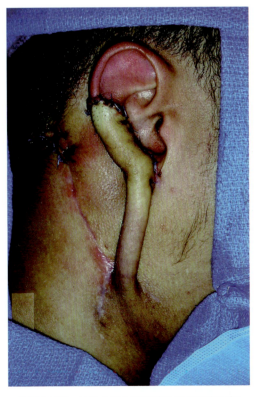

图21-32 转位皮管上部重建缺损的耳廓下部

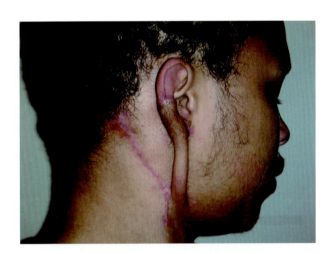

图21-34 皮管后视图

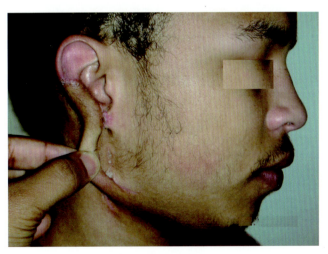

图21-35 注意：皮管上部连接耳廓，下部连接颈部

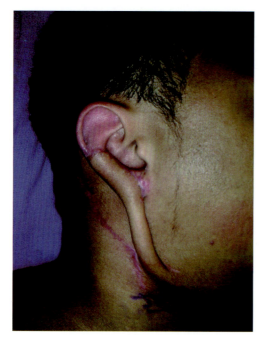

图21-36　皮管断蒂前

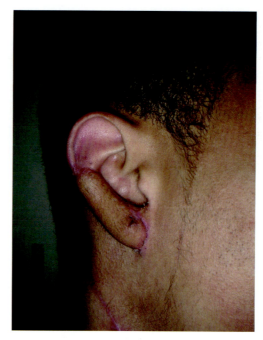

图21-38　耳廓重建术后近期愈合

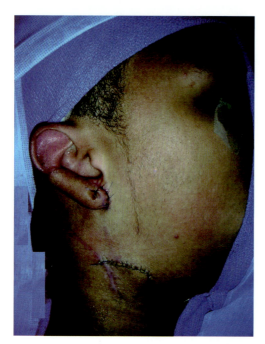

图21-37　断蒂并插入皮管后耳郭初始形态

全耳缺损

耳郭的完全或部分缺损，通常是由于肿瘤切除造成的。在这些情况下，外科医生必须决定是否以及何时重建缺损。在某些情况下，更好的选择是二期重建，直到导致耳郭缺失的所有治疗结束。

病例7

一位老年白人男性，因耳廓大面积的鳞状细胞癌并伴有颈上淋巴结转移就诊（图21-39）。术中做了耳廓全切术和颈淋巴清扫（图21-40）。整个肿瘤被完整切除，深部各切缘阴性，肿瘤切除彻底（图21-41、图21-42）。制备带蒂皮瓣修复缺损，并覆盖暴露的乳突（图21-43、图21-44）。同时注意保持外耳道通畅（图21-45）。

缺损修复后早期外观良好（图21-46）。之后患者转诊至放疗部门进行术后放疗。放疗结束再次评估，皮瓣除了一些因放疗继发性灼伤产生的可愈合溃疡外，总体良好（图21-47）。

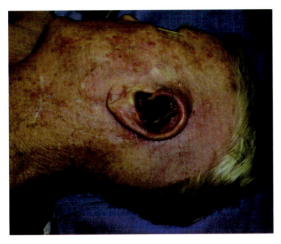

图21-39 左耳视图显示一大肿瘤充满整个耳甲腔

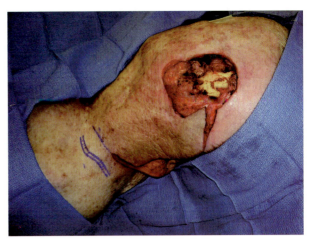

图21-42 切除术后创面的视图，设计旋转皮瓣修复缺损

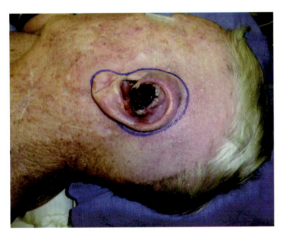

图21-40 计划进行全耳郭切除

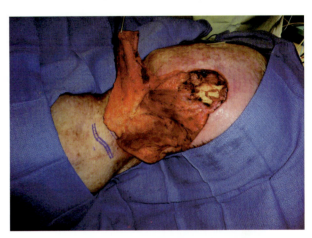

图21-43 旋转和转位前的皮瓣

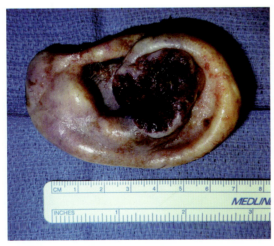

图21-41 离体标本

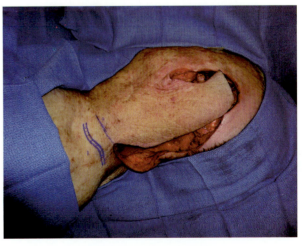

图21-44 评估皮瓣旋转角度

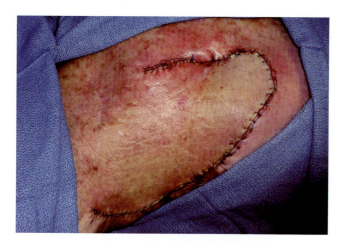

图21-45 插入皮瓣修复耳廓切除术缺损

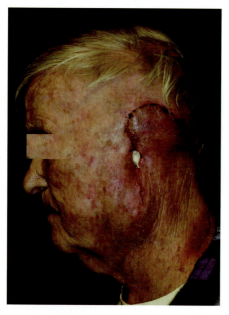

图21-46 修复术后近期

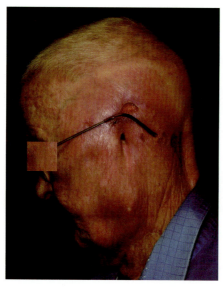

图21-47 完成放疗后术区照片，可见放疗继发性皮肤破损

肋软骨重建

涉及耳缺损重建已有可接受的标准方案，这很大程度上得益于像坦泽[3]、布伦特[4]、和永田等外科医生的贡献[5]。微小耳郭缺损或继发性外伤缺损的重建，可以应用肋骨软骨移植获得更好结构支撑。

可以从第6肋至第9肋取肋软骨移植，外科医生应设法选择能获得足够软骨量的肋软骨区。当需要做全耳雕刻时，取骨前要充分评估软骨量，以确保其在雕刻时具有良好的质和量（图21-48）。在取软骨时，可以用一完整耳郭模板作为参考，非常有用（图21-49）。一旦制备好软骨，外科医生应对其外形进行雕刻，以匹配缺损的需要（图21-50、图21-51）。

异质材料重建

耳廓部分或完全缺损最常用的异质重建材料是多孔聚乙烯（Medpor，Porex Surgical，Newnan GA）。该产品由两部分组成，以便在耳轮边缘的尺寸和定位上具有更大的灵活性[6]。若使用异质材料做支撑，还需在其外面用血管化组织进行包裹，最常用的是颞浅筋膜瓣或预扩张组织。

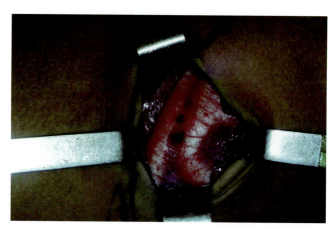

图21-48 肋软骨获取并雕刻前

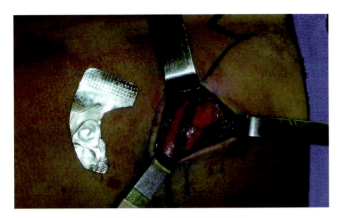

图21-49　取软骨前进行标记

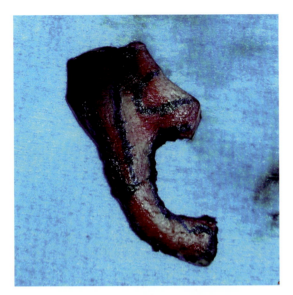

图21-50　软骨雕刻前的初始标记线

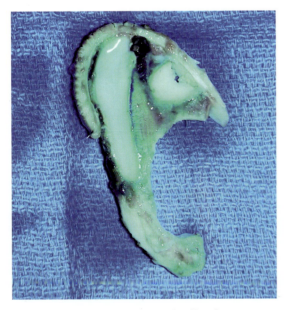

图21-51　构建软骨移植体形态

病例8

　　一位年轻女士，由于车祸几乎失去了全部耳轮和部分对耳轮（图21-52）。修复方案决定采用植入材料复合颞浅筋膜瓣，制备足够组织量的颞浅筋膜瓣以便包裹假体（图21-53、图21-54）。首先制备好筋膜瓣，而后准备受植床、植入假体，并用筋膜瓣包裹假体（图21-55、图21-56），最后在筋膜瓣表面移植皮片（图21-57）。之后，患者再次手术，部分区域修整减量，褥式缝合让组织瓣与假体贴合更好（图21-58、图21-59）。患者近期外形良好，对修复效果感到满意（图21-60）。

义耳重建

　　全耳重建还有一个重要选择方案：就是使用完全义耳。当外科医生考虑使用颌面假体时，获得坚实的假体支撑至关重要。在这种情况下，用于预构植入床旋转瓣的组织量必须足以支撑，并且在使用锚固种植体的部位还需足够薄；组织也需要有恰当的厚度，以备日后种植的需要。本章暂不讨论义耳的使用。

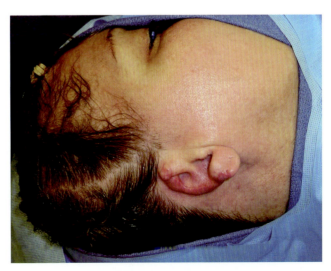

图21-52　患者因外伤导致耳廓大部分结构缺失

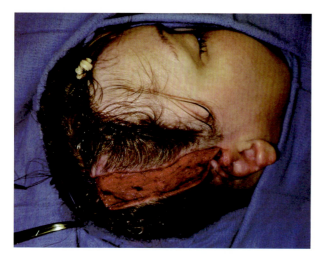

图21-53   开始制备颞浅筋膜瓣

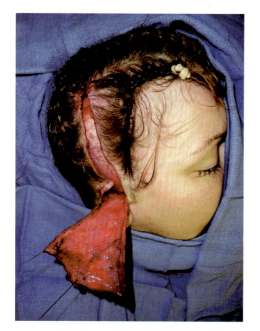

图21-54   制备好颞浅筋膜瓣

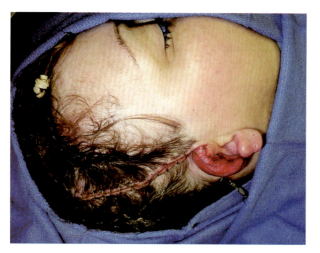

图21-55   在假体表面包裹颞浅筋膜瓣重建耳郭

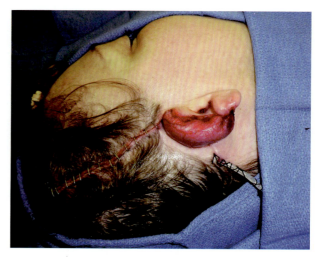

图21-56   重建后的后视图

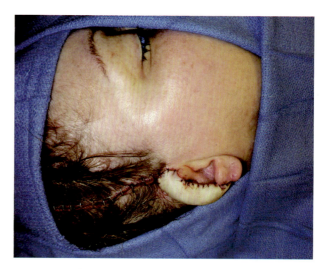

图21-57   表面进行皮片移植后照片

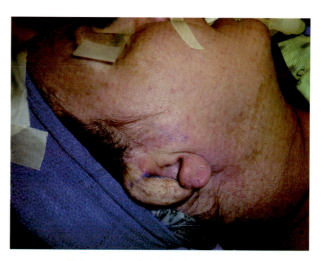

图21-58   耳廓移植体减量塑形前照片

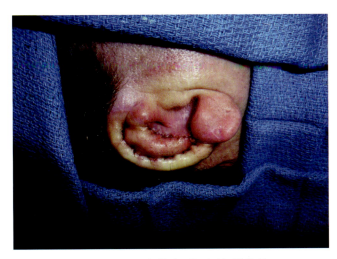

图21-59　重构体减量塑形后初始外观

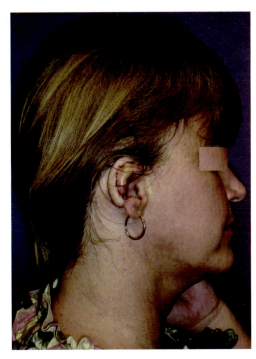

图21-60　重建耳朵的后期外观

以上病例展示了各种缺损位置的修复方法。除了本章所介绍的方法外，还有其他许多方法可选择。

（李思毅　戴振霖　译）

参考文献

[1] da Silva Freitas R, S'anchez ME, Manzotti MS, Baras F, Ono MC, de Oliveira e Cruz GA. Comparing cephaloauricular and scaphaconchal angles in prominent ear patients and control subjects. *Aesth Plast Surg* 2008; 32:620–623.

[2] Eppley BL. Auricular reconstruction after oncological resection. *Oper Techn Plast Reconstr Surg* 1999; 6:275–283.

[3] Tanzer RC. Total reconstruction of the external ar. *Plast Reconstr Surg* 1959; 23:1–15.

[4] Brent B. Technical advances in ear reconstruction with autogenous rib cartilage grafts: personal experience with 1200 cases. *Plast Reconstr Surg* 1999; 104:319–334.

[5] Nagata S. A new method of total reconstruction of the auricle for microtia. *Plast Reconstr Surg* 1993; 92:187–201.

[6] Renner G, Lane RV, Auricular Reconstruction: an update. *Curr Opin Otolaryngol Head Neck Surg* 2004; 12:277–280.

第二十二章
唇重建

介绍

　　唇和眼睛是我们面部最具表现力的两个结构。唇能够传达无数细微的表情和情感。此外，唇在进食和交流时至关重要。考虑到唇的功能，正确修复唇部缺损对于整复外科医生来说非常重要。修复的难度取决于缺损的大小和位置。一直以来，外科医生使用了多种方法来解决这个问题。

　　最常见的唇部缺损是由切除下唇的病变而产生的。因为下唇突起且暴露在阳光下，肿痛发生概率大约是上唇的9倍。相反，创伤性缺损肿痛更常发生在上唇，咬伤更是如此。

　　原则上，唇部缺损重建主要按照缺损的大小来选择方法，此外，还要考虑到上、下唇在形状、大小和柔韧性方面的差异。通常，若下唇缺损小于全唇的1/3，可通过直接拉拢缝合来修复；若缺损大于1/3、小于2/3时，可使用各种局部瓣技术来修复；若缺损大于2/3或唇部完全缺损，通常使用游离组织移植来解决。类似的方法也适用于上唇缺损，较小的缺损如全唇25%左右，可进行直接拉拢缝合。

解剖

　　上唇和下唇的表面解剖结构不同。上唇分为4个亚单位：人中单位、两个旁侧单位和黏膜亚单位。旁侧单位向内侧延伸至人中，向外侧至鼻唇沟。下唇的表面解剖结构由2个亚单位组成：黏膜亚单位和中间亚单位。

　　唇由环形肌肉，即口轮匝肌组成，构成口腔括约肌。口轮匝肌负责维持口腔功能和封闭。唇部周围的提肌和降肌附着在口轮匝肌上，支配唇部精细运动，并通过从该区域发出的面部表情，帮助表达我们的细微情感，这些肌肉向侧方聚合形成了口角轴。

　　口轮匝肌的内部衬有口腔黏膜，而皮肤覆盖于肌肉外侧。介于肌肉和黏膜之间有许多小唾液腺。唇红是从唇内侧向外侧的黏膜移行区，与皮肤相连形成唇红皮肤交接处，通常称之为白线或白缘。

　　唇的血液供应来自面动脉，经下颌骨外侧上行走向下唇，发出一个分支灌注下唇，该分支为下唇动脉。面动脉上行部分继续向侧方行进至口角，并发出另一个向内侧的分支以灌注上唇，该分支是上唇动脉。静脉常与动脉同名并与之伴行，收集上唇和下唇静脉回流。

　　唇的运动神经是来自第七对脑神经（面神经）的分支：颊支支配上唇，下颌缘支支配下唇。感觉由第五对脑神经（三叉神经）支配：上唇由第二支上颌神经支配，而下唇由第三支下颌神经支配。

缺损评估

上唇缺损

缺损小于25%

　　在确保缺损外侧边缘清洁（创伤病例中）后，

将黏膜、肌肉和皮肤层重新复位缝合，小面积上唇缺损较容易解决。这类缺损预后通常较好，不需要其他外科手术。

缺损大于25%

Abbe瓣

唇缺损如果不能通过简单推进和缝合而关闭，可考虑应用Abbe瓣修复缺损。通常认为是罗伯特·阿贝（Robert Abbe）医生1898年在文献中首次描述了Abbe瓣的应用[1]。但最近有些学者对该说法的准确性提出了异议，认为该术式在罗伯特·阿贝之前，已在其他语言的医学文献中报道过[2, 3]。

该瓣的设计是将下唇的复合组织转移至上唇，手术需要分期进行。上唇切除病变后初步评估缺损的宽度和高度（图22-1至图22-3）。然后根据缺损的测量值进行设计。设计的下唇皮瓣宽度应小于上唇实际缺损的宽度（约为缺损的一半），而其高度应和缺损一致（图22-4）。下唇组织瓣供区位置应选择靠近缺损、并且其蒂部不被扭转的一侧（图22-5）。将皮瓣旋转到缺损处（图22-6）。组织瓣转入后，应仔细将黏膜、口轮匝肌和皮肤三层逐层复位缝合。应特别注意皮瓣和受区的白线对齐（图22-7）。皮瓣愈合通常需2～3周。经过这段时间后，皮瓣会产生足够的侧支血供，即使结扎下唇动脉也可保证皮瓣成活（图22-8、图22-9）。

在离断皮瓣血管蒂之前，可通过用橡皮筋暂时结扎血管蒂来观察皮瓣的灌注和血供，以判断皮瓣的侧支血供是否充足（图22-10）。

一旦确定皮瓣的侧支血供充分，就可以离断蒂部并复位黏膜与肌肉，以恢复正常的唇部轮廓（图22-11）。

V-Y推进皮瓣

V-Y技术在第8章已中有描述。该技术适用于整个头颈部。在上唇的重建中，它可与其他邻近皮瓣相结合，以修复较大面积的缺损。

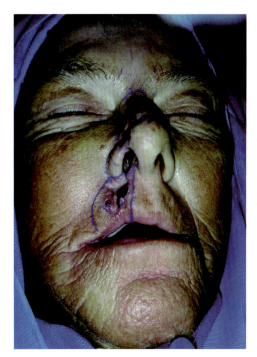

图22-1　上唇癌患者手术切除范围

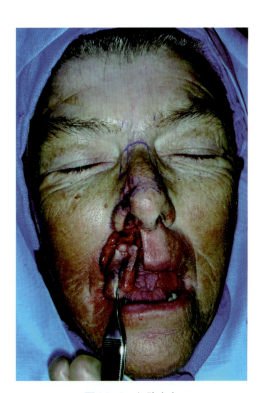

图22-2　切除病变

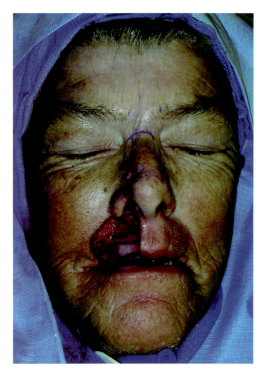

图22-3　切除后的缺损范围

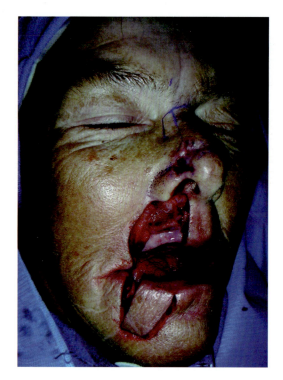

图22-5　Abbe 瓣的切口，其蒂部位于下唇瓣的左侧

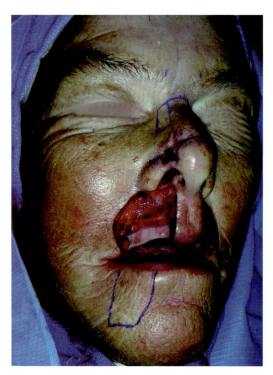

图22-4　Abbe 瓣的设计

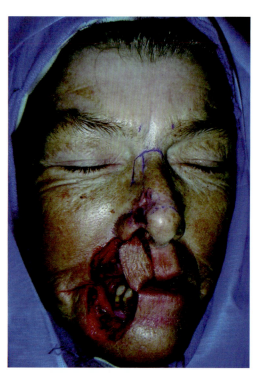

图22-6　旋转 Abbe 瓣置入上唇缺损

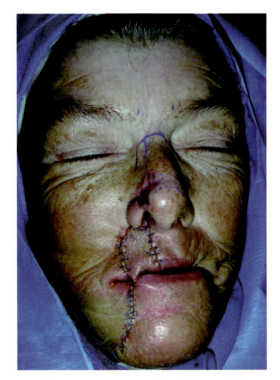

图22-7 关闭创口，皮瓣蒂部与下唇相连

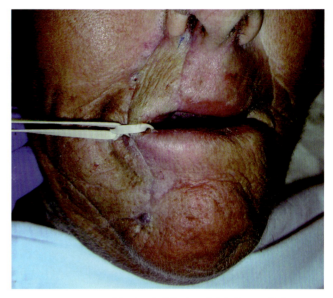

图22-10 通过暂时阻断蒂部来评估皮瓣侧支血供情况

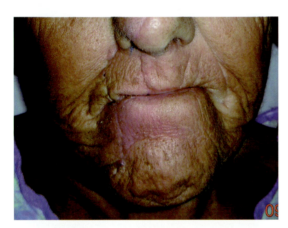

图22-8 断蒂前重建的唇部外形

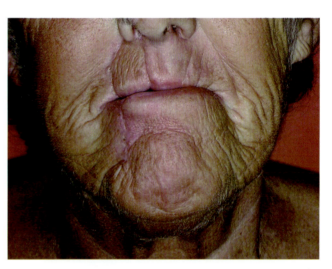

图22-11 最终重建的唇部外形

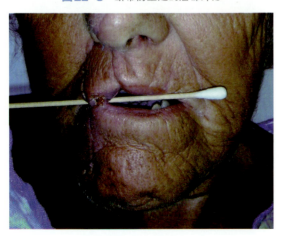

图22-9 断蒂前

本例患者转诊自精神病院，该患者的左上唇基底细胞癌病程较长，且已进展到颊部（图22-12）。标记手术切除的切口线（图22-13），该缺损延伸至颊部并累及近一半的上唇（图22-14）。设计基于面动脉穿支的V-Y皮瓣和颊部推进皮瓣的复合组织瓣（图22-15）。切开提起皮瓣，同时注意：不要损伤皮瓣穿支（图22-16至图22-18）。

然后将对侧鼻翼旁切除的半月形皮肤和同侧颊部推进皮瓣一起分离，尽可能减少修复后的面部变形（图22-19、图22-20）。

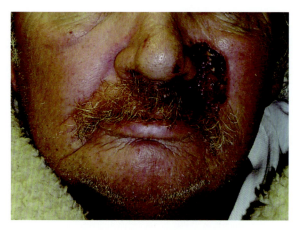

图22-12   患者的左上唇肿瘤延伸至颊部

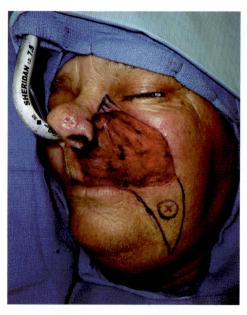

图22-15   使用面动脉穿支皮瓣和颊部推进皮瓣

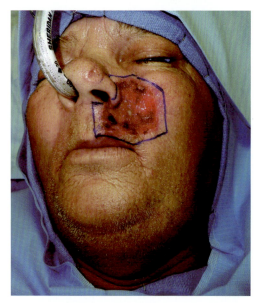

图22-13   切除的范围

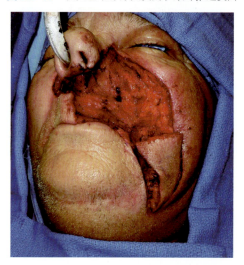

图22-16   切开设计的皮瓣

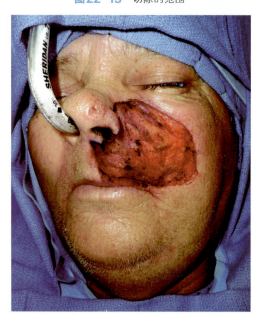

图22-14   一半上唇以及部分颊部缺损

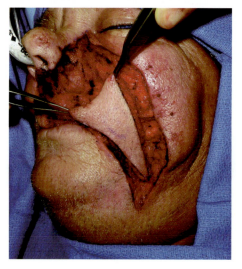

图22-17   皮瓣向缺损处的推进

患者对最终外形较为满意（图22-21）。这个病例提供了使用V-Y皮瓣与其他技术相结合，修复较大面积上唇缺损的方法。

鼻翼旁半月形皮瓣

鼻翼旁半月形皮瓣可通过将组织向内移动到缺损处来重建上唇缺损。为修复大面积上唇缺损，鼻翼旁半月形皮瓣可与其他组织瓣联合使用。以下病例展示了皮瓣联合应用。该患者被诊断为上唇黏膜恶性黑色素瘤，病损延伸至上颌前牙牙龈（图22-22）。预期的缺损需要复合皮瓣来重建口轮匝肌。切除计划包括近全上唇切除和前份上颌骨切除。修复重建计划为：双侧鼻翼旁半月形皮瓣推进和下唇中央的Abbe瓣转移修复（图22-23）。上唇切除和前份上颌骨切除按计划进行（图22-24、图22-25和图22-26a-c）。为了使缺损减小到最初设计的50%左右，画出鼻翼旁半月形皮瓣切口线（图22-27）。切除半月形皮肤以便皮瓣向中线推进（图22-28、图22-29）。皮瓣向中线推进，使缺损的面积减少到最初设计的50%左右，标记、分离并转移Abbe瓣，以便修复剩余的缺损（图22-30）。患者重建后恢复良好。

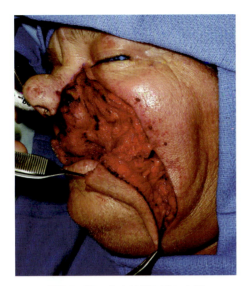

图22-18　穿支从深面进入皮瓣

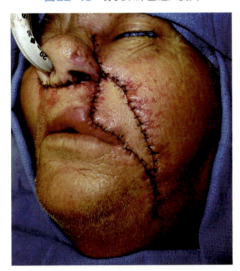

图22-19　面部穿支皮瓣以及颊部推进皮瓣就位后重建缺损，缺损修复后唇部没有明显变形

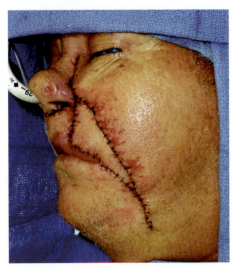

图22-20　重建后的侧面观

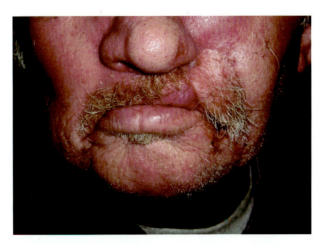

图22-21　唇部重建术后，上唇显示几乎没有变形

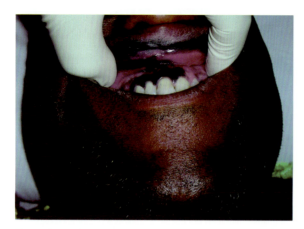

图22-22　累及上唇和前份上颌骨的广泛黏膜恶性黑色素瘤

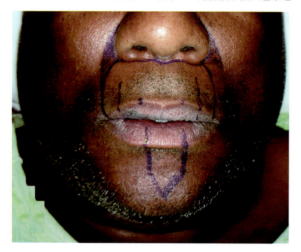

图22-23　全上唇切除术和下唇中线Abbe瓣与双侧半月形皮瓣相结合的设计

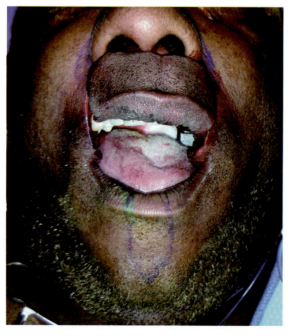

图22-24　上唇切口

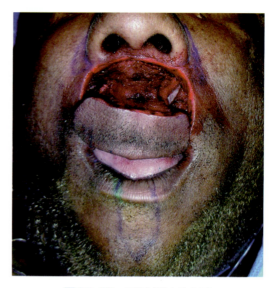

图22-25　切除过程中的上唇

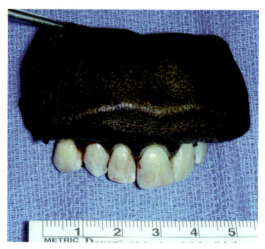

图22-26a　切除上唇和前份上颌骨复合体（皮肤面）

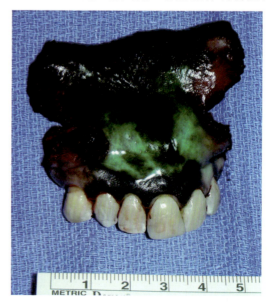

图22-26b　切除的上唇和上颌骨（黏膜面）

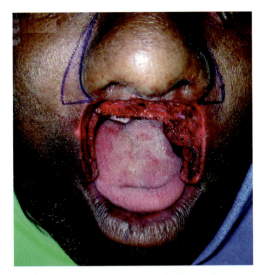

图22-27 切除后的缺损和双侧鼻翼旁半月形皮瓣设计

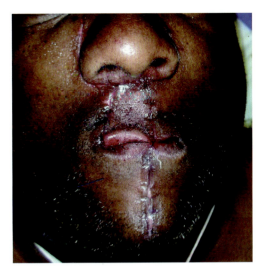

图22-30 转移Abbe瓣完成上唇重建

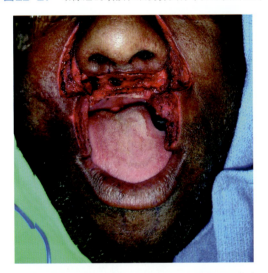

图22-28 鼻翼旁半月形皮瓣切开，去除半月形皮肤

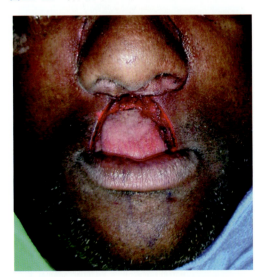

图22-29 鼻翼旁半月形皮瓣向中线推进，上唇缺损面积显著减少

游离组织移植

在某些情况下，上唇缺损太大会导致无法使用局部或区域皮瓣进行有效重建，需要使用游离皮瓣。

在这种情况下，应考虑使用游离组织移植。使用局部皮瓣修复，包括延伸至整个唇部等大面积唇缺损，常常会导致张口受限和明显的面部畸形。游离皮瓣修复唇缺损要求皮瓣薄、柔韧、易塑形与易悬吊在缺损处，所以可供选择的皮瓣不多。最符合这些要求的皮瓣是前臂桡侧皮瓣。游离皮瓣修复唇缺损的主要缺点是：唇部运动功能的丧失，即失去口轮匝肌的功能。其他缺点还有：皮瓣与周围组织肤色不匹配和皮纹的差异。虽然有这些缺点存在，游离组织移植仍在唇再造中发挥着作用。使用游离组织移植的典型病例是：大面积的唇癌切除术后重建（图22-31）。

肿瘤切除的范围根据肿瘤大小而设计，同时也要考虑唇部的美学亚单位（图22-32）。然后评估缺损的大小，并制作模板以帮助皮瓣设计（图22-33）。根据前面设计的模板，标记前臂桡侧皮瓣并制备（图22-34、图22-35）。将皮瓣转移至缺损部位，进行常规血管吻合（图22-36、图22-37）。术后早期结果显示：唇部的重建外形良好（图22-38）。

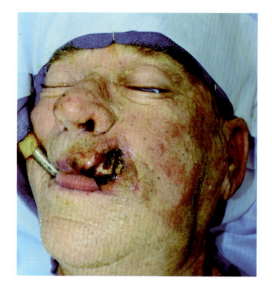

图22-31 上唇巨大恶性肿瘤患者的术前像

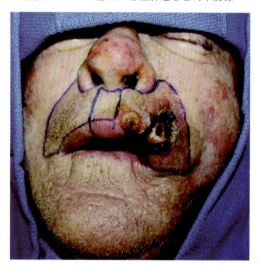

图22-32 切除唇部恶性肿瘤前标记上唇亚单位

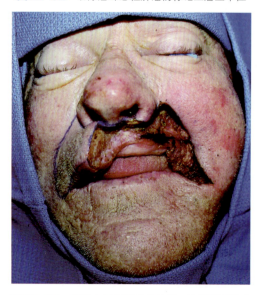

图22-33 切除上唇肿瘤后的缺损,缺损范围较广

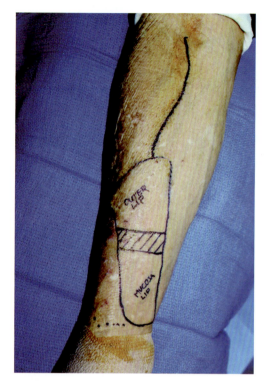

图22-34 用于修复唇部缺损的前臂桡侧游离皮瓣设计

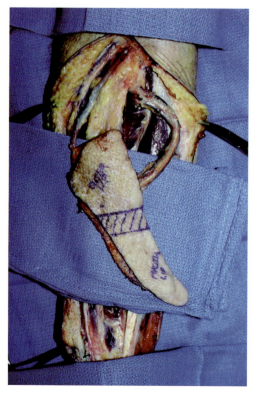

图22-35 制备完成的前臂桡侧皮瓣

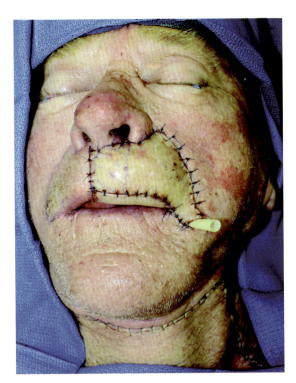

图22-36　上唇缺损置入游离皮瓣来重建唇形态

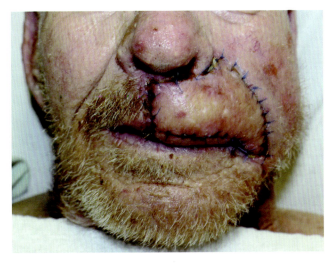

图22-38　唇部游离皮瓣重建术后早期外形

下唇缺损

缺损小于33%

黏膜推进法修复红唇缺损

红唇切除术是当唇部的病变位置表浅，仅涉及红唇黏膜层时进行的手术。将黏膜与下层组织切除直到肌层，造成红唇的部分缺损。缺损从一侧口角可以延伸至对侧，缺损向外可以延伸至唇部皮肤（白唇缘），向内可以延伸至唇内侧黏膜或湿润线（图22-39）。黏膜推进是将唇内侧黏膜推进到唇部皮肤缺损边缘。黏膜应小心剥离，勿引起黏膜下血肿，导致黏膜的坏死。同样，遇到小唾液腺也应去除，以免在重建完成时出现黏膜下结节。黏膜推进法应保证黏膜瓣与皮肤边缘局部闭合（图22-40）。

如果发现推进后黏膜瓣产生张力，应在前庭沟从一侧口角到对侧口角做松弛切口；该手术将黏膜推进变为双蒂推进。黏膜松弛切开便于关闭创口，且避免唇内翻和红唇不足的发生。这种并发症看起来不明显，但女性患者会因为没有足够红唇而满意度下降，而对于男性，皮肤和黏膜边缘的胡须向上生长，可能会刺激上唇从而产生不适感（图22-41）。

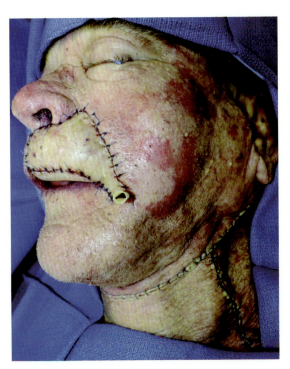

图22-37　前臂桡侧皮瓣修复上唇的侧面观

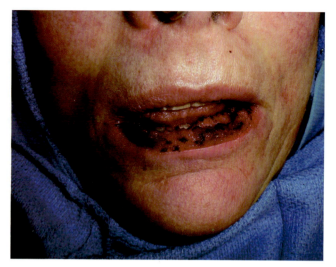

图22-39 红唇切除术后的下唇缺损

楔形切除术

小范围恶性肿瘤切除而导致的下唇小面积缺损，可通过W形状的楔形切除术式来解决（图22-42至图22-45）。

V形切除术是另一种简单的唇部切除术（图22-46至图22-48）。切除范围小于唇宽度的1/3，能够直接利用缺损两侧肌肉、黏膜和皮肤逐层复位而关闭。红唇皮肤交界处的缝合应仔细，确保两侧完全对齐，避免唇部愈合后出现畸形。唇红缝合操作也应仔细，通过肌肉正确复位，适当使用水平褥式缝合黏膜，可避免发生愈合后的切口凹陷畸形。

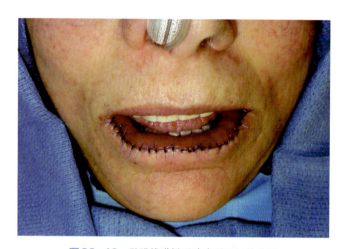

图22-40 黏膜推进瓣重建术后下唇的外形

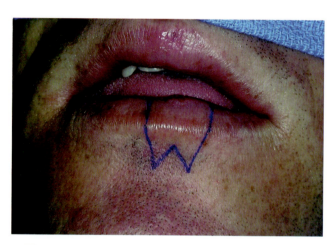

图22-42 下唇病变楔形切除术式的切口线设计为一个W形

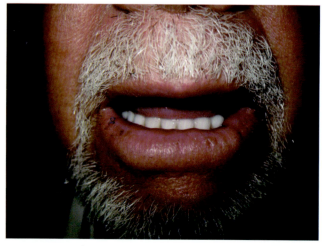

图22-41 使用黏膜推进瓣修复红唇缺损术后的早期外观

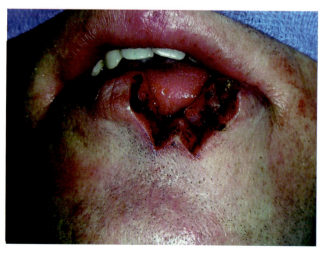

图22-43 W形切除后的缺损

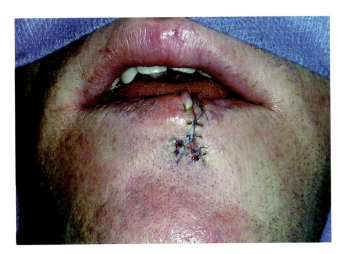

图22-44　关闭缺损

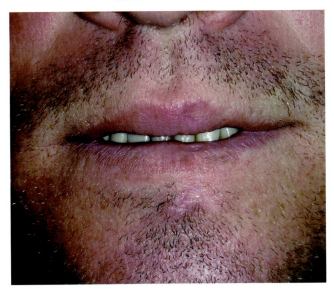

图22-45　下唇重建术后远期外观

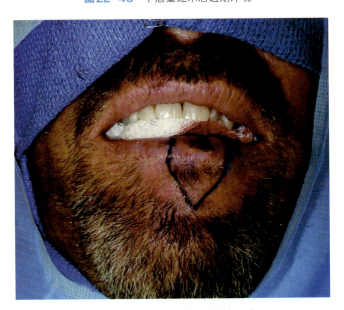

图22-46　下唇病变V形切除设计

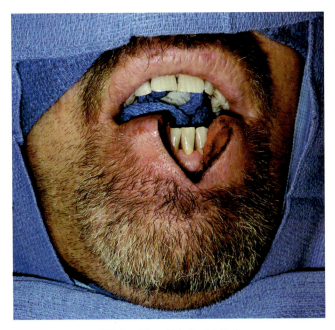

图22-47　V形切除后的缺损

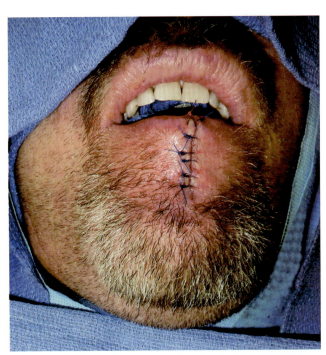

图22-48　唇缺损缝合

缺损大于33%

Bernard Webster瓣

Bernard Webster瓣适用于仍有余留组织的大面积下唇缺损重建[4]。该瓣通过推进颊部和剩余的下唇来修复缺损。为获得足够的推进距离，可将Burrow三角从上唇或下唇切除。这种方法使Bernard Webster瓣的修复效果明显改善（图22-49）。

该皮瓣进行黏膜重建时，在裸露推进的肌肉和颊部深面拉拢黏膜。使黏膜水平切口高于皮肤切口，大约至红唇的宽度，以增加黏膜组织（图22-50）。

这种重建方式的主要缺点在于唇部的最终外形。唇部呈现上唇覆盖下唇，下唇紧绷，缺少红唇的形态（图22-51）。

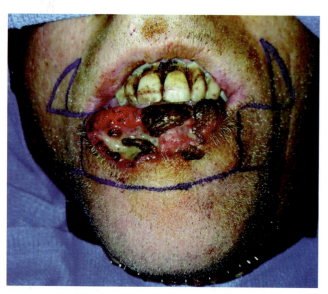

图22-49 使用Bernard Webster瓣对巨大下唇缺损即刻重建的切口设计

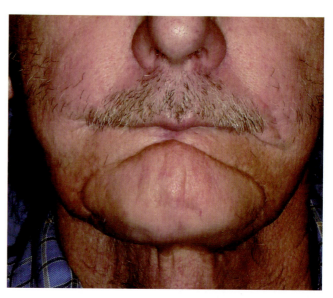

图22-51 下唇重建术后的远期外观，唇部变平

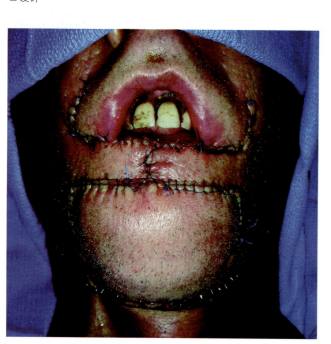

图22-50 即刻重建的外观

Karapandzic瓣

Karapandzic瓣可用于重建大范围的唇部缺损[5]。该皮瓣特别适合修复接近完全缺失的下唇缺损。

该瓣是利用下唇和口角邻近组织的旋转，同时沿鼻唇沟向鼻翼延伸的切口来增大移动范围（图22-52）。该瓣的制备要保持血管和上唇的神经完整（图22-53）。神经血管束的保存对于重建口轮匝肌闭合至关重要，这是该瓣修复下唇的优点。

该瓣的主要缺点是：它无法避免术后明显的小口畸形（图22-54）。

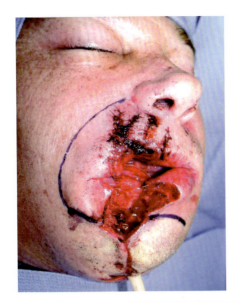

图22-52　按Karapandzic瓣设计修复创伤性唇缺损

新月瓣

　　新月瓣重建下唇是通过利用下唇中央亚单位和颏部亚单位交界处弧形部分[6]。该瓣适用于因直接拉拢缝合下唇而导致唇部变形的缺损。测量缺损的宽度，然后从颏唇沟横向延伸至颏沟画一条线（图22-55、图22-56）。

　　沿着颏唇沟横向的每侧新月瓣弧形部分宽度为缺损宽度的一半。将被标记的新月瓣皮肤和皮下组织切除，并将切口沿着褶皱向下延伸，以便于关闭缺损（图22-57）。另一个切口沿着唇前庭走行，并横向延伸到口角（图22-58）。

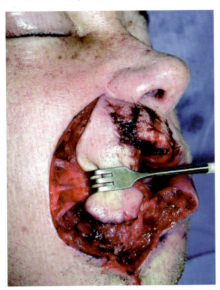

图22-53　解剖唇部的神经、血管束

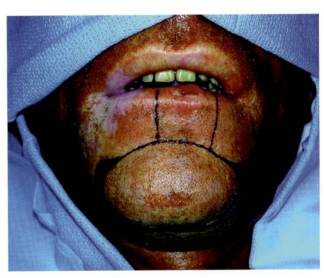

图22-55　下唇病变切除及使用双侧下唇新月瓣即刻重建的设计

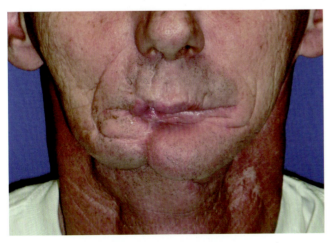

图22-54　重建下唇的术后外形

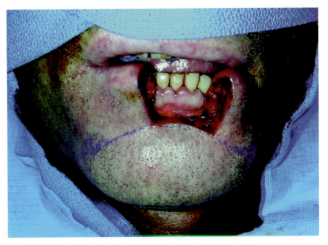

图22-56　重建前缺损的外观

将两侧切开的唇颊瓣向内侧推进，以修复缺损（图22-59、图22-60）。

逐层关闭缺损。应用该技术可重建大于下唇50%的唇部缺损，且外形良好（图22-61）。

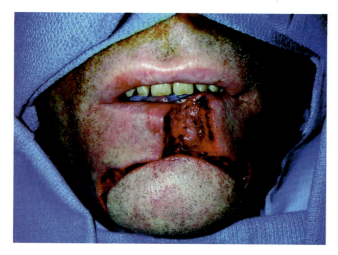

图22-57 唇颊瓣推进前的缺损

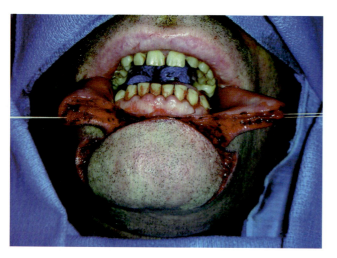

图22-58 皮瓣推进前的评估

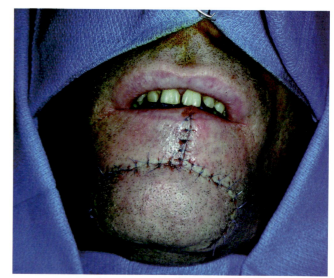

图22-60 皮瓣缝合后，其瘢痕沿面部皱褶分布

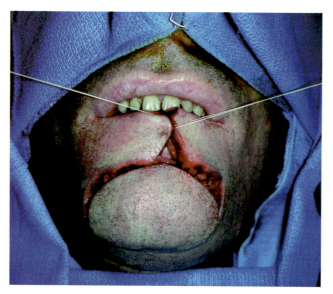

图22-59 关创前最后确认组织瓣的修复效果

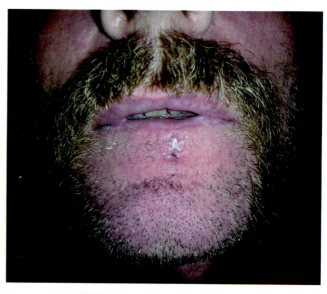

图22-61 唇部重建术后早期外形

游离组织移植

　　游离组织移植常用于重建全唇或近全唇的缺损。唇部缺损延伸至另一个亚单位，如颊黏膜、下颌骨或颏部。和上唇缺损重建类似，前臂桡侧皮瓣也是最常用于修复全下唇缺损的游离皮瓣。在下唇重建中，使用游离组织必须注意防止重建后组织的下垂，否则会导致口腔闭合不全或多涎。外科医生常采取悬吊的方法来防止重建唇部的下垂。在使用前臂桡侧皮瓣重建下唇时，可同时使用掌长肌腱，将其置于皮瓣下，并将肌腱两端向上、向外悬吊在口角处。

　　游离组织移植能够重建非常复杂的唇部缺损，如下图病例所示。一位69岁的男性，患有下唇恶性黑色素瘤（图22-62）。全下唇切除的同时，进行双侧颈淋巴清扫（图22-63）。根据缺损大小设计带掌长肌腱前臂皮瓣（图22-64、图22-65）。随后将皮瓣转移到缺损处，进行血管吻合（图22-66）。

　　最终重建的下唇外形效果较好，且口腔闭口功能保持良好（图22-67）。

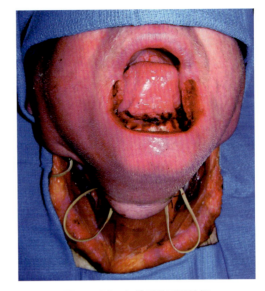

图22-63　切除后的下唇缺损

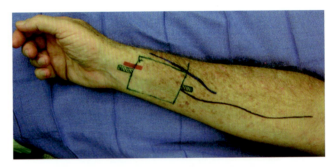

图22-64　带掌长肌腱的前臂桡侧游离皮瓣的设计

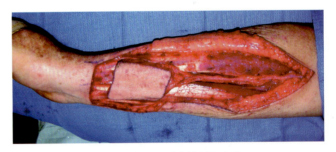

图22-65　前臂皮瓣制备完成

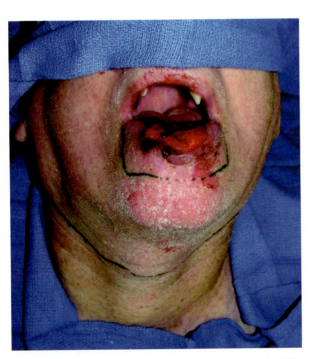

图22-62　巨大下唇恶性肿瘤，计划全下唇切除和双侧颈淋巴清扫

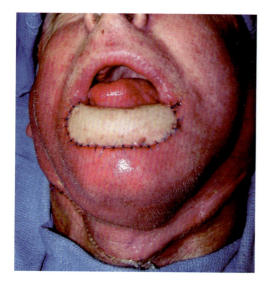

图22-66　皮瓣重建后即刻的下唇

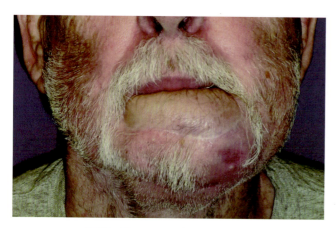

图22-67　下唇重建后的远期外形

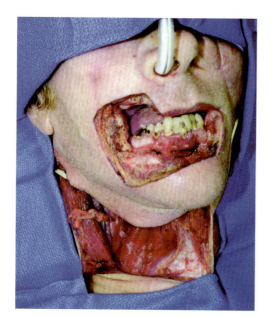

图22-68　缺损包括近全下唇、右侧口角与上唇的1/3

另一位前臂桡侧游离皮瓣用于重建复杂唇部缺损的病例。

患者进行广泛上下唇和口角鳞状细胞癌切除，导致大面积的复合缺损（图22-68、图22-69）。

根据缺损设计前臂皮瓣，制备皮瓣并折叠（图22-70、图22-71）。然后将皮瓣转移至缺损处，即刻恢复唇部外形（图22-72）。

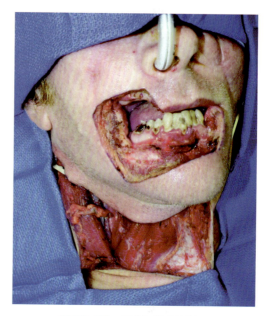

图22-69　手术切除后的创面

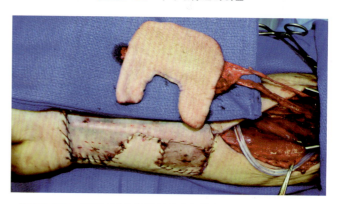

图22-70　用于重建唇部缺损的游离前臂桡侧皮瓣设计与制备

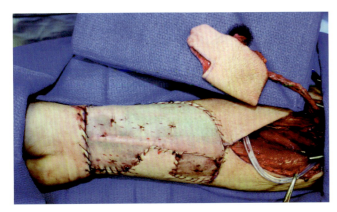

图22-71　转移前折叠前后的皮瓣

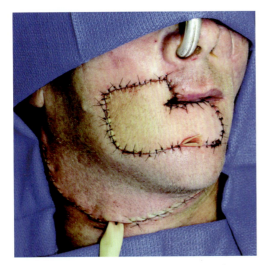

图22-72　皮瓣修复缺损并恢复唇部外形

口角缺损

Estlander皮瓣

涉及口角的上唇或下唇缺损，修复的复杂性和难度更高。当修复涉及嘴角的缺损时，不同的重建方法将影响唇部的最终外形。

这个手术是为了尽可能减少之前外科手术留下的痕迹。该方案不仅要切除原先皮瓣的皮肤，还要用最简便的方式来修复缺损（图22-77至图22-79），以获得更好的长期外形（图22-80）。

Estlander瓣是一种当缺损涉及口角时，将组织从一侧唇部转移到另一侧唇部的方法。该方法在1968年首次报道[7]。

与Abbe瓣不同，这种瓣应用简单，无需一期断蒂。

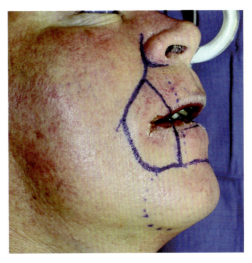

图22-73　计划切除颊癌，缺损累及口角与周围皮肤

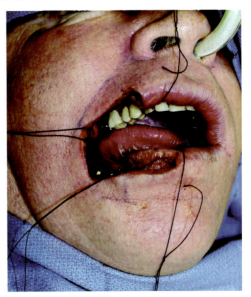

图22-74a　上、下唇和口角的缺损

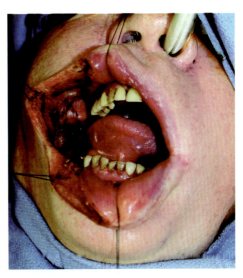

图22-74b　颊黏膜也有广泛缺损

口角成形术

重塑口角的自然外形，可能是唇部重建中最困难之处。口角的正常形状和外观是圆钝的三角形，上唇和下唇的红唇相连，在其最外侧构成圆钝的角度。当推进唇部以修复大面积的唇缺损，或当缺损涉及口角时，重建后的口角就会变形。因此，可通过口角成形术来解决此问题。

目前有几种方法可解决口角缺损。最常用的方法是：通过切除口角表面皮肤，外翻黏膜形成新的口角。

该方法首先测量唇珠的中点到健侧口角的距离，以保证重建后两侧口角位置对称。根据测量值确定患侧口角的位置。从标志点到最近具有正常外形的上下红唇交界处绘制一条直线。由此描绘出皮肤三角区域需要被切除的部分。随后从三角形的顶点到三角形底边中点绘制一条线。这一点通常对应上唇和下唇的连接点。将三角形区域皮肤和肌肉切除，保留黏膜，然后旋转、修整并将黏膜转位到缺损处重建口角外形。

在使用游离皮瓣重建颊部黏膜和口角缺损皮肤的病例中，采用了分期的方式来恢复正常的唇部外形（图22-73、图22-74a、图22-74b、图22-75）。二期重建前应对计划切除的表皮部分和周围的组织进行仔细评估（图22-76）。

（秦兴军　李　欣　译）

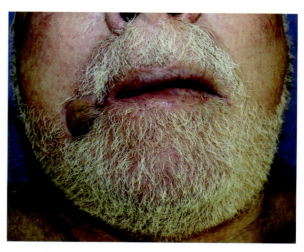

图22-76　重建后的右侧口角皮瓣与周围皮肤不匹配

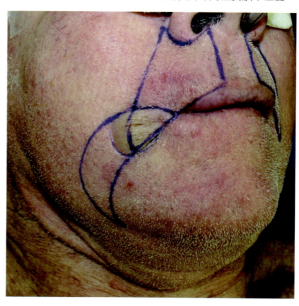

图22-77　计划切除的前臂皮瓣部分皮肤与唇部亚单位标记

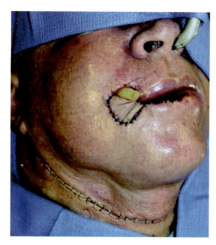

图22-75　前臂桡侧皮瓣部分折叠以重建口角和皮肤

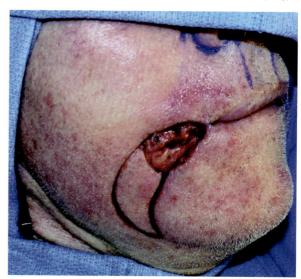

图22-78　切除皮肤推进面部皮瓣以修复缺损

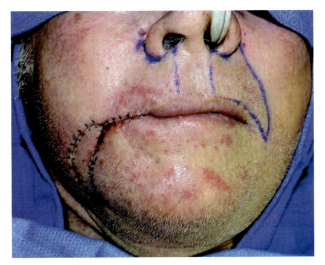

图22-79　皮瓣推进和缝合后效果

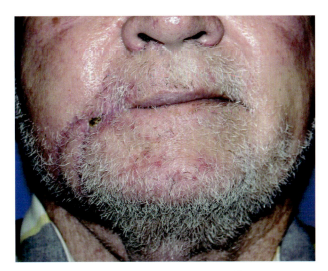

图22-80　重建唇部的术后早期效果

参考文献

[1] Abbe RA. New plastic operation for relief of deformity due to double harelip. *Med Rec* 1898; 53:477.

[2] Agostini T. The Sabattini–Abbe flap: a historical note. *Plast Reconstr Surg* 2009; 123:767.

[3] Al-Benna S, Steinstraesser L, Steinau HU. The cross-lip flap from 1756 to 1898. Reply to "The Sabattini–Abbe flap: a historical note". *Plast Reconstr Surg* 2009; 124:666–667.

[4] Webster RC, Coffey RJ, Kelleher RE. Total and partial reconstruction of the lower lip with innervated muscle-bearingflaps. *Plat Reconstr Surg Transpl Bull* 1960;

25:360–371.

[5] Karapandzic M. Reconstruction of lip defects by local arterial flaps. *Br J Plast Surg* 1974; 27:93–97.

[6] Pirgousis P, Fernandes R. Reconstruction of subtotal defects of the lower lip: a review of current techniques and a proposed modification. *J Oral Maxillofac Surg* 2011; 69:295–299.

[7] Estlander JA. A method of reconstructing loss of substancein one lip from the other lip (reprint). *Plast Reconstruc Surg*1968; 42:361–369.

第二十三章
鼻重建

介绍

鼻位于面中部，在面部最为突出，是面部外形的主要结构之一。除了维持面部外形，鼻还承担了过滤和湿润空气的重要作用。因此，鼻缺损不但会影响我们的外形，也会影响我们的呼吸功能与心理健康（图23-1）。

鼻缺损的重建最早可追溯到几百年前的印度。

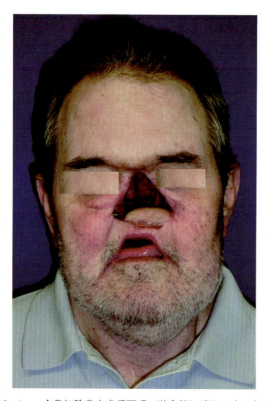

图23-1　一个鼻切除患者术后面观，游离组织移植重建口鼻缺损

鼻缺损重建有多种方法，皮瓣的选用，与缺损大小和部位直接相关。鼻缺损评估的重点不应仅仅是尺寸，更重要的是对缺失组织的评估。缺失组织的评估应包含鼻内衬、支架结构（即软骨）与皮肤的情况。

解剖

冈萨雷斯·乌拉（Gonzales-Ulloa）在1957年将亚单位概念应用于外鼻解剖结构[1]。1985年，伯吉特（Burget）和梅尼克（Menick）进一步发展了这一概念，并重点关注了鼻重建[2]。主张基于亚单位的鼻切除与重建，以达到最佳美学效果。鼻被分为以下6个亚单位：鼻背、鼻侧壁、鼻软骨三角、鼻翼、鼻小柱和鼻尖。鼻侧壁、鼻翼和鼻软骨三角是成对的亚单位；因此，鼻实际上可细分为9个亚单位。

鼻骨和鼻软骨结构为鼻提供支撑保护，其排列反映在皮肤的轮廓上[3]。鼻的框架结构由鼻骨组成，鼻骨从鼻额缝一直延伸至上外侧鼻软骨。上外侧软骨继续向下延伸至下外侧鼻软骨（鼻翼软骨）。

中线支架由骨和软骨中隔组成。骨性部分包括筛骨垂直板和犁骨。

鼻的血液供应由颈内动脉和颈外动脉系统共同参与。鼻侧壁和鼻背由眼动脉的鼻背支和角支以及眶上动脉（上颌动脉的分支）供给。鼻腔由筛前动脉、筛后动脉、蝶腭动脉和上唇动脉的中隔支供给。

缺损评估

由良性或恶性肿瘤切除而造成的鼻缺损最为常见，其他原因包括创伤和退化性疾病，如Wegner's肉芽肿等。创伤性缺损可能继发于车祸、人为暴力（图23-2）和动物咬伤（图23-3）。创伤与肿瘤切除导致的缺损之间的主要区别在于：能否在术前对缺损修复进行设计和规划。

梅尼克（Menick）医生提倡重建外科提出以下问题：解剖学上缺失什么？美学上缺失什么（如面部标志点，也就是局部亚单位）？潜在的疾病控制了吗？创伤或切除手术后是否有供区可用？患者的健康状况是否会限制手术、麻醉、材料或技术的选择[4]？

一旦完成了缺损评估与分析，外科医生应尽可能利用完好的对侧亚单位，制作一个可转移到缺损部位的精确模板，使重建更加准确。根据实际情况，可以切除受感染亚单位的残余部分，以便于重建。

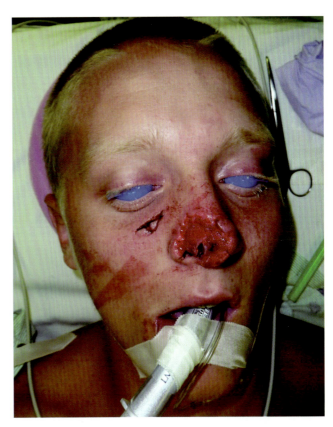

图23-3　犬咬伤导致撕裂伤后鼻部缺损

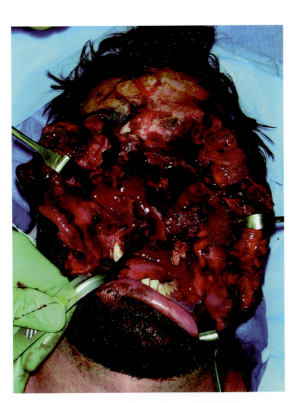

图23-2　脸部自伤（枪伤）导致的缺损

以部位和大小为导向的重建方法

如前所述，缺损的位置仅仅是鼻重建考虑因素之一。外科医生应当首先评估缺损的组成，因为它将在重建方案制订中起关键作用。重建手术的复杂性随着切除所涉及层次及范围的增加而增加。仅涉及皮肤的鼻缺损最容易重建，同时涉及皮肤和鼻软骨的缺损其次，涉及所有层次的鼻缺损重建难度最大。

鼻部皮肤缺损重建

小面积缺损

鼻部任何亚单位区域都可能发生小面积缺损。缺损的位置通常决定着重建的选择。小于1.5cm的缺损，可通过多种技术重建，包括延期愈合、全厚皮片移植（图23-4），或各种局部组织瓣转移（图23-5至图23-10）。

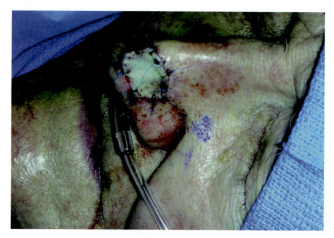

图23-4　鼻侧壁缺损处全厚皮片移植

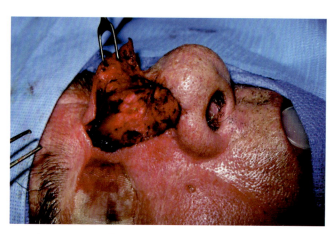

图23-7　滑行瓣的制备

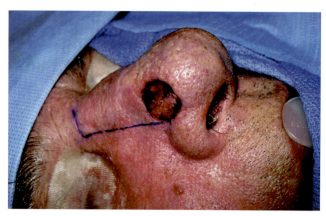

图23-5　鼻侧壁缺损使用临近滑行瓣修复的切口设计

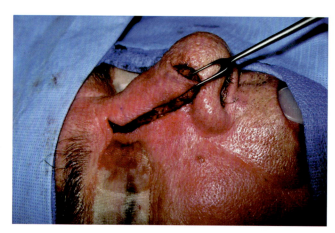

图23-8　确认滑行瓣的局部伸展范围可以覆盖缺损

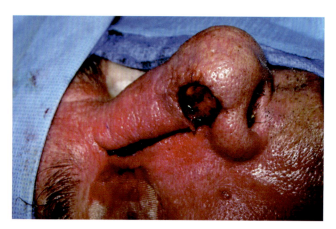

图23-6　滑行瓣切开

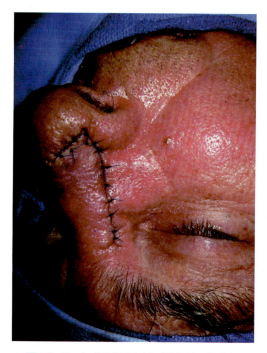

图23-9　完成局部滑行瓣对缺损的一期修复

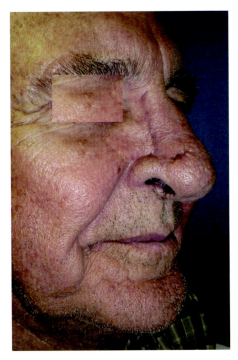

图23-10　鼻重建术后早期外形

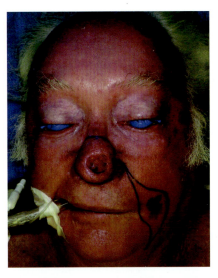

图23-11　大面积的鼻部与颊部病变患者，切除标记范围

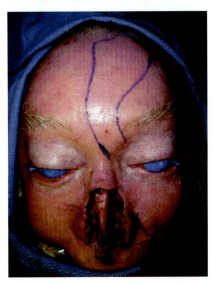

图23-12　鼻复合体切除后的缺损；旁正中皮瓣重建的设计。切缘经过冰冻切片

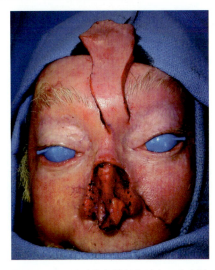

图23-13　转移修复前制备的旁正中皮瓣

中等面积缺损

大一些的缺损通常会延伸至单个亚单位以外，包含多个亚单位。对这类缺损的处理需要考虑最终的外观。常用的方法是：检查累及的亚单位，若其缺损大于该亚单位的50%，将其彻底切除。虽然这种方法会导致更大面积的软组织缺损，但远期重建效果更理想。当重建鼻部较大面积时，最常用的皮瓣是前额旁正中皮瓣。

如前所述，皮瓣既可覆盖小面积缺损，例如鼻翼，也可重建整个鼻部。一位80岁的白人男性，展示缺损需要重建多个亚单位。该患者因面部两处鳞状细胞癌而接受缺损重建，一处位于面部左侧（图23-11）。鼻部病变切除造成了一个大面积的缺损（图23-12）。利用前额旁正中皮瓣进行两期的鼻重建（图23-13至图23-15）。患者对蒂部切除后的最终外形表示满意，因此拒绝了进一步的修整（图23-16）。

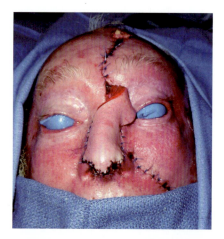

图 23-14   前额旁正中皮瓣修复鼻缺损

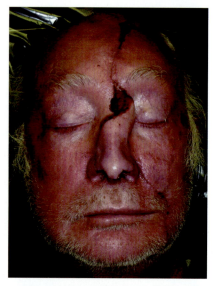

图 23-15   旁正中皮瓣重建鼻缺损术后早期面观

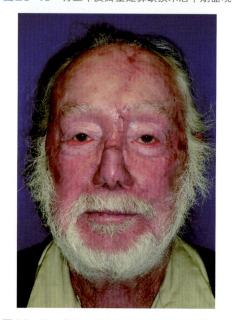

图 23-16   未经二期修整的鼻重建术后早期外观

复合缺损

半侧鼻切除术后缺损

半侧鼻部的缺损多见于皮肤恶性肿瘤切除术后，因此，缺损是复杂的，常累及鼻的所有层次，即皮肤、软骨和黏膜衬里。手术中最重要的是切缘评估，如果有切缘阳性，务必要待切缘阴性后再重建。这类缺损重建往往需要使用复合组织瓣。常用的复合瓣采用鼻中隔黏膜瓣、耳或鼻中隔软骨作为结构支架，并通过前额皮瓣恢复皮肤。另一种选择是：鼻中隔黏膜瓣和鼻唇沟皮瓣的复合体，用于衬里、支架和覆盖。这类复合组织瓣治疗单侧鼻切除术后缺损的病例，可参照第六章。

全鼻切除术后缺损

全鼻缺损是颅面重建的最大挑战之一，这些缺损几乎都是由于累及鼻背和鼻腔黏膜的恶性肿瘤手术所致。病损的范围常要求切除整个鼻部，少数情况下，创伤也会导致全鼻缺损，这些病例（通常是由于自杀枪伤）的缺损部不仅涉及鼻，而且还可能包括上、下唇，下颌骨和前份上颌骨。

在这些复合缺损中，首要任务是重建下颌骨和上颌骨的连续性，以及分隔口腔与鼻腔。无论是使用患者自体组织或是假体进行鼻重建，都必须恢复鼻部基底。

大多数外科医生选择与颌面修复科医师充分合作，采用假体重建鼻缺损。如果不同专业医生各自分别处理，假体效果常达不到患者期望值（图23-17）。

用自体方法重建鼻缺损会遇到很多的挑战。外科医生需要重新建立鼻部高度、突度和外形，同时重塑鼻腔黏膜、支架和皮肤覆盖。在开始这一复杂的重建过程之前，外科医生和患者都应做好进行多次手术和修整的准备，以达到最好的修复目标。

下面用两个病例展示自体组织鼻重建的困难所在：一个是创伤后重建病例，一个是肿瘤术后重建病例。

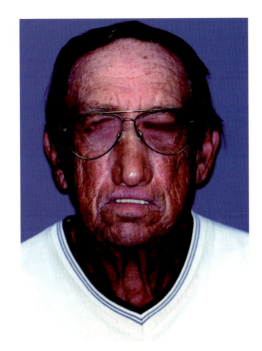

图23-17　一个全鼻切除术后，患者佩戴连接在眼镜上的假体外观，这种重建方法主要优点：无需自体组织，肤色和皮纹更加匹配等

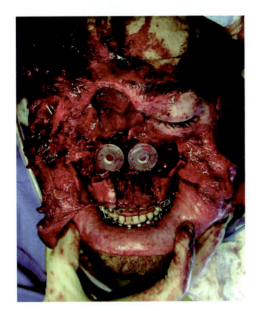

图23-18　一个典型枪伤的大面积面中部缺损的患者

病例1：创伤后全鼻缺损重建

一位20岁的白人男性，因工作事故不幸成为多发枪伤的受害者。他全身遭受多处外伤，包括大面积面部损伤，伴上颌骨和面中部软组织缺失（图23-

18）。最初利用局部组织瓣和前额旁正中皮瓣对患者进行修复重建。由于缺乏正确的面中部突出和对鼻部各个层次的重建，效果不理想（图23-19至图23-21）。患者被转诊进行近一步的处理。面中部最初受损区域被重新暴露，以便重塑关键的前份上颌骨弓形形态，为分阶段鼻部重建提供适合的基础（图23-22、图23-23）。复合腓骨瓣被用于重建上颌骨缺损（图23-24至图23-26）。来自腓骨的骨支柱被用于塑造适当的鼻突。骨头被置于先前使用的前额旁正中皮瓣之下。

第二期手术，前额应用组织扩张器，以便使用另一前额旁正中皮瓣。制备皮瓣并转移至缺损处。在前一皮瓣的皮肤上制备一个转入皮瓣，以重塑仿真的鼻孔（图23-27）。

最后将前额皮瓣放置到鼻缺损处（图23-28至图23-30）。患者对早期手术修正的外形满意（图23-31），对二期手术修整后的外形也满意（图23-32）。患者最终外形显示：鼻部重建效果良好，具有接近正常的面中部突度（图23-33、图23-34）。

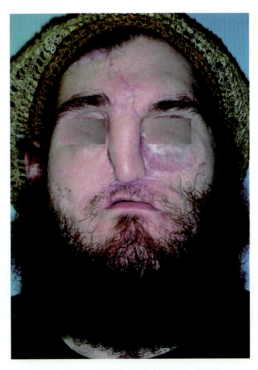

图23-19　鼻缺损重建外形及突度不佳

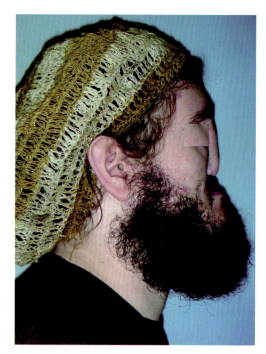

图23-20　患者侧面观显示：面中部塌陷及突度缺失

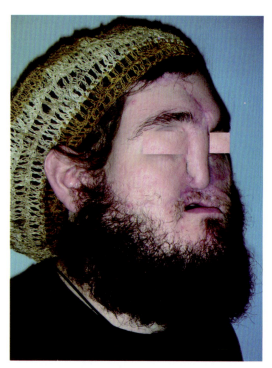

图23-21　患者斜侧面观

该案例突出了重建这类复合缺损所遇到的困难。同时也强调：想得到更好的重建效果，需要采用多种重建技术和方法。

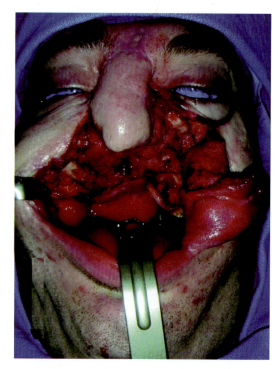

图23-22　在鼻重建前先恢复面中部缺损

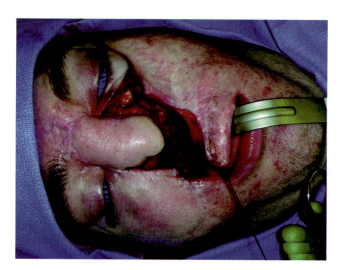

图23-23　游离上唇暴露鼻重建所需的组织量

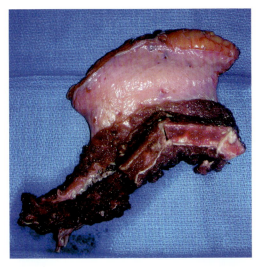

图23-24　腓骨复合瓣重建面中部，皮岛修复腭部和上唇缺失组织

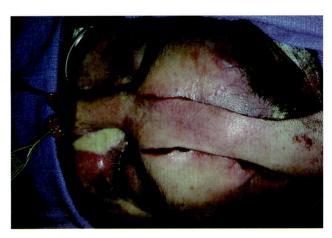

图23-27　使用另一个额部旁正中皮瓣恢复鼻部形态，并使用一部分腓骨重建鼻突度

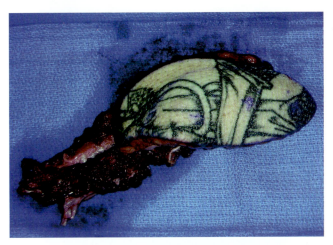

图23-25　移植前腓骨瓣的皮肤侧观

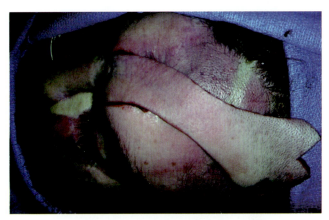

图23-28　制备好的前额旁正中皮瓣

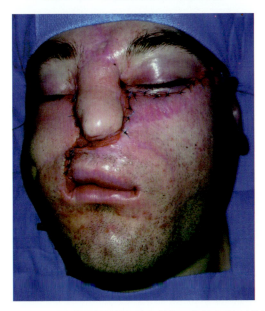

图23-26　面中部骨性结构重建与恢复唇部长度的即刻效果

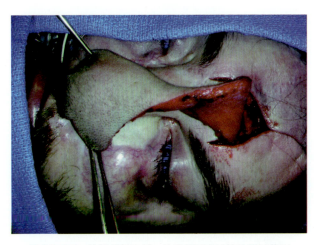

图23-29　旋转前额皮瓣，检查是否有足够的延展范围

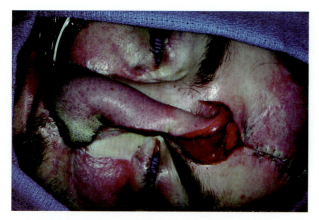

图23-30 植入前额皮瓣，以重建正确的鼻部形态

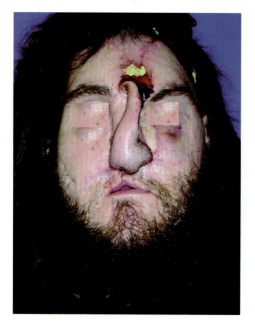

图23-31 前额旁正中皮瓣，鼻重建术后早期外观

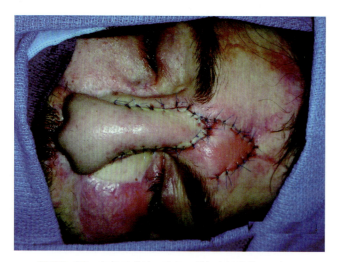

图23-32 鼻部重建第二阶段，前额皮瓣修整后的效果

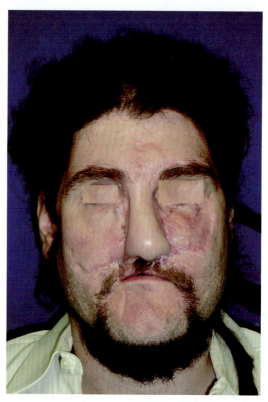

图23-33 鼻部重建术后远期外观

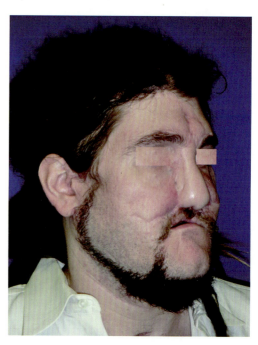

图23-34 鼻部重建后斜侧面观

病例2：肿瘤全鼻切除术后缺损重建

一位43岁的白人女性，晚期鳞状细胞癌伴严重皮下浸润，需进行外科手术治疗（图23-35）。拟进行全鼻切除术，计划在切缘阴性后进行二期重建（图23-36至图23-39）。患者在等待重建期间，制作了临时假体。二期重建前进行了缺损评估，然后利用鼻中隔瓣与前臂桡侧皮瓣进行缺损重建（图

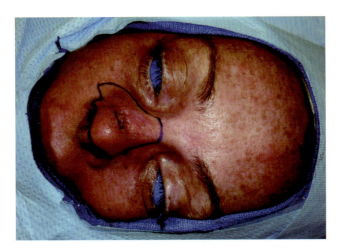

图23-35 多发性复发癌的大面积鼻部切除范围

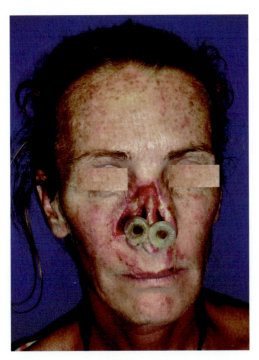

图23-36 鼻切除术后缺损外形，切缘阴性

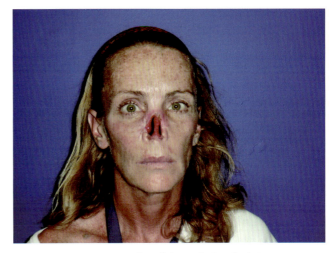

图23-37 鼻切除术后缺损的远期外观

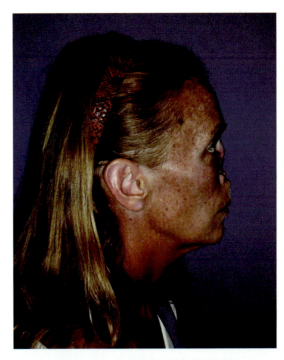

图23-38 鼻切除术后缺损的侧面观

23-40至图23-45）。

手术后即刻重建效果不佳，缺乏鼻部突度（图23-46、图23-47）。后期，手术重建了支架层和鼻部覆盖（图23-48）。通过转入前臂桡侧游离皮瓣的皮肤部分来做鼻腔衬里（图23-49），并使用双侧耳软骨来建立鼻部支架（图23-50至图23-52）。前额旁正中皮瓣用于鼻部皮肤重建（图23-53至图23-57）。

患者及其家人对二期术后外形感到满意，并愿

意进一步修整外形（图23-58）。患者后期又进行皮瓣修整，并在选择性去脂和缝合的辅助下进行了鼻部形态重塑微调（图23-59至图23-62）。

第三次手术后的鼻部外形，展现了良好的鼻部轮廓和正确的鼻部突起（图23-63）。最后一期手术：对前额旁正中皮瓣蒂部的修整（图23-64至图23-66）。患者对最终鼻重建效果满意，没有再做进一步的修整（图23-67、图23-68）。

病例2说明：为达到全鼻重建的最终满意效果，医患双方的认同和配合是必须的。

（秦兴军　李　欣　译）

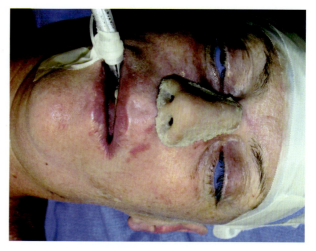

图23-40　术中制作的假体

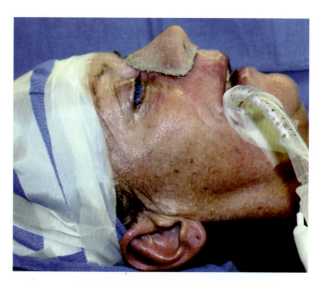

图23-41　鼻部假体的侧面观

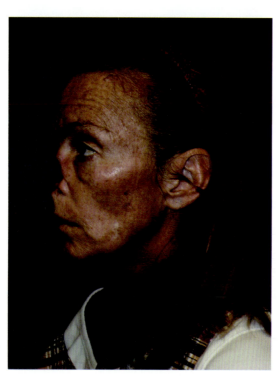

图23-39　鼻切除术后缺损的对侧侧面观

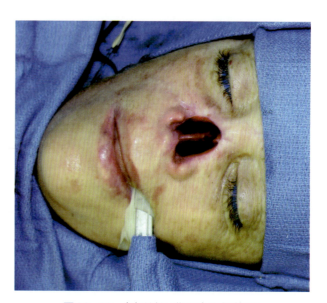

图23-42　鼻部缺损二期重建的术前面观

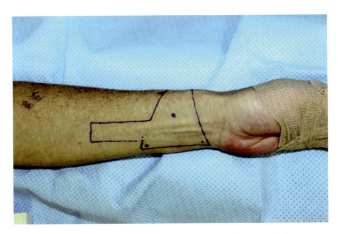

图23-43　前臂桡侧皮瓣设计，以恢复鼻腔黏膜衬里

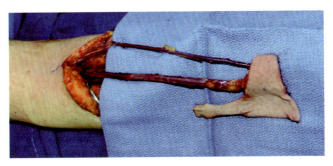

图23-44　移植到鼻腔前制备好的前臂皮瓣

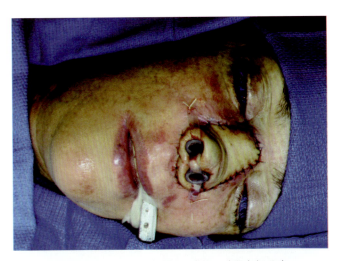

图23-45　置入前臂皮瓣完成第一阶段鼻部重建

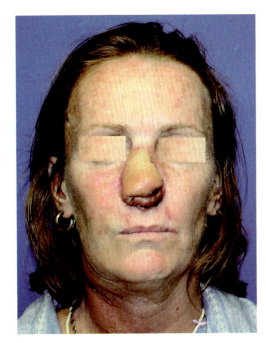

图23-46　重建术后早期面观

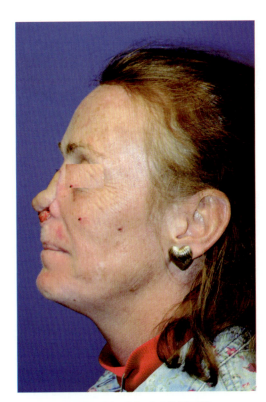

图23-47　鼻部重建的侧面观

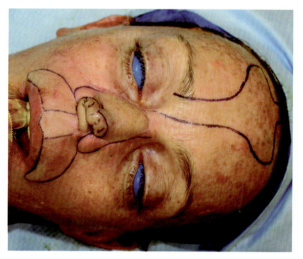

图23-48　鼻部重建第二阶段切口标记

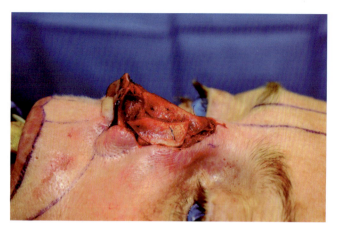

图23-51　软骨移植后鼻部侧面观

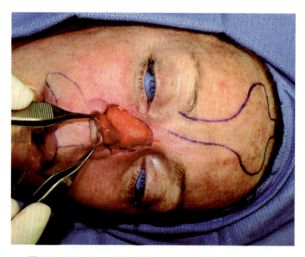

图23-49　使用先前前臂皮瓣的皮肤翻转作鼻腔衬里

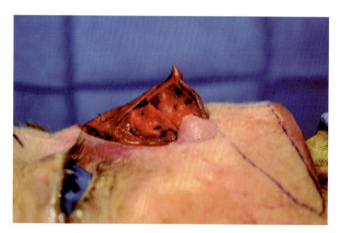

图23-52　软骨移植后鼻部的另一侧面观

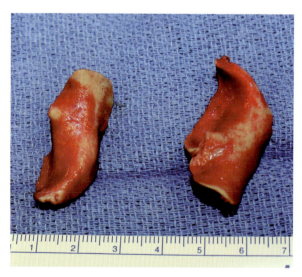

图23-50　应用旁正中皮瓣前，用取下的耳软骨做外形支撑

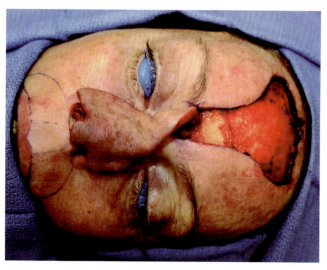

图23-53　评估前额皮瓣的延展范围图

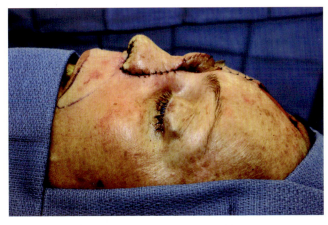

23-54　旁正中皮瓣植入后的侧面观

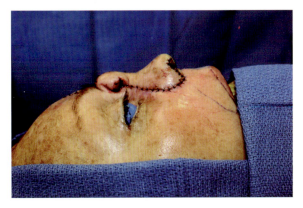

图23-57　皮瓣植入后对侧侧面观

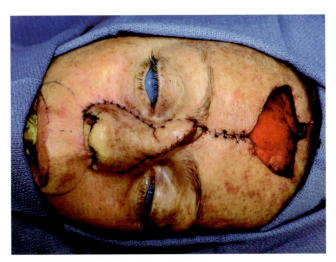

图23-55　皮瓣植入的正面观

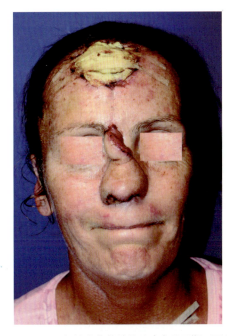

图23-58　额瓣蒂修整前的重建术后早期正面观

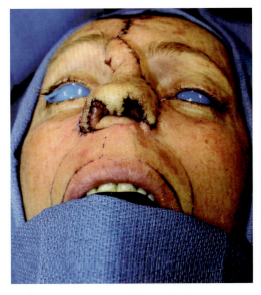

图23-56　鼻孔外形底面观

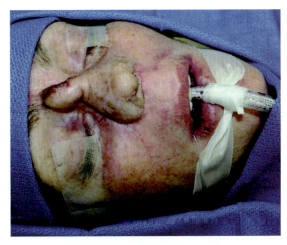

图23-59　皮瓣修整前的正面观

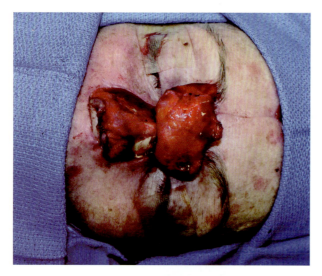

图23-60   分离皮瓣与修薄

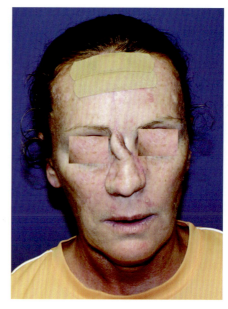

图23-63   皮瓣修整后鼻部形态

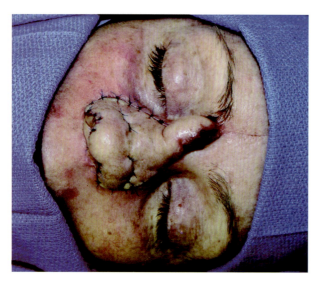

图23-61   修整后缝合

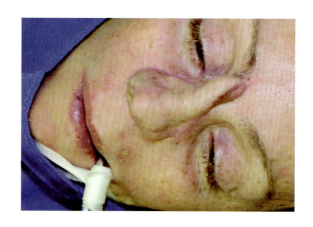

图23-64   皮瓣蒂部修整前的正面观

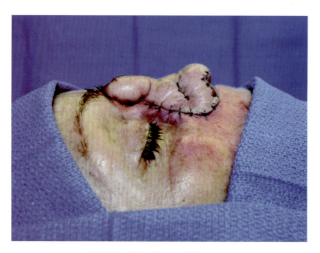

图23-62   缝合后的侧面观

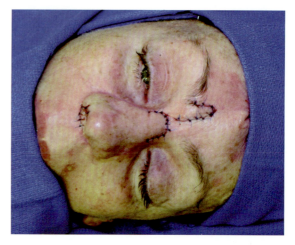

图23-65   皮瓣蒂部修整后即刻效果

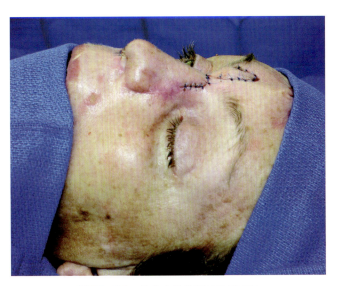

图23-66　修整皮瓣蒂部后的侧面观

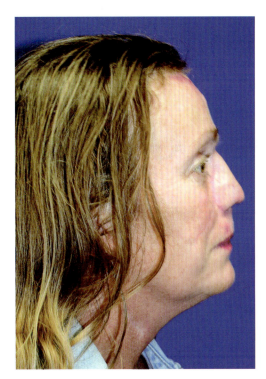

图23-68　最终重建后鼻部突度恢复的侧面观

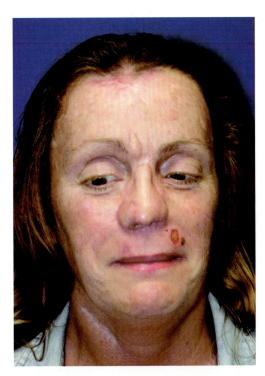

图23-67　全鼻切除术后重建的最终效果

参考文献

[1]　Gonzales-Ulloa M. Selective regional plastic restoration by means of esthetic units. *Rev Bras Cir* 1957; 33:527–533.

[2]　Burget GC, Menick FJ. The subunit principle in nasal reconstruction. *Plast Reconstr Surg* 1985; 76:239–247.

[3]　Michelotti B, Mackay D. Nasal reconstruction. *Clin Anat* 2012;25:86–98.

[4]　Menick FJ. Nasal reconstruction. *Plast Reconstr Surg* 2010;125:138e.

第二十四章
头皮重建

介绍

头皮缺损的修复与重建是一个极具挑战性的临床难题，手术的难易程度与缺损的位置及大小密切相关。恶性肿瘤（图24-1、图24-2）、放射线损伤（图24-3）和创伤（图24-4）都是造成头皮缺损的重要原因。缺损区域周围组织的血运情况及其是否遭受放射线损伤，是头皮修复重建过程中需要重点考虑的因素。

头皮重建的手术方法有很多种，奥尔蒂可西亚（Orticochea）提出的四瓣重建术与之后改良的三瓣重建术最为经典，被大家广泛认可并接受，称为"香蕉皮皮瓣"，可显著改善组织瓣的血供，增加手术的成功率。此后，组织扩张器和显微血管吻合等新技术的引进与开展，进一步提高了各种复杂头皮缺损修复重建的成功率[1-5]。

头皮修复重建中，必须时刻关注并保护发际线的位置。此外，成功的头皮重建往往需要术中巧妙有效利用皮肤固有黏弹性，特别是应力形变能力[8]。

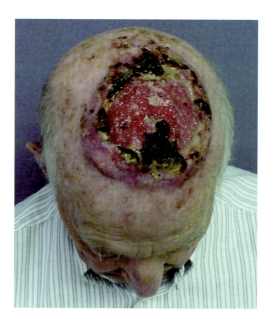

图24-1 头皮大范围恶性肿瘤

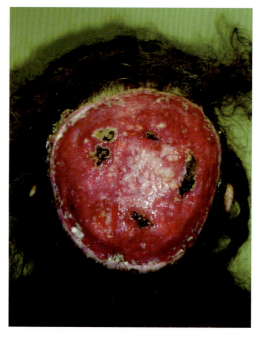

图24-2 头皮大范围恶性肿瘤伴颅骨破坏

解剖

前额、头皮和颈背部的皮肤共同构成单个独立的解剖学亚单位[6]。头皮在额顶枕区分为5层，从外到里依次是皮肤层（S, skin）、皮下组织层（C, subcutaneous tissue）、帽状腱膜（A, aponeurotic layer）层、帽状腱膜下疏松组织层（L, loose areolar tissu）和骨膜层（P, pericranium），简称为SCALP[7]。帽状腱膜、头皮的强度层，与前面成对的额肌，后面成对的枕骨肌和侧面的颞顶筋膜相邻[8]。头皮撕脱时，常从帽状腱膜下的疏松组织层脱离。

头皮具有非常丰富的血液供应，由颈内动脉与颈外动脉共同参与供血，前头皮主要由框上动脉与滑车上动脉参与供血，侧头皮主要由颞浅动脉参与供血，后部头皮主要由颈外动脉的分支耳后动脉与枕动脉供血。

头皮根据皮下组织的不同，分为致密区和疏松区，在没有肌肉或筋膜的区域，头皮组织较为致密（中央），而在有这些成分的区域，头皮组织则较为疏松（外围）[6]。

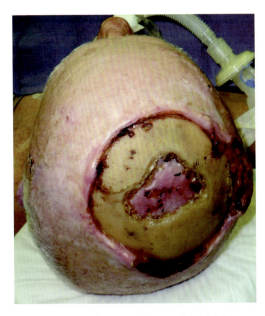

图24-3 放疗后颅骨暴露，伴右侧肿瘤复发

头皮缺损的基本修复方法

缺损部位和范围的修复方法

缺损部位和范围，头皮缺损修复方法可以分为4类：①局部组织直接拉拢缝合；②游离植皮；③邻近瓣修复头皮缺损；④游离皮瓣修复头皮缺损。

（1）局部组织直接拉拢缝合

由小肿瘤切除或是创伤引起的小范围缺损，适合局部组织直接拉拢缝合。创伤性头皮缺损在初步评估缺损范围时，往往会被医生错误判断为大量组织缺损。这种误判的原因主要是头皮组织的收缩（图24-5）。在仔细检查缺损部位后，会发现组织并

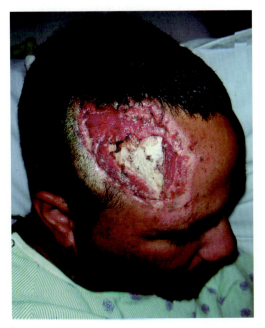

图24-4 前额和头皮的大型撕脱伤，伴有颅骨暴露

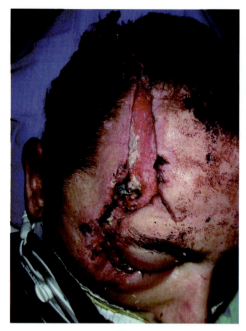

图24-5   额部至枕部的头皮裂伤

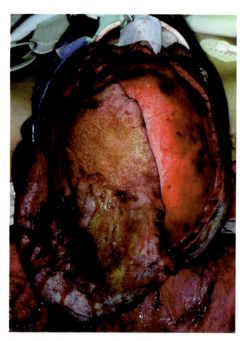

图24-6   大面积头皮撕脱伤

没有缺损，或是缺损局部组织足够进行头皮的初步修复覆盖。

病例1

一位中年女性患者，因交通事故导致近全头皮撕脱（图24-6、图24-7）。急诊手术处理，局部彻底冲洗，去除所有碎片（图24-8），初步评估判断头皮组织较完整，血供情况尚可，直接拉拢缝合，放置引流管，头皮创口I期愈合（图24-9）。术后数月复诊，局部外观良好，毛发生长正常，患者较为满意（图24-10）。

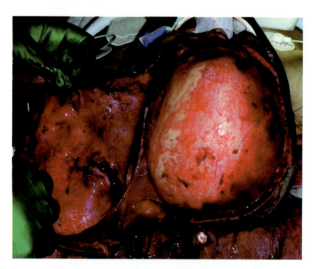

图24-7   头皮撕脱伤后，左后部仅存的头皮组织

（2）游离植皮

对于全身情况较差，不能耐受复杂头皮重建手术的患者，或计划进行分阶段头皮重建的患者，可使用游离植皮法进行修复。游离植皮时，通常预先在取皮区的头皮组织下放置组织扩张器，使用扩张的头皮组织进行头皮重建，可使缺损局部在修复后，具有毛发覆盖并可正常生长（图24-

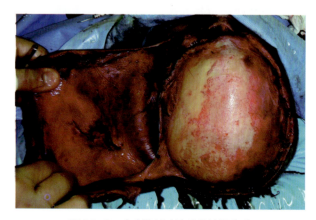

图24-8   术中清创冲洗后的缺损外观

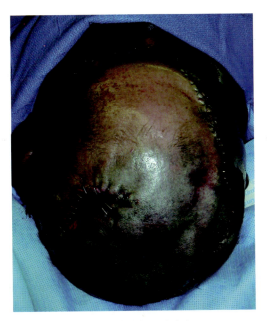

图24-9 修复后的头皮

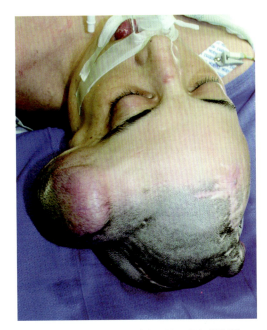

图24-11 皮肤切取前皮下放置组织扩张器

11、图24-12)。

　　游离植皮进行头皮重建时，应尽量保护缺损区的颅骨骨膜，当缺损局部组织床包含血管化的软组织时，游离植皮的成功率会显著增加。

　　对局部接受过放疗或颅骨有缺损的患者，受植床条件往往不佳，应尽量避免游离植皮。某些情况下如果要尝试在裸露的颅骨上植皮，可尝试在颅骨上制作数个小孔，应用骨孔内渗出的新鲜血液改善局部受区的受植床条件。此时，一般推荐使用中厚皮片进行移植修复。

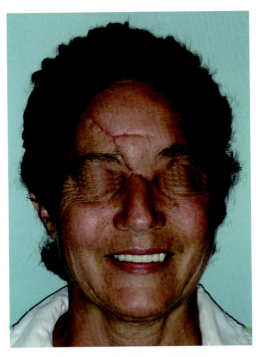

图24-10 修复头皮的术后外观

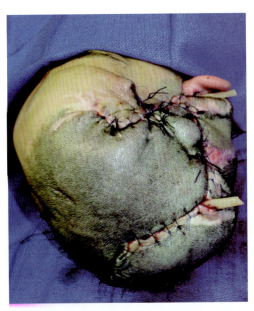

图24-12 使用组织扩张器扩张头皮组织，修复局部头皮缺损

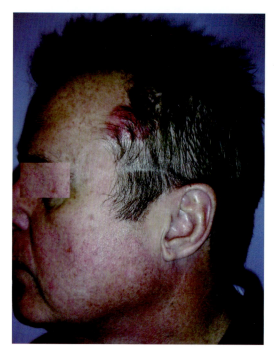

图24-13　左侧头皮恶性肿瘤

病例2

　　一位49岁男性患者，病理活检证实为前侧头皮鳞状细胞癌（图24-13）。标记手术切口，切除肿物，术中冰冻提示肿瘤切缘均为阴性（图24-14、图24-15）。切取中厚皮片，覆盖局部头皮缺损区域（图24-16）。术后患者复诊，对修复后的头皮外观非常满意（图24-17）。

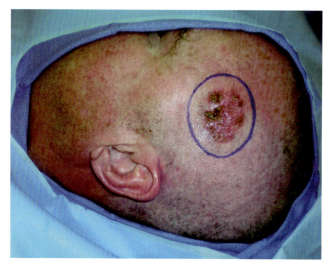

图24-14　标记术中切口

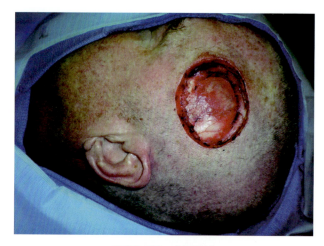

图24-15　术后缺损

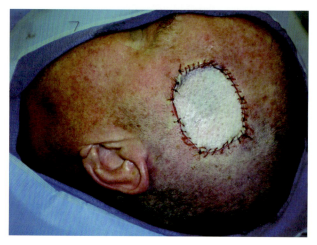

图24-16　游离植皮后

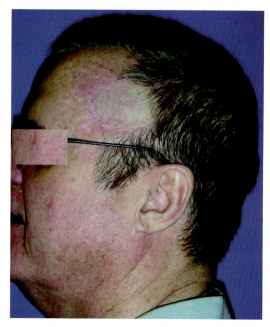

图24-17　游离植皮修复头皮缺损术后

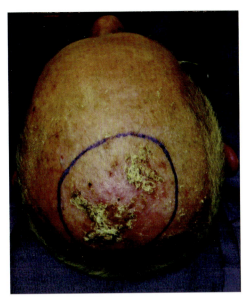

图24-18　标记手术切口

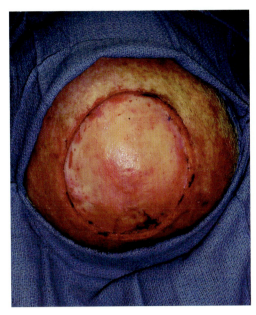

图24-20　肿瘤切除后外观

病例3

一位87岁男性患者，病理活检证实为头皮鳞状细胞癌，全身情况较差（图24-18）。考虑到患者全身情况不佳，决定采用中厚游离皮片移植，以减少手术时间与围术期并发症。术中扩大切除肿瘤（图

24-19、图24-20），保留颅骨膜，使皮片有更好的受植床，从而得到更多的营养供应（图24-21）。完成移植修复，碘仿纱包加压固定（图24-22、图24-23）。碘仿纱包拆除后，皮片完全成活（图24-24）。

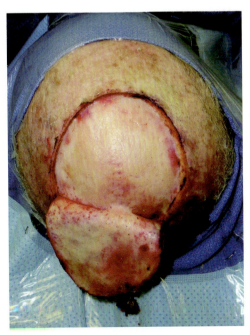

图24-19　扩大切除肿瘤

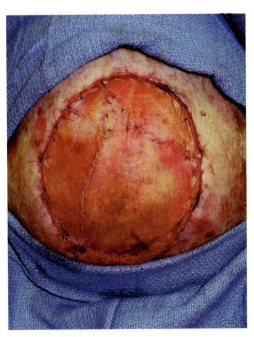

图24-21　术区游离植皮后外观

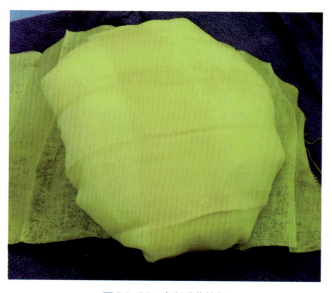

图24-22 自制碘仿纱包

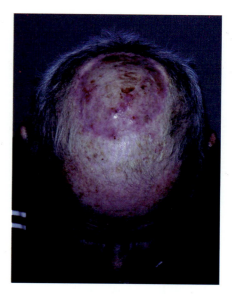

图24-24 游离植皮修复头皮缺损术后外观

（3）邻近瓣修复头皮缺损

在充分了解头皮组织特点与血液供应的基础上，可以设计多种邻近瓣修复中型、甚至是大型的头皮缺损，包括各种转位与旋转皮瓣，如第四章中所述的多个菱形皮瓣、埃米特（Emmett）在1977年描述的斧形瓣、轮状瓣和著名的阴阳瓣等[9]。

病例4：菱形瓣

第4章讨论了使用菱形皮瓣重建包括头皮在内的各种缺损。该病例展示了在中型头皮缺损中，使用多个菱形皮瓣修复缺损区域。一位73岁非洲裔男性患者，病变位于头皮顶端（图24-25）。局部设计

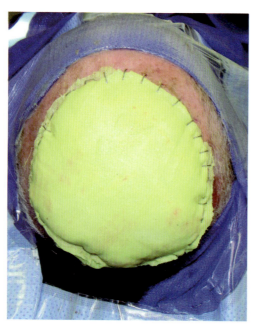

图24-23 碘仿纱包加压固定术区

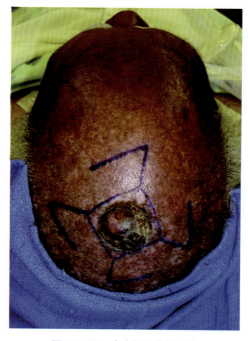

图24-25 术中设计的菱形瓣

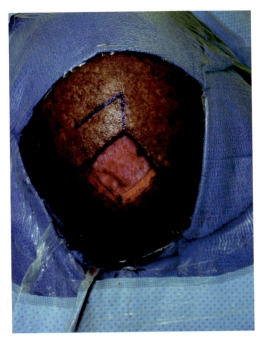

图24-26 肿瘤切除后

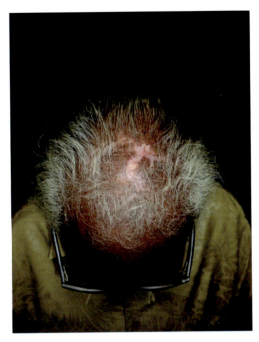

图24-28 术后外观

多个菱形皮瓣与手术切口，扩大切除病变（图24-26），采用其中两个皮瓣进行旋转，以无张力的方式修复缺损（图24-27）。病人术后复诊，对外观均较为满意（图24-28）。

病例5：斧形皮瓣

斧形皮瓣是一个三角形的局部旋转瓣，具有较为灵活的旋转角度，皮瓣底部可以设计一个附加切口，以增加皮瓣的血供。皮瓣形状并非严格局限为标准的三角形，也可以设计为曲线形状，基底部切口能够进一步增加皮瓣的血供[10]。应用案列如下：患者有开颅手术清除血肿的既往病史，患者自述术后1周，伤口裂开，修复钛网暴露，经手术医生复诊，被

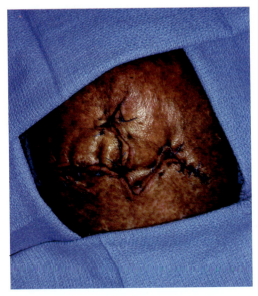

图24-27 菱形瓣修复局部头皮缺损

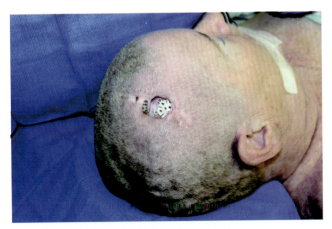

图24-29 局部暴露的钛网

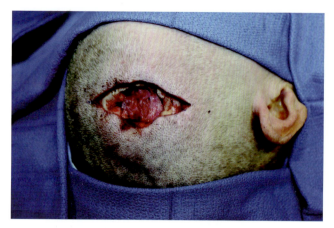

图24-30　术中去除钛网并清理局部组织

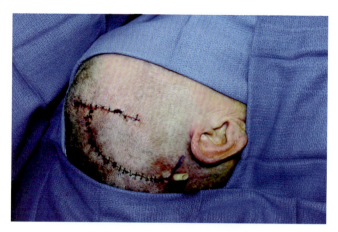

图24-32　斧形瓣修复头皮缺损

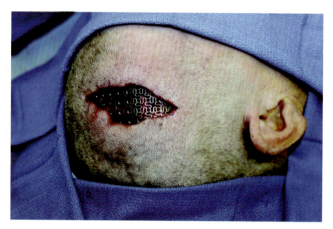

图24-31　修复前放置新的钛网

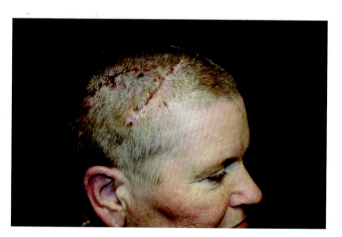

图24-33　术后外观

告知暴露部位会逐渐愈合，无需进一步手术干预。9年以来，伤口并未愈合且钛网依旧暴露，患者至另一名神经外科医生处就诊，并接受修复手术（图24-29）。手术首先拆除暴露的钛网，局部清理后，切开缺损区域皮肤边缘，形成新鲜创面（图24-30）。放置新的钛网，修复局部颅骨缺损（图24-31），同时设计一个斧形皮瓣，旋转覆盖钛网并修复缺损的头皮（图24-32）。术后复诊，患者缺损处皮瓣愈合良好，无钛网暴露，患者对局部外观较为满意（图24-33）。

病例6：轮状瓣

韦基奥尼（Vecchione）于1978年首次描述了轮状瓣的临床应用[11]。该设计基于4个以接近90°围绕缺损区的邻近组织瓣，邻近瓣的大小是缺损区直径的两倍。轮状瓣的设计可有效降低皮瓣的局部张力。以下病例展示了轮状瓣的概念：巧妙设计并应用3个皮瓣，修复了头皮的缺损。一位74岁男性患者，患头皮鳞状细胞癌，手术切除病灶，磨除病灶底部表层骨质（图24-34、图24-35），沿缺损区设计3个邻近瓣，皮瓣排列类似风车（图24-36）。沿标记切开，旋转组织瓣修复缺损；前外侧颞肌区域缺损，采用中厚游离皮片移植修复（图24-37）。

我们使用2个或3个邻近瓣的改良轮状瓣，对头皮缺损进行修复，皮瓣数目取决于缺损的位置和缺损周围的健康可用组织。一位55岁白人女性患者，右侧头皮患恶性黑色素瘤（图24-38）。扩大切除病灶，缺损一半位于颞肌区域，另一半位于裸露

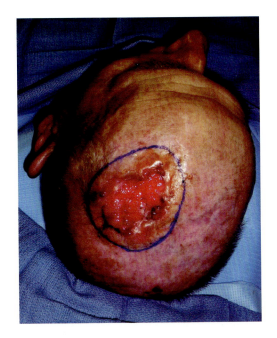

图24-34　头皮肿瘤与术中切口

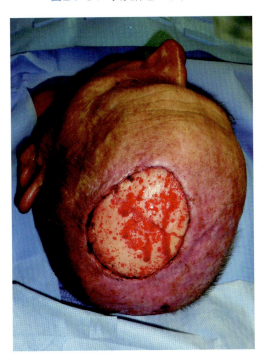

图24-35　肿瘤切除后的缺损

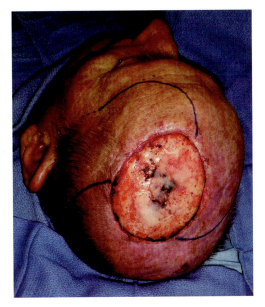

图24-36　术中轮状瓣设计

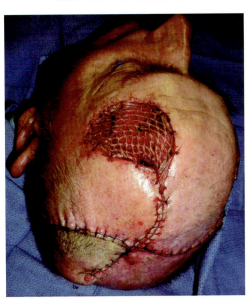

图24-37　轮状瓣修复后部缺损，前部颞肌缺损区皮片移植修复

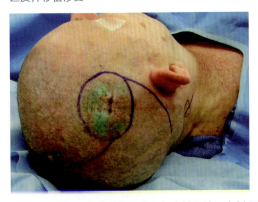

图24-38　头皮恶性黑色素瘤切除范围与皮瓣设计，右侧颈部标记为前哨淋巴结

的颅骨（图24-39）。设计包含两个邻近瓣的轮状瓣（图24-40）。沿切口将皮瓣向缺损区旋转拉拢，关闭缺损区域（图24-41至图24-43）。

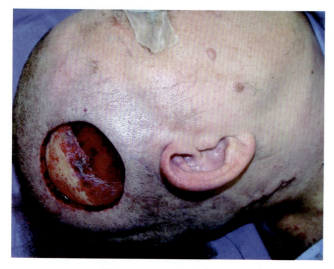

图24-39　肿瘤切除后缺损

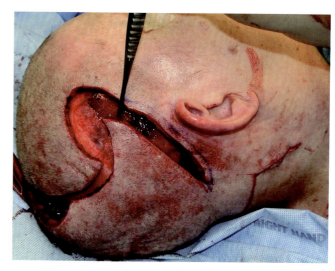

图24-42　缝合前评估组织瓣是否可以到达缺损区域

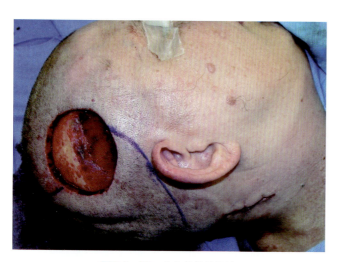

图24-40　术中轮状瓣设计

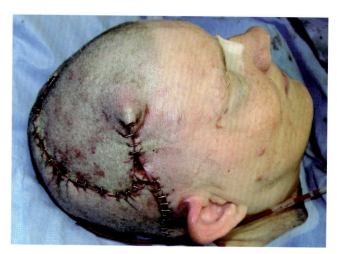

图24-43　术后外观

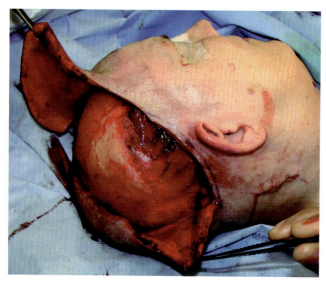

图24-41　邻近瓣切取后

病例7：阴阳瓣

阴阳瓣设计是基于在缺损直径周围使用两个相对的半圆形皮瓣。该瓣的设计较为简单，但需要注意：每个半圆形皮瓣的基底部必须要有足够的宽度，以保证血液可灌注到瓣的顶端。一般情况下，需要进行皮下筋膜切开术，以增加皮瓣的游离度，修复缺损的范围也会得到相应的增加。以下两个案例：展示了应用阴阳瓣修复头顶和枕骨部位的头皮缺损。

病例1，皮脂腺腺癌患者，标记手术切口与阴阳瓣的设计切口（图24-44）。切除包括颅骨骨膜在内的病变组织（图24-45）。制取皮瓣并切开皮瓣下方部分区域的筋膜组织，以增大皮瓣的旋转度和游离度（图24-46和图24-47）。而后，两皮瓣联合修复头皮缺损部位，患者术后愈合良好（图24-48）。

病例2，一位59岁男性患者，头皮恶性肿瘤，放疗未控，计划手术治疗（图24-49）。考虑到病变位于枕部以及该区域的放疗史，手术计划：应用局部组织瓣旋转I期修复头皮缺损。患者仰卧位（图

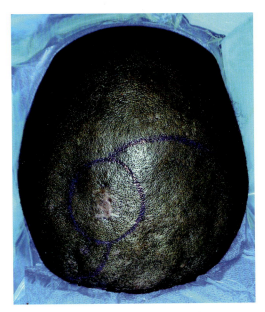

图24-44 头皮恶性肿瘤切口与术中阴阳瓣设计

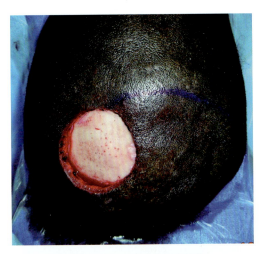

图24-45 肿瘤切除后的缺损

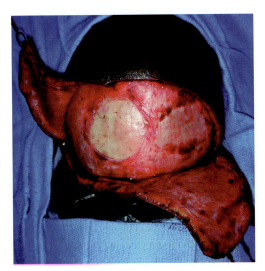

图24-46 双侧组织瓣的切取

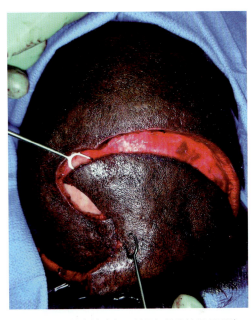

图24-47 缝合前确保双侧组织瓣能够滑行到达缺损区域

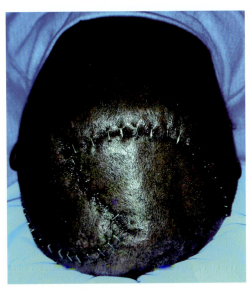

图24-48 头皮缺损修复后

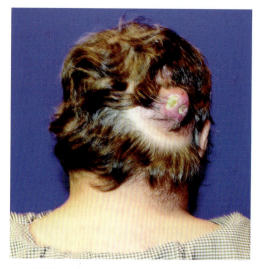

图24-49 右侧头皮恶性肿瘤，放疗未控

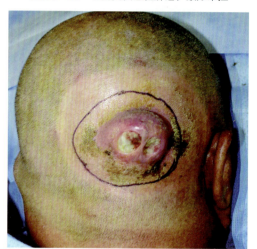

图24-50 肿瘤切口设计

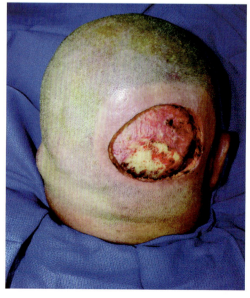

图24-51 肿瘤切除后

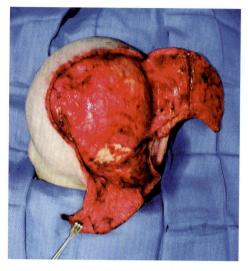

图24-52 缝合前初步评估两叶瓣修补范围

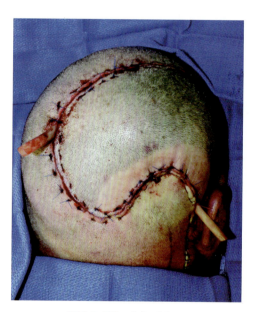

图24-53 修复后外观

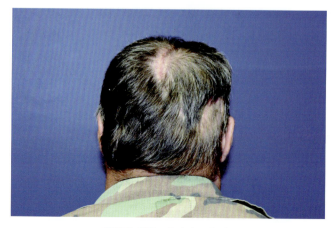

图24-54 患者术后复诊

24-50），标记手术切除范围。扩大切除病变，暴露枕骨图（图24-51）。设计了两个相对的阴阳皮瓣，切取皮瓣（图24-52）。游离皮下筋膜层，帮助皮瓣旋转前进，两皮瓣共同修复缺损部位（图24-53）。术后复诊，局部缺损区愈合良好，外观满意（图24-54）。

（4）游离皮瓣修复头皮缺损

面积较大、或接近全层的头皮缺损，最可靠的修复方法是游离皮瓣移植。受区血管与需要的组织量是游离皮瓣选择时必须考虑的重要因素。在头皮缺损的重建中，常用的游离皮瓣是前臂桡侧皮瓣、股前外侧皮瓣与背阔肌皮瓣。

在考虑使用游离皮瓣进行缺损修复时，应当参考患者之前的手术记录，因为之前的手术有可能已经损伤了局部可作为受区血管的动脉，如颞浅动脉。术前可以使用多普勒超声提前评估受区血管（包括颞浅动脉）等浅表动脉的情况。

前臂桡侧皮瓣常用来修复中小型头皮缺损，患者如果有既往修复重建失败的病史，常常会伴有颅骨暴露、干燥、局部骨质坏死等类似于放射性骨坏死的临床表现，会增加临床修复的难度。皮瓣较薄且组织量较少是前臂皮瓣修复头皮缺损的优势之一。另外，该皮瓣为轴型皮瓣，血管蒂较长，在颞浅动脉不能作为受区血管的病例，较长的血管蒂可以实现和面动脉的无张力吻合。

病例8

一位65岁男性患者，患皮恶性黑色素瘤入院手术治疗（图24-55）。手术切口设计如下（图24-56）：切除范围深达颅骨（图24-57），根据缺损大小制取桡侧前臂皮瓣（图24-58、图24-59），以颞浅动脉作为受区血管（图24-60），固位皮瓣，进行血管吻合，修复头皮缺损（图24-61）。术后术区愈合良好，外观满意（图24-62）。

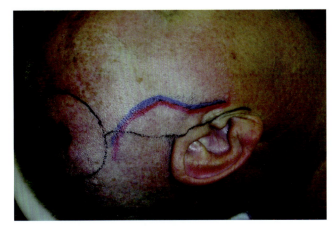

图24-55　右侧头皮恶性黑色素瘤术中切口与颞浅动静脉体表投影

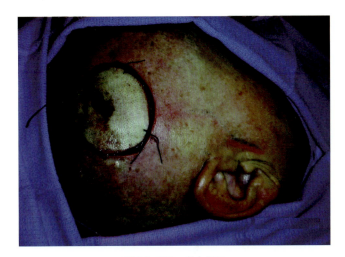

图24-56　术中切口

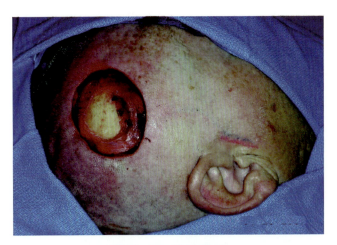

图24-57　肿瘤切除后

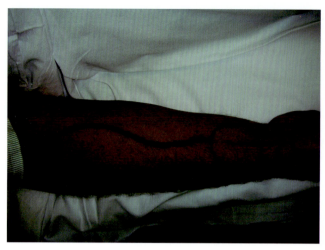

图 24-58　前臂桡侧皮瓣设计

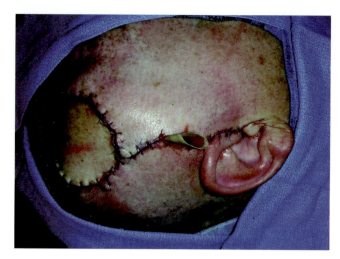

图 24-61　皮瓣修复后

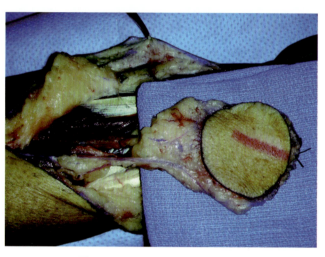

图 24-59　制取后的桡侧前臂皮瓣

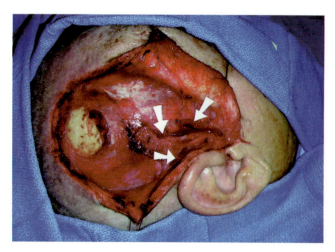

图 24-60　受区颞浅动静脉

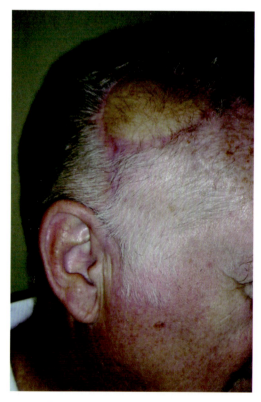

图 24-62　术后复诊局部皮瓣外观

病例9

一位66岁女性患者，右头皮鳞状细胞癌放疗后，局部颅骨暴露，来诊要求修复。患者既往曾进行游离植皮、局部邻近瓣修复，均告失败（图24-63）。评估患者情况，计划进行局部清理＋局部暴露颅骨去除＋前臂皮瓣修复（图24-64、图24-65）。解剖颞浅动脉与颞浅静脉作为受区血管（图24-67）。皮瓣固定并吻合血管，覆盖骨面，修复缺损（图24-68），术后皮瓣愈合良好，外形满意（图24-69、图24-70）。

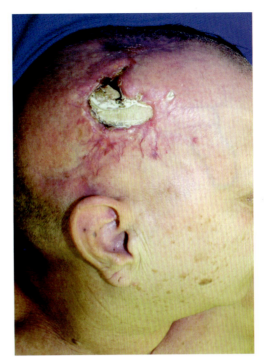

图24-64 术前缺损区域

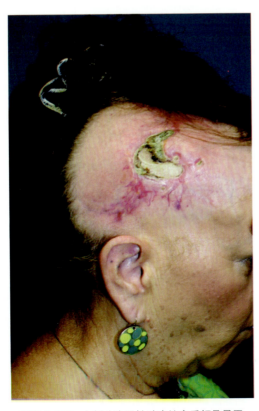

图24-63 右侧头皮恶性肿瘤放疗后颅骨暴露

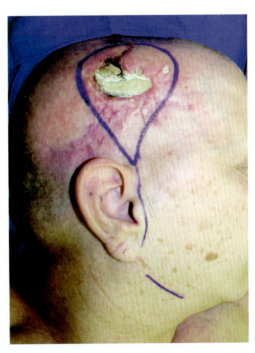

图24-65 术中切口设计

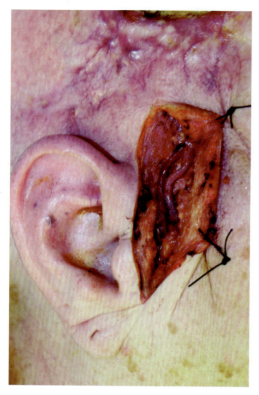

图24-66 受区颞浅动静脉

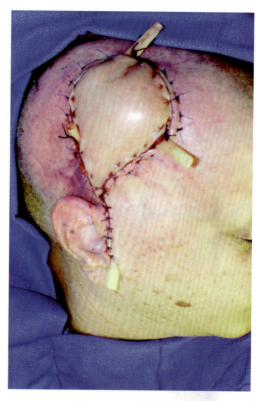

图24-68 皮瓣修复后

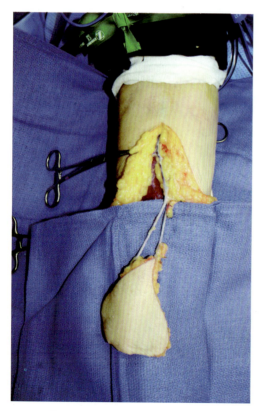

图24-67 制取后的桡侧前臂皮瓣

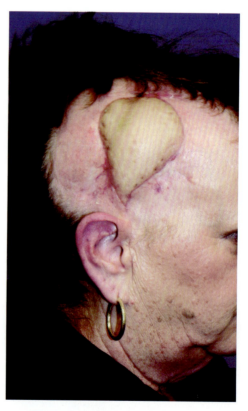

图24-69 术后局部皮瓣外观侧视图

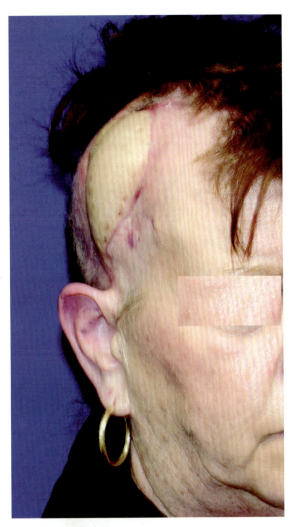

图24-70　术后局部皮瓣外观前视图

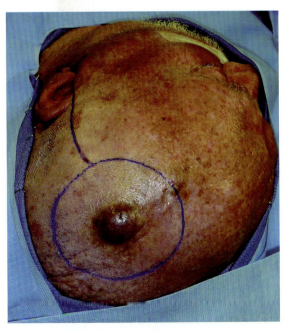

图24-71　头皮恶性肿瘤切口设计

病例10

　　患者左头皮血管肉瘤（图24-71），计划进行肿物扩大切除+前臂皮瓣修复，解剖颞浅动脉与静脉作为受区血管（图24-72、图24-73），皮瓣就位，血管吻合（图24-74），术后皮瓣愈合良好，外形较为满意（图24-75）。

　　1984年，宋（Song）等首次报道了股前外侧皮瓣（ALTF）[12]，1993年，幸岛（Koshima）首次报道了其在头皮缺损中的应用[13]。股前外侧皮瓣组织量较多，且血管蒂较长，是头皮重建较好的选择。

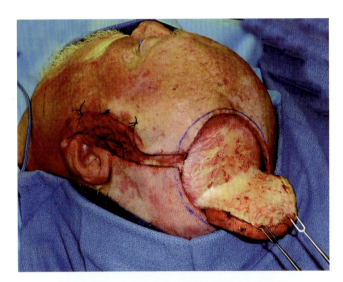

图24-72　术中评估缺损范围与所需血管蒂长度

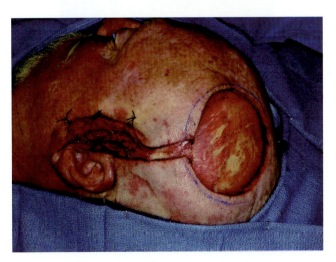

图24-73　修复前缺损区域与受区血管显露

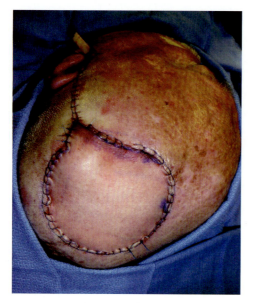

图24-74　术中皮瓣就位缝合

同时，股前外侧皮瓣的制取和头皮病变的去除可以同时进行，缩短了手术时间；缺点：①皮瓣皮下脂肪较厚，增加了皮瓣制取难度，修复后局部外形美观度较差；②皮瓣颜色较白，与颌面部皮肤颜色不协调；③和其他皮瓣一样，该皮瓣上方毛发生长不旺盛，即使在多毛症的男性患者，该皮瓣的毛发生长依然不理想。

病例11

一位老年男性患者，Merkel细胞癌放疗后，颅骨大片暴露，伴放射性骨坏死（图24-76）。手术计划：采用坏死颅骨摘除+股前外侧皮瓣修复（图24-77）；颅骨去除后，钛网修补颅骨缺损（图24-78）。制取股前外侧皮瓣，就位并吻合血管，覆盖钛网，修复缺损区域。术后2周复诊，皮瓣愈合良好（图24-79）。

另一种头皮缺损常用的游离组织瓣是背阔肌瓣，可制取为背阔肌瓣或肌皮瓣。当使用肌瓣时，肌瓣表面可使用游离植皮修复头皮缺损。

病例12

患者因患头皮放射性颅骨坏死伴周围软组织炎，要求手术修复（图24-80）。术前设计切口，标记血管蒂走行（图24-81、图24-82）。制取背阔肌瓣（图24-83），皮瓣就位，吻合血管（图24-84），最后使用中厚皮片移植覆盖背阔肌瓣表面（图24-85）。

（阮　敏　韩楠男　译）

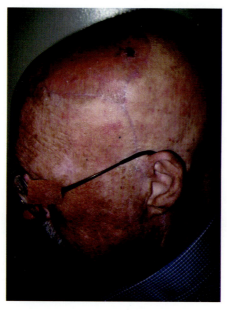

图24-75　术后复诊局部皮瓣外观

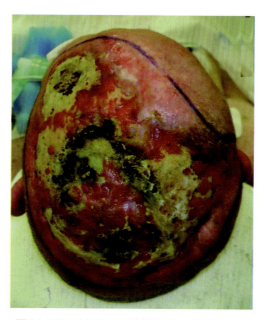

图24-76　大面积颅骨放射性骨坏死伴头皮缺损

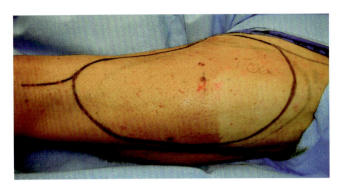

图24-77　股前外侧皮瓣术前切口设计

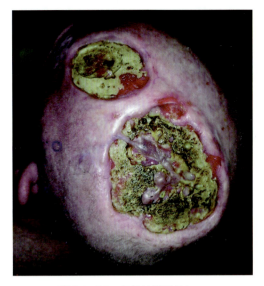

图24-80　颅骨放射性骨坏死

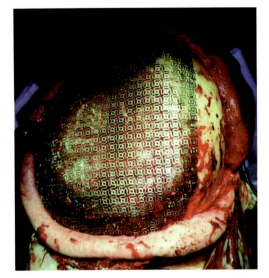

图24-78　局部颅骨切除与软组织清理后，钛网覆盖

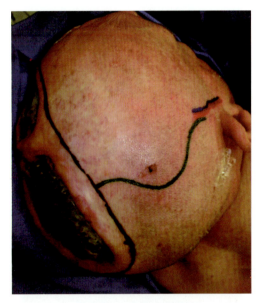

图24-81　术中切口设计

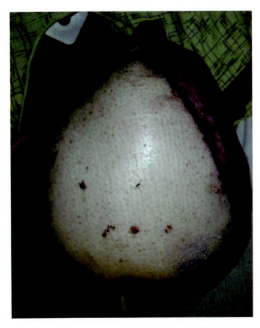

图24-79　股前外侧皮瓣修复后早期外观

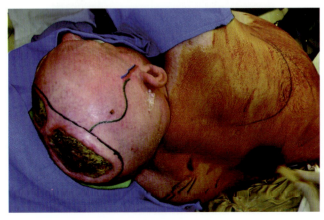

图24-82　患者术中体位便于同时切除肿瘤和制备皮瓣

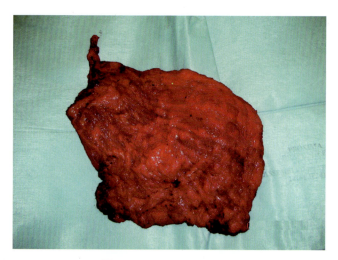

图24-83 制取的背阔肌瓣

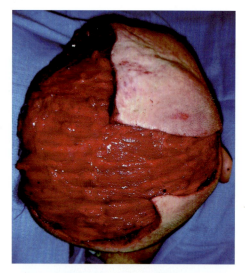

图24-84 背阔肌瓣就位

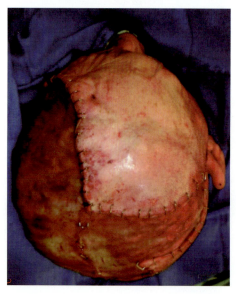

图24-85 中厚皮片移植覆盖背阔肌瓣肌肉

参考文献

[1] Orticochea M. Four-flap scalp reconstruction technique. *Br J Plast Surg* 1967; 20:159–171.

[2] Orticochea M. New three-flap reconstruction technique. *Br J Plast Surg* 1971; 24:184–188.

[3] Radovan C. Tissue expansion in soft tissue reconstruction. *Plast Reconstr Surg* 1984; 74:482.

[4] Manders EK, Schenden MJ, Furrey JA, et al. *Plast Reconstr Surg*. 1984 Oct 74(4): 493:507.

[5] Lutz B S, Wei FC, Chen HC, et al. Reconstruction of scalp defects with free flaps in 30 cases. B. *J Plast Surg* 1998;51:186–190.

[6] Earnest LM, Byrne PJ. Scalp reconstruction. *Facial Plast Surg Clin N Am* 2005; 13:345–353.

[7] Tolhurst MD, Carstens MH, Greco RJ, Hurwitz DJ. The surgical anatomy of the scalp. *Plast Reconstr Surg* 1991; 87:603–612.

[8] Leedy JE, Janis JE, Rohrich RJ. Reconstruction of acquired scalp defect an algorithmic approach. *Plast Reconstr Surg* 2005; 116:54e–74e.

[9] Emmett AJ. The closure of defects by using adjacent triangular flaps with subcutaneous pedicles. *Plast Reconstr Surg* 1977; 59:45–52.

[10] Fernandes-Calderon M, Casado-Sanchez C, Cabrera-Perez C. Versatility of hatchet flaps for the repair of scalp defects. *Actas Dermosifiliogr* 2012; 103(7):629–631.

[11] Vecchione TR, Griffith L. Closure of scalp defects by using multiple flaps in a pinwheel design. *Plast Reconstr Surg* 1978; 62:74–77.

[12] Song YG, Chen GZ, Song YL. The free thigh flap: a new free flap concept based on the septocutaneous artery. *Br J Plast Surg* 1984; 37:149–159.

[13] Koshima I, Fukuda H, Yamamoto H, et al. Free anterolateral thigh flaps for reconstruction of head and neck defects. *Plast Reconstr Surg* 1993; 92:421–430.